臓器収奪——消える人々

中国の生体臓器ビジネスと大量殺人、その漆黒の闇

イーサン・ガットマン 著
鶴田ゆかり 訳

The Slaughter :
Mass Killings, Organ Harvesting, and China's Secret Solution to Its Dissident Problem.

ワニ・プラス

The Slaughter:

Mass Killings, Organ Harvesting, and China's Secret Solution to Its Dissident Problem.

by Ethan Gutmann

Published 2014 by Prometheus Books

Japanese translation rights arranged with The Rowman & Littlefield Publishing Group, Lanham, Maryland through Tuttle-Mori Agency, Inc., Tokyo

日本語版に向けてのまえがき

ソ連

私は米国の心理学者を両親として一九六〇年代に成長した。幸か不幸か子供ながらに、政府に従わないソビエト連邦の市民は精神病院に送り込まれることを知っていた。

私の両親は、他の心理学者と同様に、ロシアの反体制派が系統的に拷問を受けているという報告を懸念していた。一九七一年以降、世界精神医学会はソ連の精神医学会を常に非難していた。ソ連の精神病院の視察ツアーは、消毒された正面玄関やポチョムキン村（見せかけの施設）を見せるに過ぎないと思われていた。ソ連の精神分析家は、欧米の学術会議では歓迎されず、欧米の学術誌に研究成果を発表することもできなかった。学術交流は禁止され、向精神薬の共同開発もなかった。

なぜ精神科医はこれほど不躾（ぶしつけ）で厳格にソ連を締め出したのか？　ソ連の精神医学制度下での医療濫用は危険なレベルに達しており改革不可能であるという、自由主義社会では稀に見る合意があったからだ。当時のソ連では、正気の人間を幽閉するために「緩慢な統合失調症」といった独特の診断をしていたのだ。西ヨーロッパ、日本、アメリカ、オーストラリアはこの〝ソ連ウイルス〟を止めることはできなかったが、〝隔離〟することはできた。

皮肉なことに、当時のソ連の精神病院で起こっていること以上に、現在の中国の移植病院で起こっていることを我々は把握している。

中国

中国の国家が支援する、法輪功からの臓器収奪を考えて欲しい。その証拠は二〇〇六年から浮上している。デービッド・キルガーとデービッド・マタスの報告書『Bloody Harvest』（『戦慄の臓器狩り』）が起点だ。ぞっとする題名とは裏腹に、同書は冷静沈着な基礎調査であり、法的な準備書面と言える。世界では移植への待機期間は平均約二年だが、中国ではわずか二週間である。中国本土の病院への電話調査も収録されている。医療関係者が、法輪功の臓器を売りにして、相手を説得しようとしている。中国の移植産業の規模は、法輪功臓器の入手状況にかかっているかのような会話だ。

キルガーとマタスの報告書『Bloody Harvest』（『戦慄の臓器狩り』）はオンラインで発表されており、グーグル検索で簡単に見つかる。しかし、本書はオンライン上で無料購読できない。金儲けのための個人的な策略ではない。人権関連の著書で関係者の経済的損失が伴うことは一般的だ。私の著書も例外ではない。本を売るということは、実際に読んでもらうことにもつながる。不合理に聞こえるかもしれないが、私自身、購入した書籍はスクリーン上でも紙面上でも読む可能性が高い。また、やや合理性に欠けるが、日本にはほぼ一年滞在したことがあり、日本人の知識の高さに直接触れた。私がこの世を去ったあとでも、本書が日本のどこかに存在するかと思うと、人道やインターネットの状況はさておいて、心が安らぐ。

目標

本書を日本語版で刊行することの動機はこのくらいにして、次にあなたは何を購入されたのかを説明したい。本書『*The Slaughter*』（『臓器収奪――消える人々』）には、目指す目標が二つあった。

最初の目標は、人権に「人間性」を取り戻すこと。地獄の門から出てきた者には、実体験がある。私は、フィールドリサーチの力と、独自の語り口で自分の体験を描写する証言者の力を信じる。証言者の多くは深く傷つけられており、扱いも極めて難しい。優れた証言者は隠遁する雪豹を思わせる。我々にとって計り知れない価値を秘める。

本書は、一九九〇年代初めのウイグルを舞台とした、生きている人間からの臓器収奪の克明な回想から始まる。また、強制労働所を体験した難民や、亡命した中国共産党の党員へのインタビューをもとに、法輪功への迫害の全貌を明らかにすることを目指した。

こうすることで二つ目の目標が導かれる。「どのようにして」臓器が収奪されたかを説明するだけでなく、「なぜ」臓器が収奪されたかを追求することだ。中国国家と法輪功運動の対立の歴史を完全な形で語るには、双方の動機の検証は避けられない。

「人間性」の要素と「なぜ」の要素、どちらの目標も正当で欠かせないものだ。本書の評価はお任せするが、二点の目標は、個人的な偏見を抜いて、達成したと思う。本書は二〇一四年の初版以来、今も人々を引きつけている。ドイツ語、チェコ語、中国語、ルーマニア語、そして今、日本語で出版された。批判的に読まれ、これらの目標には達成していないという結論を出されても構わない。但し、「まえがき」だけでなく本文をきちんと読まれてから、結論を出していただきたい。

現状

本書を読まれる前にご理解いただきたい要素がもう一つある。「中国での良心の囚人（無実の人々）からの臓器収奪は現在も続いている」という事実だ。

二〇一六年、デービッド・キルガー、デービッド・マタスと共著で、各々の著書を更新するという形で、『*Bloody Harvest/The Slaughter*：An Update』（『中国臓器狩り／臓器収奪──消える人々〈更新版〉』）と題する七〇〇ページ近い報告書を発表し、中国本土での実際の移植件数は、中央政府が公表する件数の六倍から一〇倍であることを示した。この件数の違いが、良心の囚人の臓器で埋められている。

もう少し説明しよう。ここ一〇年間、中国の医療当局は、中国での移植件数は年間一万件と主張してきた。しかし、移植の認可を受けた典型的なセンターは、一四六あり、それぞれが三～四の移植専門チームと移植患者専用の三〇～四〇の病床を備える。術後の回復に二〇～三〇日。国外からの渡航移植者を算入しなくても、中国国内での移植待ち患者は三〇万人だ。

術後の回復にあてられた専用ベッドが最低四〇床あるとする一四六の病院が、一日に一件（年間三六五件）移植手術を行っていると仮定しただけで、移植数は一年間に軽く五万件を超える。政府発表の一万件を遥かに超えた数字だ。

移植の種類別に移植認定病院／移植センターに課せられた（移植活動、病床数、手術に関わるスタッフなどの）最低要件も考慮して算出すると、年間八万から九万件に達する。

さらに、天津市第一中心医院には年間五〇〇〇件の移植をこなす設備がある。政府発表の年間一万件という数字はどう説明すればいいのか？　北京の解放軍三〇九医院は？　広州の中山大学附属第一医院は？　例を挙げればキリがない。詳しく調べると、一日平均二件まで移植手術が行われていることが判明した。つまり年間一〇万件を超える。

ここで挙げた数字は中国国家が公式発表した数値ではなく、病院のホームページ、医学論文、毎週発行される看護師専門誌に掲載された医師へのインタビューなどに基づくものだ。

移植ツーリズムと日本

それが日本と何の関係があるのか？　こんな思いをされている方もいることだろう。

答えは簡単だが、その答えで心が乱される方もいるかもしれない。国外の者が中国で渡航移植する「移植ツーリズム」の調査を始めた瞬間から、突然「日本」の存在が極めて大きく浮上してきたのだ。

中国への渡航移植については不明な点が多いが、中国の医学文献には示唆するものがある。自慢話のように語られることもある。心臓や肺一つにつき、他の外国人は一五万ドル（約一八〇〇万円）を支払うと見込まれることもある。富裕な日本人の中には、一つの臓器に一〇〇万ドル（約一億二〇〇〇万円）以上支払った人もいるようだ。臓器の価格を値切ることを嫌悪する日本人の傾向を示すものとも言えるが、少なくともこの問題に注視する我々の間では、日本から中国への渡航移植者数は、他の国に比べて多いという非公式の合意がある。

我々の調査で浮上した病院の一つに中日友好医院がある。中国政府と日本政府が共同で設立した。同医院は日本政府から補助金を受けている。複数の国や地域の外国人や、中国共産党の中央委員会の幹部に医療提供をしており、臓器移植も含まれる。ベッドは一六〇〇床、スタッフは五〇〇〇人以上。二〇一五年には中国で最も競争力のある一〇〇の病院の中で四三位にランクインしている。看護師は日本語を話し、病院のメニューには日本料理があるという。

つまり、日本政府は、中国と日本との間に特別な医療関係を築くために努力してきた。そして、具体的な結果をもたらした。コネのある日本人が臓器移植を必要としていれば、優先的に瀋陽（しんよう）の中国医科大学附属第一医院に入院できる。中日友好医院同様、中国医科大学附属第一医院も、日本語を話す中国人看護婦を雇い、日本からの渡航移植者に対応している。

韓国人向けの病院もあり、現在ではウイグルのイスラム教徒が臓器を搾取されている。中国のいくつかの病院は、イスラム教徒用の礼拝室やイスラムの掟に従って殺した肉のみを使うハラル専門の食堂を用意して、湾岸諸国からの渡航患者に対応している。内部の情報筋によれば、EU諸国内では（少なくとも天津市第一中心医院では）ドイツ人が渡航移植者の一位にあるという。また、中国への渡航移植では、台湾人は長年に亘り、人口一人あたりの割合で日本人と競い合っていた。

国外からの渡航移植者数の国籍の内訳に関しては、多くの要素が不確実であり、米国も含む多くの国家が非難されるべきだ。しかし、国外からの渡航移植を調査してきた医師、そして人権専門家の間では、次の意見が一致している。「日本は中国の臓器移植システムにとって、海外からの収入源として第一位だ」。その大部分は国家間の外交的な取り組みによるものではない。その大半は、日本の高齢で富裕な個人のポケットから出ている。様々な噂（うわさ）を無視して医療ツアーに相当する団体に加わり、意識的に臓器がどこから来るのかは考えないようにして、決断した人々だ。

だからこそ、本書の日本語版には意義がある。日本からの金銭の流れを持続させている唯一の主張は、「知らなかった」だ。日本だけではない。一五年に亘ってこの「知らなかった」は世界の言い訳だった。しかし、この言い訳はほころび、使い古され、不道徳なものとなった。英語圏の主流新聞はすべて、臓器収奪の調査結果を報道している。欧州議会と米国議会は、中国本土で行われている法輪功、ウイグル、チベット、中国家庭教会（＝中国政府非公認のキリスト教会）からの臓器収奪を明確に非難する決議を採択した。

国際機関

世界保健機関（ＷＨＯ）と国際移植学会だけが、欧米の団体として、良心の囚人及び文化・宗教・人種を理由に拘束されている人々からの臓器収奪を積極的に否定している。新型コロナウィルス感染症（Covid-19）の流行期間中、いかにＷＨＯが中国本土と密着しているかは皆が認識した。そして国際移植学会は、中国本土と密接に協力する傾向にある。

これらのグループが中国共産党との協力を継続できるようにしたものは、二〇一五年からの移植制度の改革――特に臓器源として死刑囚には依存しないという主張だった。この改革には、一貫性のない数値、囚人も自発的ドナーであるとする迷走、魔法のように突然整備されたドナー制度など不審点が伴う。そして改革のあとも、移植手術は変わることなく続いた。移植病棟は建設の真っ只中にあり、平常通り営業中である。

臓器源としてのウイグル

状況はさらに悪化していた。二〇一六年、新疆ウイグル自治区の衛生局は、一二歳以上のウイグル人全員に強制的に「健康診断」を実施した。最終的に、カザフ人、キルギス人も対象となっており、回族の可能性も指摘されている。漢民族はすべて検査を免除されている。「健康診断」結果の通知を受け取ったというウイグル人には出逢ったことがない。はっきり言うと臓器摘出のための組織型に適合するかを調べるために、中国の中央政府は人口一〇〇〇万人のウイグル人から強制的に採血しているということだ。

二〇一五年初め、中共当局は新疆ウイグル自治区全域に亘り、収容所を建設するよう命令を下した。二〇一六年末までには、少なくとも一〇〇万人が収容所に拘束された。約二ヶ月ごとに、すべての囚人は血液検査、心電図、肺その他の小売できる臓器のスキャンなど、総合的な健康診断を受けていた。二〇一七年初頭、地元の当局は、新疆全域に亘り九つの火葬場を新設するように指令を出した。最初の火葬場はウルムチにあり、中国の新聞に護衛五〇人の求人広告が掲載された。

同時に新疆では、臓器を運ぶための「グリーンの優先通路」が空港に設けられた。二〇一六年のカシュガルとウルムチでの最初の優先通路の導入は、中国でも最も功績のある陳静瑜・胸部心臓外科医が呼びかけたものだった。これらの空港の利用者数は、中国平均から見て非常に少ない。この優先通路の意味するところを推定していただきたい。「特殊旅客　人体臓器運輸通路」という意味の表示があり、外に向かう一方通行だ。

新疆ウイグル自治区にあるアクス県の一平方キロメートル内には病院、収容所、火葬場が集まっている。二つの収容所で約五万人を収容する。既存の移植病院は一つの収容所内に組み込まれ、巨大な火葬場が一キロも離れていないところにある。移植病院から空港までは車で二〇分。中国南方航空が「グリーンの優先通路」を設けている。

上海から遠くない浙江（せっこう）大学医学院附属第一医院はアクス県からの臓器を利用している可能性がある。二〇一七年、肝移植が九〇％増加、腎移植が二〇〇％増加している。二〇二〇年三月一日、同医院は新型コロナウイルスに感染した患者への初の両肺移植を成功させ、国外から渡航移植を考えている者に、新型コロナによる医療危機の期間でも中国の移植機関は営業中であることを宣伝した。

ウイグル人犠牲者の推定

私は、欧州とアジアに住む新疆ウイグル自治区の収容所からの生還者に幅広くインタビューした。その調査結果を手短にまとめたい。

収容所から出所する者は二つのグループに分類できる。一つ目のグループは一八歳前後の若者だ。「卒業」の発表は通常、昼食時にあり、中国東部の工場に労働者として送り込まれる。

二つ目は二五歳から三五歳で、平均二八歳のグループだ。中国の医療機関が臓器収奪の対象として好む体格を備える年齢層だ。収容所全般に亘る身体検査のあと、血液検査の結果に基づきチェックマークその他の識別情報がつけられ、深夜に密かに連れ去られる。毎年このようにして、二・五から五％が収容所から消えている。

臓器収奪のために収容所から消える者の最低値を算出すると、収容者数一〇〇万人のうち、年に二・五％、つまり年間最低二万五〇〇〇人が収容所から消えている。一日に六八人だ。この数字を二倍にしたものを最高値とする。

なぜ？

この手短な説明だけでも、継続性を感じていただけるかと思う。二〇〇五年に中国政府は死刑囚からの臓器収奪を認めたが、〝良心の囚人〟からの臓器収奪、生存中の身体からの強制臓器摘出は否定した。しかし、医師や護衛は（一九九五年に遡って）このような手順が踏まれたことを告白している。生存中の身体からの強制臓器摘出は、死刑囚から良心の囚人へといかに拡張していったのだろうか？簡単な移行だった。比較的途切れることのない自然な動きだった。中国での臓器狩りの証拠、いわゆる「煙の出ているピストル」は十分ある。中国での臓器収奪に医療界は統一した対応をとってきたのだろうか？　このような前例は、すでにソ連の精神科医によって確立されていた。

ソ連の精神病院と中国の移植病院の二つのケースの違いは、自由主義社会の医療界の対応にある。

自由主義社会は中国の臓器収奪の危機に際して、（一）否定、（二）意味論的な駆け引き、（三）中国側の言葉をナイーブに受け入れていることが特徴だ。ここでまた「なぜ？」という問題に突き当たる。三つの理由を挙げたい。

第一の理由：自由主義社会は精神的な信念、特に法輪功の信念をあからさまに軽視している。この例として二〇一七年に国際移植学会の代表者とローマ教皇庁科学アカデミーの院長・ソロンド司教などの側近が、中国政府によって厳選された病院を視察した際の言葉を引用したい。「法輪功は政治的目的のために話を捏造した……処刑され臓器を摘出された法輪功修煉者（編注：法輪功を学習し、実践する人）がいたという証拠は一つも目にしていない……カルトに我々の邪魔をさせてはならない」

遠巻きながら、ヒューマン・ライツ・ウォッチが発表したウイグル人へのDNA検査に関する優れた報告書にも、似たような共鳴が窺（うかが）えた。DNA検査は技術的には監視用であるとされている（言及はなく、DNA検査キットにもよるのだが、組織型の照合もできる場合、データは臓器収奪に用いられる）。不思議なことに、ヒューマン・ライツ・ウォッチは、同様に重要な事実、つまり、ウイグル人一人ひとりが血液検査されたことに一切触れていない。臓器収奪の準備段階で、適合を確認するための手始めの検査だ。法輪功に対する偏見からか、ヒューマン・ライツ・ウォッチが一〇年に亘り避けてきた無実の人々からの臓器収奪の問題を最終的に認めなかったおかげで、中国政府は問題の存在を否定することができ、臓器収奪に直面するウイグル人の脆弱な立場はさらに悪化した。

第二の理由：ソ連の精神医療制度と欧米との間には金銭的な流れはなかった。しかし、水面下では中国での移植制度の成長を利用しようとするゴールド・ラッシュが起きている。生体接着剤、免疫抑制剤、ロボット工学、そして一年前までは携帯型ＥＣＭＯ（体外式膜型人工肺）装置もこの領域に含まれていた。

第三の理由：中国本土は自由主義社会の医療制度を次のように理解している。

おまえらは弱い。おまえらの切望する高官レベルの接触、ステータスを我々は提供できる。おまえらは我々を怒らせ、不快にさせ、寛容ではないと思われることを恐れる。そして何より、おまえらは中国が支配する世界での経済的な大チャンスを逃すことを恐れる。取り残されないように、ほぼすべてを正当化する。

中国共産党はまた、自由主義社会が〝共謀〟するためには、理想的なカバーストーリーが必要であることも認識していた。ほぼすべての国外の関係者は、より良く、より公正な中国のイメージを構築していく上で、自分たちの行動が欠かせないと確信した。

つまり、中共の求めるグローバルな反応を得るためにグローバルに陰謀を張り巡らせる必要はまったくなかった。中国本土の医学界の権威者たちが与えた共犯者への報酬は、数多くの関係者それぞれが受け入れやすいように、特別に編み出されたものだった。関係者とは、バチカン市国の教皇庁科学アカデミー、ハーバード大学の移植学会、シドニーのウェストミード病院、ベルリンの心臓外科医の一派、ジュネーブの世界保健機関（WHO）、ロンドンのアムネスティ・インターナショナル事務局、そして日本を筆頭とする世界各地からの渡航移植者に及ぶ。このような多様なグループは、世界共通の一つの前提条件のもとで共犯者となった。それは、臓器を収奪される犠牲者グループの非人間化である。

パイプの切断

書き手としての私の役割は、この前提条件を崩し、自分の住む社会で成長してきた共犯の文化を暴露することにある。臓器収奪の悲劇は紛れもなく中国の中央政権によって引き起こされた。しかし、我々の社会での医療腐敗がそれを継続して助長してしまった。中国の龍の背中に乗ったあとは、まるで何事もなかったかのように自宅に戻ることができると思った一握りの医師たちの手で。

事態の緊急性を感じていただけないかもしれない。新疆ウイグル自治区で現在使用されているグロテスクな〝通貨〟について把握していただくことはさらに難しいだろう。ウイグル人女性のメリイェム・スルタンが中国当局に宛てた短いメッセージから読み取ってほしい。

「母を返してください。私の血液と腎臓を提供します。私の血液型はO型で、私は三二歳です」

本文の中でも何をすべきかには言及しているが、日本語版に寄せて、結論としてここでも少し触れたい。

まず、すべきではないことから始めよう。良心の囚人（無実の人々）からの臓器収奪はないというふりをしても問題の解決にはならないこと。手配された中国の移植病院を数件視察しただけで、中国が自称する「医療改革」の検証をしたことにはならないこと。

国際移植学会の倫理委員会、臓器の強制摘出に反対する医師団（DAFOH：Doctors Against Forced Organ Harvesting）のメンバーであるジェイコブ・ラヴィー医師の言葉を引用したい。

「一九四四年、国際赤十字がテレージエンシュタットのナチス強制収容所を訪問した際に、快適なレクリエーションキャンプだと報告した大変な過ちを繰り返さないことが、ホロコースト生存者の息子の義務だと感じています」

中国の医療当局からの「回答」や「説明」は不要だ。数字の捏造を奨励するだけだ。中国政府による臓器提供者の数は、ラヴィー医師やマシュー・ロバートソンのような調査者によって、完全に否定されている。

欧米または国連の「公式調査」を求める声も不要だ。中国に圧力をかける戦略だと思われているが、まったく作用しない。中国国家は、単に消毒された病院を視察団に見せるだけだ。証拠に関する詳細な報告などが必要であれば、二〇一九年にロンドンで下された「中国・民衆法廷」の裁定を読んで欲しい[※1]。より短いものとしては、共産主義の犠牲者記念財団（VOC）発行のマシュー・ロバートソンによる報告書[※2]をお薦めする。

中国の医療「改革」は、これ以上は要らない。中国は二〇一二年にチャンスを掴んだ。当時、国際移植学会、バチカン、WHOには、中国の中央政府と手を握っている仲間がたくさんいた。世界はドナーの犠牲者数を無視した。中国の中央政府は法輪功からの臓器収奪を止めるべきだったのだが、中国の移植政策はそのまま続き、さらにウイグル人の犠牲者が倍増することになった。

ラヴィー医師によると、二〇〇八年にイスラエルが渡航移植に対するスタンスを明確にして以来、イスラエルから中国への渡航移植者は一人もいなくなった。保健維持機構（HMO）傘下の保険から渡航移植費が賄われないようにしたことだけが要因ではない。中国がどれほどイスラエルのソフトウェアに投資しても、イスラエルの外科医たちは「二度とあってはならない」というホロコーストへの思いを強く抱いていた。さらに、台湾が移植ツーリズムを拒絶したことは、中国からの軍事的な威嚇を考えれば、実に果敢なことだ。台湾の医療界と政界が手をとることは可能だ。日本もできる。

それでは日本ができることについて声を発したい。

欧米のアパレル製品のサプライチェーンが新疆ウイグル自治区の綿と強制労働を締め出している現

在、同じメカニズムを利用して、日本国内で医療利潤を生み出す中国の移植とのパイプを調査し、切断し、縫い合わせる必要がある。

中国への移植ツーリズムに関与する医師、病院、ブローカーのみを検挙するという発想に止まらない。グーグル検索が一般化する現代社会では、ワンクリックでアポがとれてしまう。犯罪に至る前に移植ツーリズムそのものを停止させるべきだ。中国の豪華な移植病院のサイトをクリックしようとする者は、児童ポルノのサイトにアクセスしようとする者同様に、日本の当局が追跡すべきである。

殺人者には近寄らないこと。入国管理で足止めさせれば、中国の移植医が日本の学会や大学、言うまでもなく病院に足を踏み入れることはない。

世界保健機関（ＷＨＯ）や国際移植学会を崩壊させる必要はない。しかし、現在のＷＨＯの事務局長を交代させ、国際移植学会のフランシス・デルモニコ元会長の一派を放逐する運動に、日本も参加すべき時期ではないだろうか？　これらの目標達成に必要なコンセンサスを構築するための団体を日本の医師が形成してはどうだろうか？　法的に禁じられるものでもあるまい。このような団体への支援も法的に禁じられていない。

［※1］「中国での良心の囚人からの臓器収奪を調査する民衆法廷」ChinaTribunal.com
［※2］"Organ Procurement and Extrajudicial Execution in China：A Review of the Evidence"
（中国での臓器入手と違法な処刑：証拠の検証）

しかし、日本の医療界だけでこの問題が解決できるものではない。米国議会、欧州議会の決議だけでなく、日本の国会の決議も必要だ。すでに行われてきた調査を見直し、新たな調査に乗り出す必要がある。日本国民の中国への渡航移植を監視し、国民がこの動きを支持する必要がある。

私自身は、医学雑誌や学会への参加、機器の販売、医薬品の開発・試験など、中国本土の移植産業との関わりを一切絶ちたい。そして世界的な犯罪者の結末を見定めたい。私は現実的だ。欧米の医療界が即刻これらの対策を採用することはないだろう。しかし、恥をかかせることが政策転換の鍵であることは経験から学んできた。

日本国民として、アメリカ国民として、一人の人間として、読み進めることが困難な部分もあると思う。しかし、我慢して読んでいただきたい。この本を読むという単純な行為が、死者（そして生きている者）に意味を与え、敬意を表することになるからだ。

日本語版に対しての謝辞

著者にとってもタフな時代だ。単なる礼儀からではなく、この本の出版を引き受けてくださったワニ・プラス社にお礼を言いたい。私の著作権エージェントであるマリヤン・カリンチにも礼を述べたい。いくつかの重要な局面で後押ししてくれた。そのようなことをする必要はなかったが、結果的に大きな違いを産んだ。

そして何より、私の日本語翻訳者ユカリ・ウェレルに感謝と尊敬の念を表したい。このプロジェクトを始めたのは彼女であり、報酬は求めなかった。知性と配慮をもって、適切な翻訳と漢字表記のために膨大な時間を費やしてくれた。英語から日本語への翻訳に加え、中国語訳にも目を通した。このような文化的、言語的にも大きな壁を越えることは容易ではない。

延々と続く本の刊行の遅延や先の見えない時期も、ユカリは「必ず日本語版が出版される」という信念を持ち続けた。つまりこの邦訳版は彼女の個人的な苦闘が生み出したものであり、ときには強い意志の力で耐え抜いていた。この本から何らかのメッセージを受け取れるとしたら（そうあることを願うが）、真実の追求においてどんな困難にも立ち向かう頑固さが、最終的にインスピレーションとして現れたのだと思う。

それでは第一章から始めよう。

イーサン・ガットマン

二〇二一年秋

目次

第六章　極寒の大海で……208

また走り出す。ダウンコートの中で汗がしたたる。隠れる場所はない。「いつ、立ち止まれるのか?」。今まで自分を騙していた。真実を伝える者として意気込んでいたが、実際は極寒の大海にさまようホームレスだった。

第七章　電波ジャック……246

フランスのエッフェル塔、英国のビッグベン、米国の議会議事堂の前を法輪功修煉者がパレードする映像が流れ、世界に法輪功は普及しており、ほかの国では歓迎されていることを説明していた。「テレビはどうなっちまったんだ」

※編注：本文中の中国元、米ドルは二〇二一年一一月現在のレートで日本円に換算した。

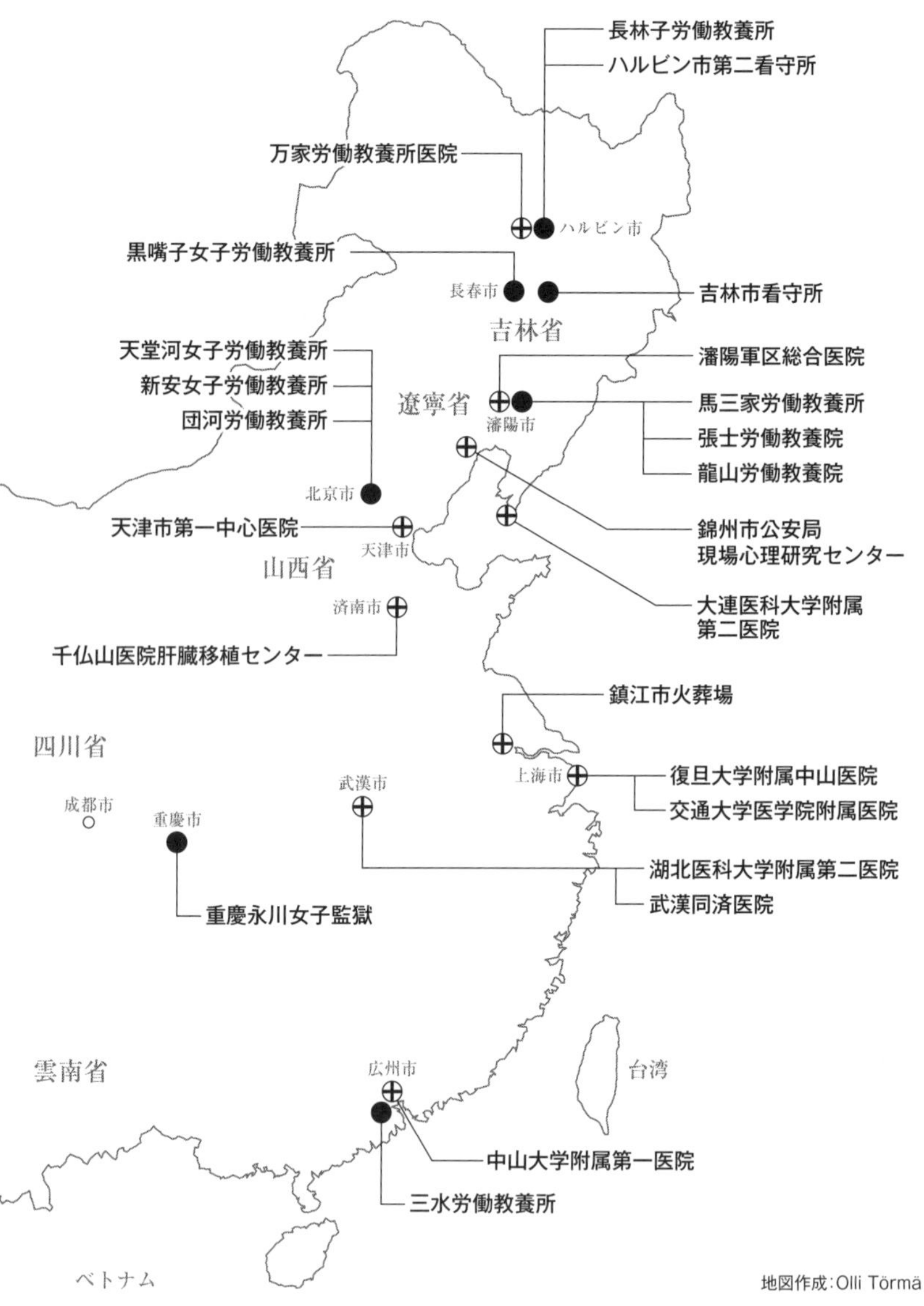

地図作成:Olli Törmä

該当する施設の位置関係

377ページ「遼寧省　死のトライアングル」も参照のこと

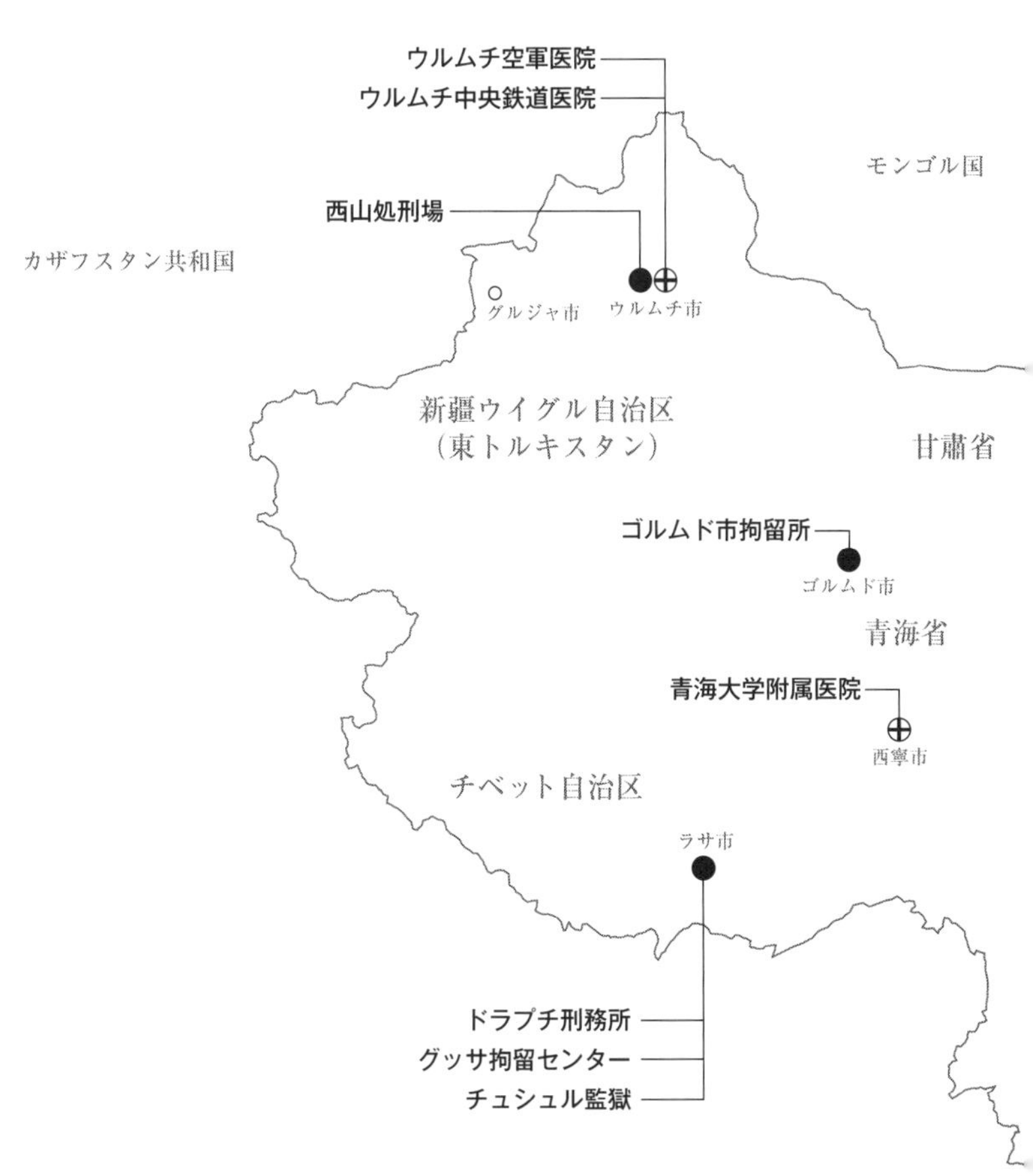

拘留施設
医療施設

第一章　新疆での試み

医務局長の言葉ですべてが明らかになった。臓器狩りは本当のことだった。
ただ、身体を切り開かれるときにまだ息があることは、囚人には知らされない。
「ニジャット、我々は地獄へ行く」

処刑場

中国のような閉鎖社会の内部の現状を把握するには、一〇年、いや、それ以前に遡る必要がある。

一九九一年秋、雲のかかった一日に広州市南部付近の丘陵で起こったことが手がかりになるかもしれない。新米の若い内科医を含めた医療班が手術用に改造されたワゴン車に乗り込み、中山(ジョンシャン)大学附属第一医院を出発した。盛り土が平らにならされた場所に車を停車する。似たような車が数台停車していた。汚れ一つない白の車体で、曇りガラスの窓。赤十字のマークが目立つ。安全のため医療班は車内で待機するよう警官に命じられた。車窓からは壕が見えた。一部は埋められており、一部は掘られたばかりだった。丘陵が長年殺戮の場として使われてきたことを示唆する光景だ。

処刑される三六人の身体は、七二個の腎臓と角膜となり、地域の病院で山分けされる。各ワゴン車には俊敏な外科医が待機する。臓器摘出の所要時間は一五分から三〇分。臓器は病院に運び込まれ、六時間以内に移植される。空想でもなければ実験でもない。射撃の衝撃で心臓はおそらく使えないだろう。

最初の銃声が鳴り響いた直後、ワゴン車のドアが勢いよく開き、制服の上に白衣を羽織った二人の男が身体を運び入れる。頭と足がかすかに痙攣(けいれん)していた。若手の医師は銃傷が右胸にあることに気づいた。予想通りだ。三体目が運び込まれ、作業に取りかかる。

四〇歳前後の漢民族の男性の身体だ。若手の医師は、この男性の腎臓と五〇歳の中国人男性との腎臓の組織適合を示唆する書類に目を通す。そのほかの身体の臓器は利潤の高い国外市場用に切り取られる。移植しなければ患者は死ぬ。移植すれば奇跡的に病床生活から離れ、二五年かそこら正常な生活が送れるのかもしれない。免疫抑制剤の開発状況から、二〇一六年までには肝臓、肺、心臓の移植は近い将来可能となることだろう。この中国人男性はさらに一〇年から一五年の余命を金で延長するのだろうか。

この三体目には目立った特徴はなかったが、頸部に血管が浮き出ていた。若い医師は方法論的に思考していった。錯乱した殺人者、冷酷な殺し屋、精神不安定者か何かで、法廷内で発言制止のために警官に針金を首に巻きつけられたのだろう。中国の処刑制度ではソーセージ用のひき肉工場のように極悪な犯罪人が毎日大量に処刑されている。臓器狩りは間違っている、と若手の医師は思った。たとえどのような罪人でも、最期は安らかに眠らせるべきだ。その一方で、臓器狩りは新生児を取り上げる手術と変わらないのではないかという考えが浮かんだ。再生医療として、抗生物質やステロイド剤と同様の画期的な生命工学だ。

「この男は政治犯だったから口をふさがれたのかもしれない」。一九年後、安全な場所でこの医師は私につぶやいた。身元を伏せることを条件に。

中国での最初の試験的な臓器移植は一九六〇年代に始まる。死刑囚からの臓器摘出は一九七〇年代後半から小規模に行われてきた。一九八〇年代半ばの新たな免疫抑制剤の開発に伴い、中国の臓器移植技術は急速に発達する。レシピエント（移植を受ける患者）の異物組織に対する拒絶反応が抑制可能になったからだ。これまでは廃棄物扱いだった処刑者の臓器が突然、価値を持ち始めた。一般にはあまり知られてはいないが、中国の医大では「多くの凶悪犯は最後の罪の償いとして自らの臓器を自発的に提供する」と教えていた。

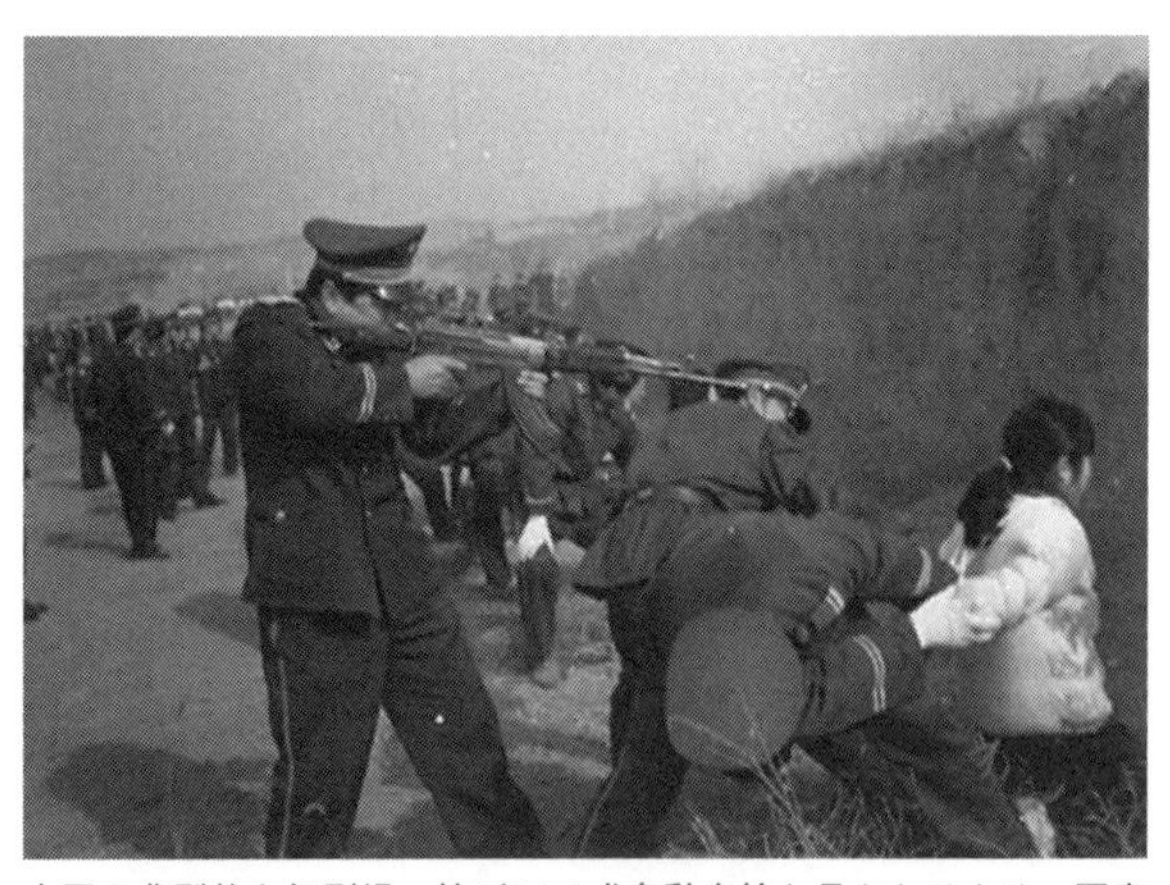
中国の典型的な処刑場。銃が81-1式自動歩槍と見られるため、写真は1986年以降のものと推定される。銃口が頭部に向けられているため、生体臓器狩り以前のものである可能性が高い。

処刑囚が主な臓器源であることは中国の医療当局も認めている。しかし、たとえ国外追放された身でも、中国本土出身の医師で臓器摘出について語る者は、まずいない。国際的な医療機関（世界保健機関や国際移植学会など）が触れたがらない問題が絡むからだ。中国の恐ろしく高い処刑率でもなく、犯罪者からの臓器搾取でもない。中国で思想犯、政治犯が系統的に抹消されている問題だ。この医師は、家族や仕事への影響は懸念したが、中国政府を当惑させること自体は恐れていなかった。中国で抑圧される少数民族ウイグルの出身だったからだ。

中国政府の目の届かない場所で、この医師（そして私が接触したウイグル人証言者すべて）は、中国北西部の広域（つまりインド、パキスタン、アフガニスタン、タジキスタン、キルギス、カザフスタン、モンゴル、ロシアと国境を接する地域）を「東トルキスタン」と呼称する。ウイグル人は民族的にはテュルク系で東アジアには属さない。イスラム教徒圏にキリスト教が点在する。北京よりもタシケント（ウズベキスタンの首都）のほうがウイグル語は通じる。「東トルキスタン」の名称は、中国政権下では公に使えない。未来の独立国家となる可能性を示唆するからだ。何年にも亘り、ウイグル人は自国の成立を様々に思い描いてきた。イスラム教徒による共和国（文化大革命の際、モスクは紅衛兵により豚小屋に替えられたという苦い経験がある）、ソビエトの保護領（ソ連が崩壊する前の発想だ）、また、中央アジアの新国家としての「ウイグルスタン」（最も現実味がある）などだ。トップレベルでは、ラビア・カーディル氏が欧米式の民主主義を提唱する。

対照的に、中国政権はこの地域を新疆（しんきょう）自治区と呼ぶ。「新疆」とは単に「新しいフロンティア」という意味である。中国とウイグルのせめぎ合いの歴史は長い。毛沢東が一九四九年に侵略したときは、同地の漢民族はわずか七%に過ぎなかった。その後、中国共産党の役人、兵士、店舗経営者、建設会社の大量流入により、漢民族が多数派を占めるようになり、ウイグルの言語・文化への抑圧も正当化されていった。グルジャ、カラマイ、カシュガルなど、シルクロードの由緒ある都市が、ブルドーザーで破壊されたことは最も鮮烈だ。当初は、綿の生産、毛沢東の近代化の理念、ソ連への対抗意識などから漢民族は新疆に移民していたが、現在は、今世紀末までに新疆を中国最大の石油・天然ガスの生産拠点とする党のもくろみが、漢民族による現地拡張を焚きつけている。

国家投資を保護するため、暴力的な反逆者でも平和的な活動家でもウイグルの民族主義者すべてを、中国政権は米国ＣＩＡの回し者とラベル付けしてきた。しかし、九・一一事件以降、この陰謀説は忘却の彼方に消え失せる。突如、アルカイダが率いるウイグルのテロリストに対抗するというシナリオが現れ、「自分たちはこれまでも常にこのテロリストと戦ってきた」と中国政権は歴史を塗り替えた。明らかに日和見主義的な転身だが、テロに対抗する世界的な体制作りに中国が協力する道が開かれたと米国の諜報機関は受け止めた。中国のウイグル弾圧の姿勢を米国が黙認するシグナルとして、グアンタナモ収容所で中国の国家安全要員が拘留されたウイグル人を尋問することを認めている。

拘留されたウイグル人とアルカイダとのつながりを証明することは難しいが、基本的に次の図式は描けるだろう。一九九〇年代、ウイグル反逆者の養成所を、カザフスタン、パキスタンなどの隣国から中国が駆逐した際、ウイグル人の一部はアフガニスタンに逃亡。一部はタリバンの兵士となった。

新疆、さらに中国全体で国内暴動が近年増加していることにほぼ疑問の余地はない。ウイグル分離派も中国の国内軍事組織の一端を担うが、中国共産党の当局によるウェブ統制のため、事実は立証できない（二〇〇九年七月のウルムチ暴動のあと六ヶ月間、新疆ではインターネットが閉鎖された）。欧米の記者は新疆に入ることが許されていない。このため二〇一四年の昆明（こんめい）駅暴力テロ事件のような裏付けのない忌まわしい中国側の言い分が優位に報道される。ウイグル人青年が何百人も拉致されたという立証できる事実については、欧米メディアが話題性に欠けるとしたため、欧米社会の認識に至らない。

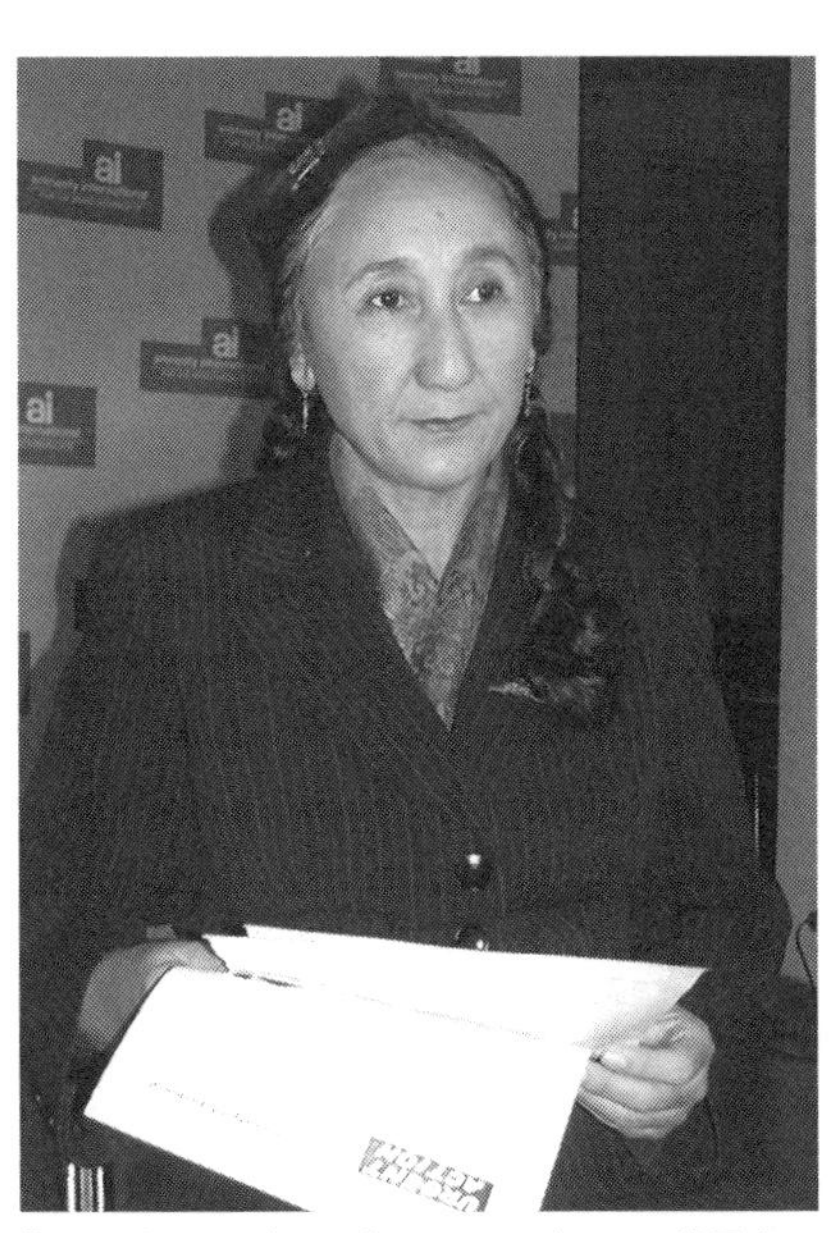

「ウイグルの母」ラビア・カーディル。世界ウイグル会議の元総裁。（撮影：Alim Seytoff）

中国共産党政権は、ウイグルに国際テロリストのレッテルを意図的に貼ろうとしている。中国はイスラム原理主義の脅威と主張するが、これまで私との握手を拒むウイグル女性や酒を酌み交わさないウイグル男性には出逢ったことがない。ユダヤ系の私の名前に反応することもない。地元(ロンドン)のウイグル人リーダーと酒を酌み交わして腹を割った会話に興じていたとき、イスラム人権委員会のような団体からの支援は受けられないのかと尋ねてみた。「ムダだね!」と彼は鼻息を荒げ、ウォッカの瓶に手をのばした(個人的な体験を言わせてもらうと、ロンドンのイスラム人権委員会を訪れた際、顔をベールで隠した女性たちからは握手を拒否され、酒は禁じられ、ユダヤ系の私の名前は大事に捉えられた)。ウイグルをテロリストと決めつける中国政府の言葉をそのまま受け入れる米国議会は、共産党政権に身をゆだねているのではないだろうか。

新疆は長年に亘り中国共産党の秘密の研究所と化していた。一九六〇年代半ばから新疆のロプノールで大気圏内の核実験が繰り返され、首都ウルムチでは発がん率が大幅に上昇した。数回に亘る核実験では、爆心地を始めとした異なる地点に囚人を配置し、爆破や放射性降下物が及ぼす影響を測定した。ウイグル人、宗教思想犯、極悪犯を収容できる推定五万人規模の世界最大の強制労働所をタリム盆地に建設することが、過去一〇年のある時点で許可されている。核実験と強制労働所建設の二つの企画の間の時期に、政治犯からの最初の生体臓器狩りが行われていた。新疆での試みが繰り返されたのだ。

二年に亘り接触したウイグル人の証人たち(二大陸に点在する元警官、医療関係者、公安職員)は皆、つたない翻訳を通してではあるが、私の断片的な情報源となった。現在も中国で医療にあたっている冒頭の証言者を除いて、私の著書では匿名を希望しても、米国議会が証人を召喚した場合には実名で証言して欲しいという私の要請に、皆、最終的に合意してくれた。仕事、家族、命にさえ危険が及ぶことを承知の上でのことだ。彼らの証言は、潤沢な生体臓器供給の発展過程だけでなく、より広域な残虐行為の始まりも明かしている。

一九八九年、ニジャット・アブドゥレイムは、新疆警察学校を二〇歳そこそこで卒業し、特殊部隊であるウルムチ公安局第一連隊に赴任した。「社会保安」（事実上の鎮圧）担当の中国人部隊初のウイグル人だった。ウイグル人を尋問する際、特に重要な事例で「善良な警官」の顔となるためだ。初めてニジャットに会ったのは、ローマ郊外の過密した難民キャンプだった。痩せ細り、沈み込み、そして警戒

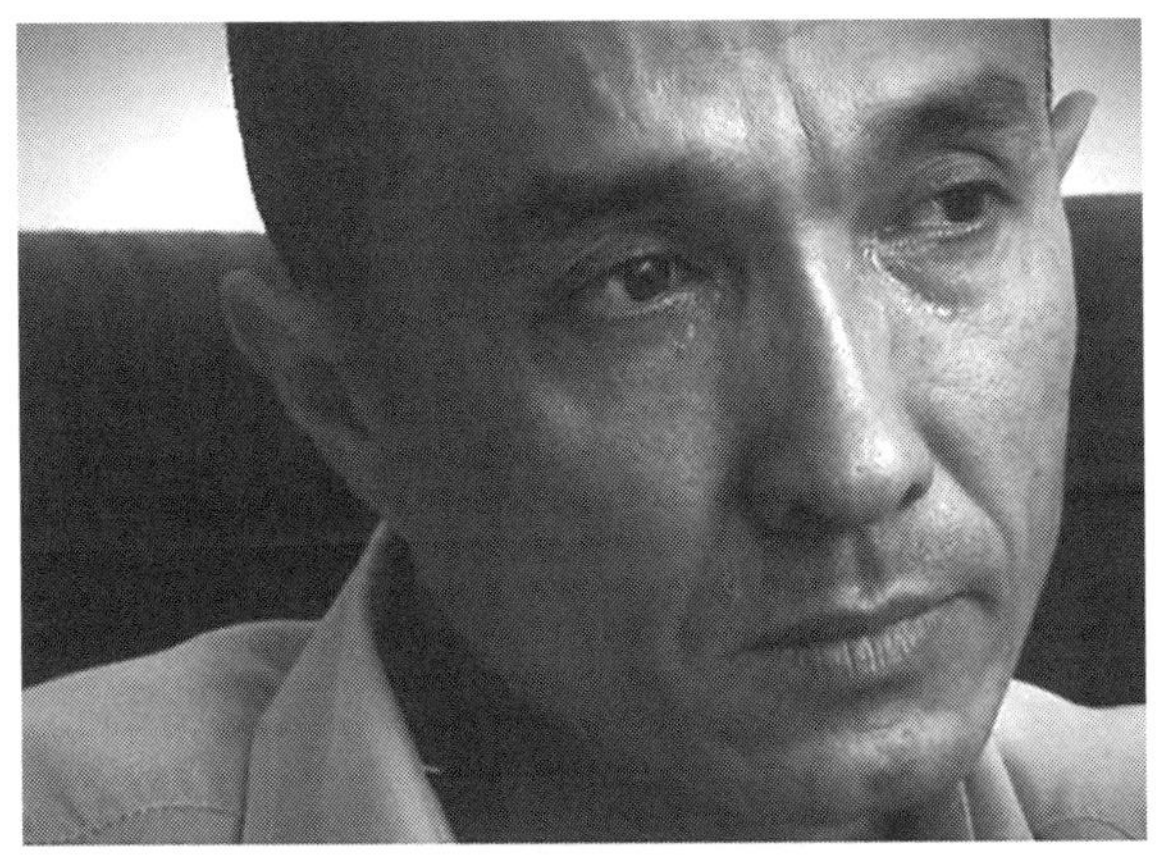

遠方を見つめる目。「リトル・ブラザー」ニジャット・アブドゥレイムは、中国のウルムチ公安局が反体制派ウイグル人を尋問する際「善良な警官」の役割を果たした。（撮影：Jaya Gibson 2009年）

心で張りつめていた。

ニジャットは、職場で中国人の同僚が常に自分を監視していることを意識していたと語った。彼は誠実な笑顔の「リトル・ブラザー」として、当局が望む印象を備えていた。一九九四年までには、拘置所、尋問室、処刑場などの機密の場所すべてに出入りが許されるようになった。その過程で、かなりの拷問、処刑、強姦を目の当たりにした。ある日、中国人警官が首を振りながら処刑場から戻ってきたので、ニジャットはどうしたのか尋ねた。仕事をこなす上でも知っておくべきだと思ったのだ。警官が言うには、通常の手順通り、不要な身体は壕に放り込まれ、利用価値のある身体だけが臓器狩り用のワゴン車に運びこまれたが、何かを耳にした。男の叫ぶような声だったという。

「まだ誰かが生きていたのか？　どんな叫びだった？」

「地獄からのうなり声のようだった」

一時的な感傷にとらわれていると思い、ニジャットはただ肩をすくめた。

数ヶ月後、拘置所から処刑場に三人の囚人が搬送された。ニジャットは、そのうちの一人の青年と親しくなった。彼のそばを通り過ぎたとき、青年は目を皿のようにして「なぜ注射をしたんだ？」と質問してきた。

注射は医務局長が打ったものだった。局長と幹部が自分の言動に耳を傾けていると感じ、ニジャットの口から滑らかに嘘が出た。「撃たれたときの痛みを和らげるためだよ」

力なく微笑む青年の表情を、一生忘れることはないだろうと思った。処刑が終わるのを待って、医務局長に尋ねた。

「なぜ注射したのですか?」

「ニジャット、ほかの部署に移動させてもらえるなら、なるべく早くしてもらいなさい」

「どういう意味ですか?　一体何を投与したのですか?」

「きみには信仰はあるかね?」

「はい。医務局長は?」

「抗凝血剤だ。我々は皆、地獄に堕ちるだろう」

医師

エンヴァー・トフティ——柔らかい口調と立派な体格で、仏陀を思わせる男——との出逢いはロンドンの非公式なウイグル人ネットワークの席だった。公共住宅に住むありふれた移民というのが第一印象だったが、実は彼には秘密があった。

彼の話は、一九九五年六月のある火曜日に始まる。エンヴァーはウルムチ中央鉄道医院の一般外科医だった。直属の上司である主任外科医との会話を今も覚えている。「エンヴァー、ちょっと興奮することをやるんだが。屋外で執刀したことはあるかね?」

「いいえ、特にはありません。何をするのでしょうか?」

「医療チームと救急車を手配してくれ。明日の朝九時に集合だ」

翌日の水曜日、雲一つない快晴の朝、二人のアシスタントと麻酔医を救急車に乗せ、主任の自動車についてウルムチから西方に向かった。車内は遠足気分だった。しかし、車が西山処刑場に入ったと気づき、皆の気持ちは一変した。反体制派の処刑場だ。険しい丘の脇の埃(ほこり)まみれの道に車を停めた主任が、歩み寄ってきた。

「銃声を聞いたら丘の向こうに回るんだ」

「なぜここにいるんですか?」

「エンヴァー、知りたくないなら尋ねるな」

「知りたいです」

「いや、おまえは知りたくない」

主任は念を押すよう彼に険しい視線を向け、車に戻っていった。丘の向こう側には武装警官の施設らしきものが見えた。人が群れをなしていた。市民たちだった。エンヴァーは、その場の雰囲気を和らげようと「遺体を持ち帰り、処刑費を支払うため、家

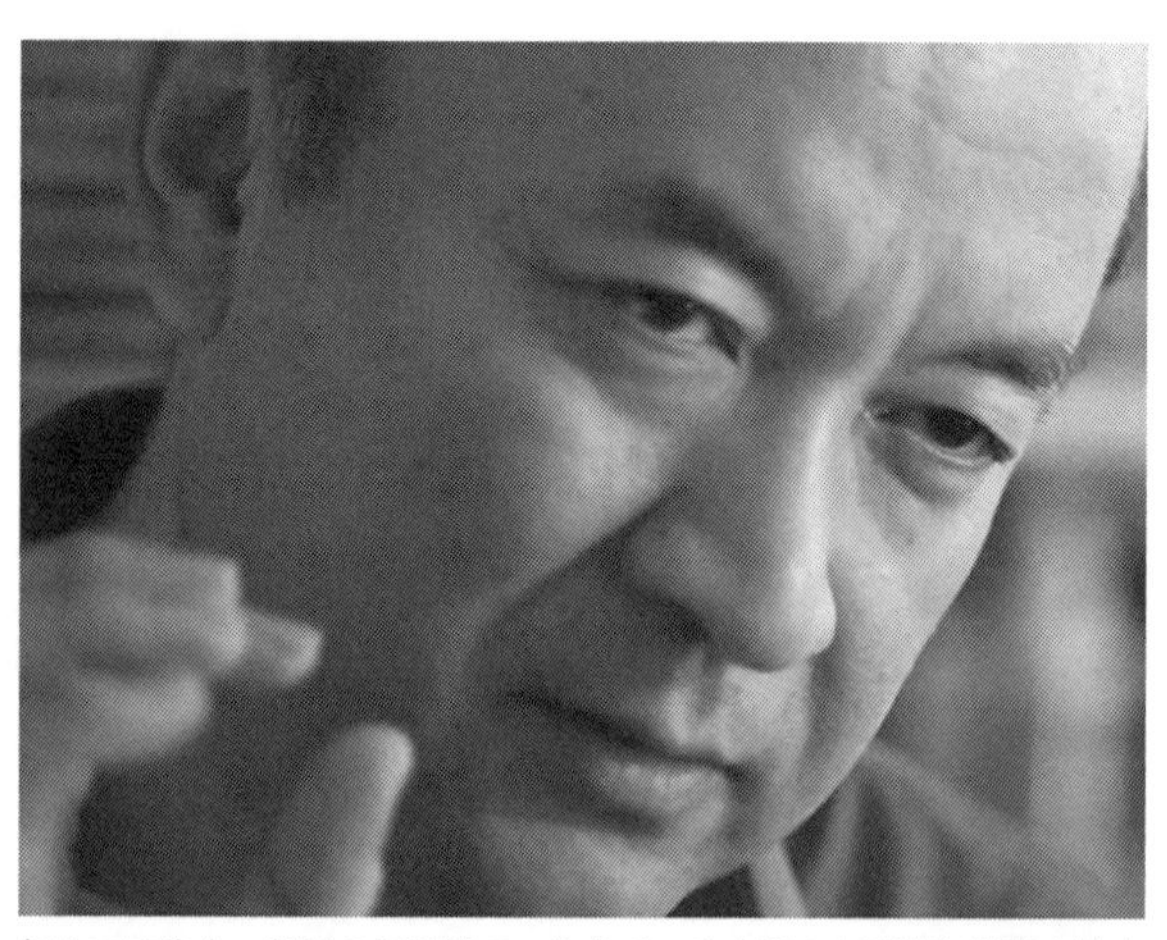

初めての告白：新疆の処刑場で、生きている人間から肝臓と腎臓を摘出したエンヴァー・トフティ医師。(撮影：Simon Gross, Jaya Gibson)

族が待っているのだろう」と皮肉った。つられてスタッフも冗談を言いあった。

すると銃声が聞こえた。一斉射撃のようだった。車を走らせ、処刑場へと向かった。

ハンドルを握りながら安定して運転するよう気持ちを集中させ、主任の車をつけていった。正確な状況は把握できなかった。一〇体か二〇体の身体が丘の麓に横たわっていた。彼の救急車を見つけた武装警官に手招きされた。

「こいつだ。こっちの奴だ」

血に染まった地面に一人の男が投げ出されていた。三〇歳ぐらいだろう。ネイビーブルーのつなぎを着ていた。囚人はすべて丸刈りにされていたが、この男だけは長髪だった。

「彼だ。手術する」

「なぜ手術するんですか」

男の頸動脈に指をあてながら「ほら。死んでますよ」と口に出した瞬間、エンヴァーはギクリとした。

「いや、死んでいない」

「じゃ、手術するんだ。肝臓と腎臓を摘出せよ。今すぐだ！　急げ！」

主任の指示に従い、医療チームは身体を救急車に運び入れた。自分の感覚が麻痺（まひ）していくのを感じた。衣類を切り裂く。手足を台に縛りつける。身体を切り開く。いつも通りの手順に従おうとした。消毒、最小限の露出、切開前の部位のマーキング………。そして、問いかけるように主任に視線を投げかけた。

「麻酔は不要。生命維持装置も不要」と主任は言った。

麻酔医は腕組みをして立っていた。場違いの無知な男のように。

「なぜ何もしない？」とエンヴァーは食ってかかった。

「何しろっていうんだ？　すでに意識はない。メスを入れても反応はない」

しかし、反応はあった。メスを入れると男は大きくのけぞり、そして身体を丸めた。エンヴァーは少し取り乱し、主任に尋ねた。「切り込みの深さは？」

「できる限り広く深く切り込むんだ。時間との闘いだ」

手早く作業した。クランプは使わず、右手で切り込みを入れ、左手で筋肉や軟組織を除けた。腎臓と肝臓をきれいに切除できるよう、このときだけ作業の手を緩めた。縫合中も（体裁は整えたが内部はそのまま）、脈を打っていることに気づいた。まだ生きていることは確実だった。私は殺人者だ、と内心で叫んだ。男性の顔を直視することはできなかった。殺人者というものは犠牲者を見ることを避けるものだろうと思った。

医療チームは沈黙に包まれたままウルムチに戻った。

翌日の木曜日、外科主任は「昨日、何かあったかい？　昨日はいつも通りの日だったよな？」と同意を求めてきた。

エンヴァーは「はい」と答えた。生体から摘出された臓器は、移植での拒絶率が低いこと、胸部への銃弾は（最初に倒れ込むとき以外は）麻酔の役割を果たすことを、彼は何年も経過してからようやく理解した。できることはした。家族のためにきちんと縫合した。

そして、一五年の月日が経過し、エンヴァーはこの水曜日の出来事を初めて明かした。

真相

一方、ニジャットは、一九九六年に全容を理解していた。

真夜中に近かった。監獄の消灯時間はとっくに過ぎていた。ニジャットは医務局長と拘置所の管理事務室にいた。会話が途切れると、医務局長はしわがれた声で、この場所は何かに取り憑かれているのだろうか、と尋ねてきた。

「夜は少し不気味ですね。なぜそう思われるのですか？」

「多くの人間がここで殺害されているからだよ。まったく不当な理由からね」

ようやく理解できた。抗凝血剤。処刑場での勤めを終えたあとに連隊に出される豪華な「処刑料理」。国家に臓器を寄付するという書面に署名するよう囚人を説得する私服警官……医務局長の言葉ですべてが明らかになった。臓器狩りは本当のことだった。ただ、身体を切り開かれるときにまだ息があることは、囚人には知らされない。

「ニジャット、我々は地獄へ行く」

ニジャットはうなずき、ビールを引き寄せた。微笑むことは難しかった。

警官

一九九七年二月二日、バフティヤル・シェムシディンは、自分は名ばかりの警官に過ぎないと感じ始めた。二年前、西部の都市グルジャの公安局薬物取締部門に採用された。上背がありハンサムで、ウイグル当局者のイメージにふさわしい風格だった。最終的に彼はカナダの自由社会に移り住むことになったが、今も鮮明に当初の理想を呼び起こせる。中国政府の協力者という自覚はなく、緊急時の対応者だと理解していたのだ。

当時、数年に亘ってグルジャ周辺からウイグルにヘロインが流入しており、ヨーロッパ中世期に蔓延したペストのようにウイグルの青年が次々と廃人化していった。しかし、中国人によるヘロインの密売は、奨励こそされないがある程度保護されている事実を、バフティヤルはすぐに見抜いた。典型的な例として、中国人ディーラーが六〇〇グラムのヘロイン所有で捕まっても、刑期はわずか二ヶ月に過ぎなかった。一方、バフティヤルの役割はウイグル社会での「おとり」だった。薬物ディーラーの取り締まりにあたることはなく、メシュラプ（清らかな生活やスポーツ、ウイグル民族の音楽・舞踊を促進するイスラム教徒の伝統的な集い）を偵察するように命じられた。ヘロインの侵入に対抗する伝統的な薬草治療のように、メシュラプの活動が盛んになるようであれば、中国政権はそれを「偽装攻撃」として警戒した。

一九九七年一月初旬のラマダン期のある夕刻、事前の通告なく、ウイグル人、中国人を問わずに、グルジャの警察隊員すべてに「点検」のために銃を引き渡す命令が下った。ほぼ一ヶ月後、ほかの者の銃は返されたが、バフティヤルの銃は戻らなかった。銃の供給管理をする役人に受け渡しを頼みにいくと「貴様の銃には問題があった」と言われた。

「いつ直してもらえるのですか?」

役人は肩をすくめ、リストをちらりと見て、まばたきせずにバフティヤルを見つめると「今すぐ、去るべきだ。今日中にな」と言った。バフティヤルは事態を呑み込んだ。中国人警官はすべて銃を持っている。すべてのウイグル人警官の銃に問題があることにしたのだ。

三日後、バフティヤルはそのわけが分かった。二月五日、およそ一〇〇〇人のウイグル人がグルジャ

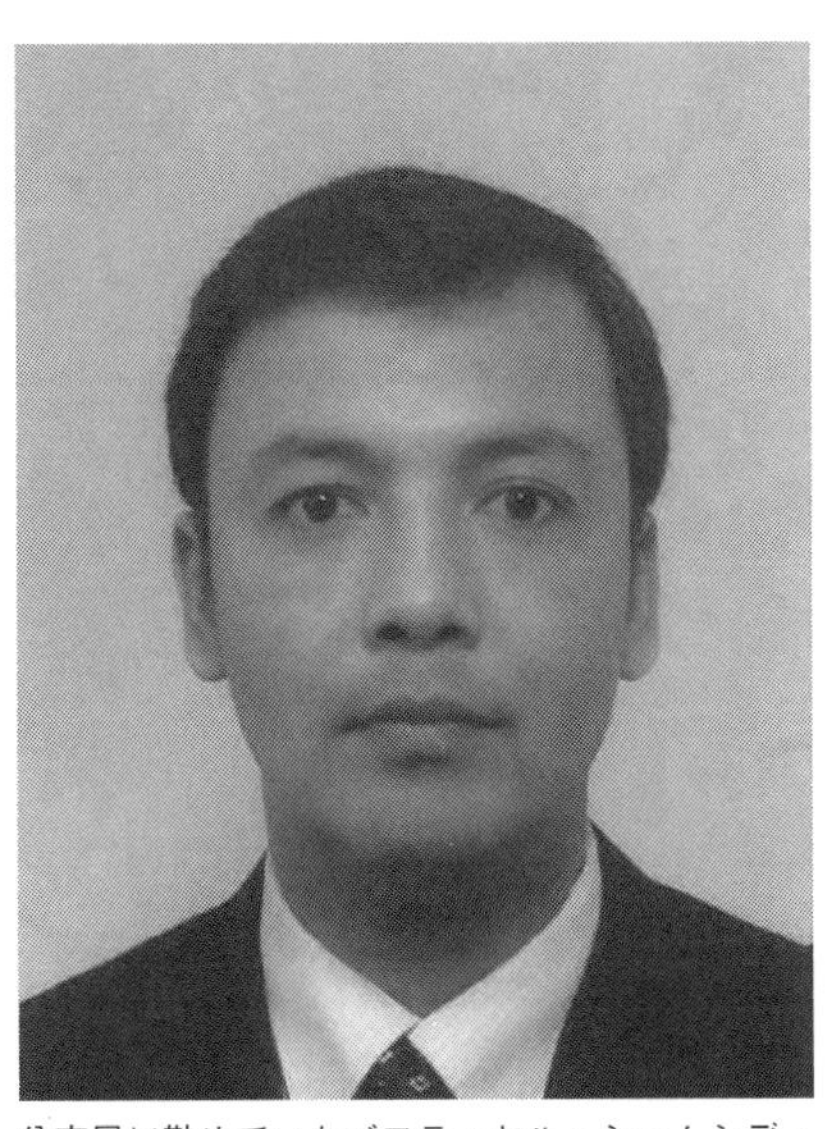

公安局に勤めていたバフティヤル・シェムシディンは、グルジャ事件のあとの広域に及ぶ残虐行為と、処刑場に医療用ワゴン車が停車していたことを認識していた。(提供:Bahtiyar Shemshidin)

の中心地区に集まった。その前日、メシュラプに出席したイスラム教の女性教師六人が中国政府に逮捕され、虐待されたという情報があったからだ。青年たちは非武装であることを示すために冬のコートを着用せずに集まった。しかし計画通りか無計画だったのか、中国の警官はデモ隊に向けて発砲した。

グルジャ事件の犠牲者数は定かではない。バフティヤルは内部警察の死者四〇〇人という推定を記憶しているが、実際に目撃したわけではない。ウイグル人警官はすべて「囚人を尋問するため」監獄に行かされ、事件の最初から最後まで皆、敷地内に閉じ込められていた。しかし、バフティヤルは、ウイグル人の一群が囲いの中に入れられ、裸で雪の中に放り出された姿を目撃している。血を流す者も、体内の損傷で苦しむ者もいた。グルジャの主要な診療所には数え切れない数の負傷者が運び込まれた。しかし、中国の特別警察分隊が医師一〇人を逮捕し、救急車を不当に破壊。病院は実質的に閉鎖された。逮捕者数は四月末がピークとなり、監獄は途方もない過密状態となった。ウイグルの政治犯は日々処刑のために選抜された。四月二四日、バフティヤルの同僚は「臓器狩りのための特別なワゴン車」の中で、医師に付き添われて八名の政治犯が殺害されたのを目撃した。身体はセメント詰めにされ、内密に埋葬された。

看護師

この事件のあとグルジャの主要病院に勤めていた看護師が、欧州に移民していたので、訪問した。

看護師は不安げに個人情報を一切公開しないことを求めたあと、グルジャの病院ではウイグル人の抗議者の治療が許されなかったと語った。ウイグル人患者の腕に包帯を巻いただけで一五年、二〇年の禁固刑を宣告された医師もいた。「誰かを治療したら、おまえもこうなる」という警告だった。ウイグル人と中国人の医療職員の間の溝は深まり、ついには亀裂を生む。

この亀裂から些細なことが生じるようになる。長い週末となる場合、中国人医師はウイグル人医師に薬剤保管庫への鍵を渡していたが、とりやめとなり、三日分の処方薬を中国人医師が確保するようになった。日々の巡回を通して、ウイグル人患者用の薬剤が半減したことも分かった。この事実は中

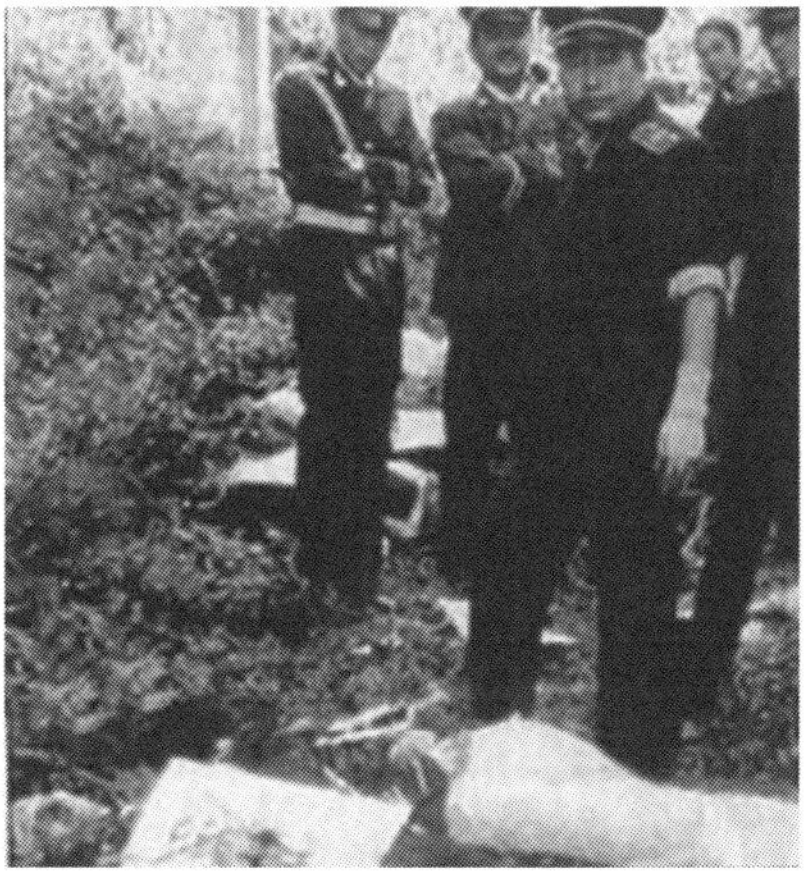

処刑者の顔。左側の男は人民解放軍の下士警官で痛みを感じているように見える。中央の男（ひげからウイグル人のようだ）はすべてを途方もないジョークとするタイプか。返り血から身を守るための白手袋の男は最高人民検察院の警察官のようだ。カメラを挑戦的に見据える。この写真は最近15年以内のものだが、人種的な特徴や制服の違いはあっても1世紀以上に亘って権威主義国家の役人に共通する不安げな姿勢が窺える。処刑者への心理的な重圧は月日の経過とともに重くのしかかることだろう。従来、武装警官に託されていた任務を、中国政府は軍の外科医へと移行する。

国人によって几帳面に作成されたチャートにも明示されていた。また、一九八六年以来、強制人工妊娠中絶、不妊手術は中国全土で行われていたが、ウイグル人には徹底されていなかった。しかし、状況は変わった。ウイグル人夫婦の二人目の赤ん坊に対しては、中国人の産婦人科医が（抗生物質と称して）注射を打った。同じ薬剤が中国人の赤ん坊に打たれたことは一度もなかったと看護師は記憶する。注射の三日後、赤ん坊はグロテスクに青くなり、まもなく死亡するというパターンが繰り返された。中国人職員がウイグル人の母親に同じ説明を繰り返すのを何度も聞いた。「あなたのお子さんは弱すぎたのです。あなたのお子さんは薬剤に耐えられなかったのです」と。三月末、この看護師は仕事をやめた。病院は二つに分裂していた。受け身過ぎる医師。大き過ぎる犯罪。重すぎる罪悪。癒やせるものは何もなかった。

グルジャ事件のすぐあと、一人の若いウイグル人抗議者の遺体がウルムチの中国軍事病院から自宅に戻された。腹部縫合は検死のためであったと思われるが、これで暴動は点火寸前となる。これ以来、銃を持った警官が護衛する中、遺体はくるまれて埋められるようになった。中国人兵士が墓地（ウルムチ空港からさほど遠くない場所にも一つある）を常にパトロールしていた。同年六月、この看護師は、別の新たな事例に関与した。若いウイグル人抗議者が逮捕され殴打された。家族は保釈金を支払ったが、戻された息子は腎臓を損傷していた。ウルムチの中国軍事病院は腎臓を一つ三万人民元（約五〇万円）で移植できると言ってきた。腎臓は息子と同じ二一歳の男性から摘出され、健全なものだと病院側は太鼓判を押す。家族は言われるがままに支払うが、手術は失敗する。何らかの正当な補償を受けたいという家族の求めに、一時的にこの看護師が関わったのだ。腎臓が二一歳の男性のものであったことに偽りはなかったが、殺人者でも強姦者でもなく、この息子同様、ウイグルの権利のために抗議した若者だった。補償を受ける術はなかった。ドナーについても移植についても公式な記録はない。

血液検査

一九九七年の初秋、新疆の農村各地で採血をするため、若いウイグル人医師が赴任した。ムラットと呼ぶことにしよう。ウルムチの大病院で医療業務に就き、未来を確約されたと希望を抱いていたが、二年後、ムラットはヨーロッパに逃亡。その数年後、私は彼に話を聞いた。

ある日、臓器障害のある政府の官僚五人が入院していると指導員がこっそりと教えてくれた。党の幹部だという。ムラットに仕事が課された。

「ウルムチの監獄に行ってくれ。政治犯の棟だ。犯罪者の棟ではない。採血する。少しでいい。血液型の違いを精密に記録してくれ。それだけでいい」

「組織適合は？」

「心配するな。あとでするから。血液型だけ記録するんだ」

委任状をわしづかみにし、病院の助手に付き添われて、痩せ形で学者タイプの医師は一五人ほどの囚人と対面した。ほとんどが二〇代後半のタフなウイグル人だった。彼の前に座った最初の囚人は、注射針を見ると嘆願した。

「僕と同じウイグル人なのに、なぜ僕を傷つけるんだ？」

「傷つけない。血を採るだけだ」

「血」という一言が混乱をもたらした。男たちはわめき逃げ出そうとした。看守は叫びちらし、男たちを列に押し戻した。最初の男は金切り声で無実を主張した。中国人の看守は彼の首根っこを強くつかんだ。

「きみの健康のためだ」とムラットは淡々と言った。病院職員が自分を監視していることを意識して口をついた言葉だった。「きみの健康のためだ」

採血しながら、ムラットはその言葉を幾度も幾度も繰り返した。

病院に戻るとムラットは指導員に尋ねた。「この囚人たちは皆、死刑囚なんですか」

「その通りだ。それ以上は質問するな。彼らは悪い人間なんだ。国家の敵だ」

しかし、ムラットは質問をやめなかった。時を経て、手順が飲み込めるようになった。適合する血液型を見つけたら組織適合の確認をとる。政治犯は右胸を撃たれる。ムラットの指導員は処刑場を訪れ、血液型との適合を確認する。臓器は政府の官僚に移植され、官僚は退院する。

この六ヶ月後、グルジャ事件から一年たった頃、別の官僚が五人入院した。指導員はムラットに、政治犯の棟に行き、採血するよう指示した。今回は、自分をごまかす必要もなかった。政治犯から臓器を摘出するのは通常のことだという説明を受けたからだ。輸出は成長し、大量に供給されており、軍病院が牽引している。

一九九九年初頭には、官僚はウルムチに来なくなった。ムラットは政治犯から臓器を摘出する話を耳にしなくなった。おそらく終わったのだろうと思った。新疆での試みは終わったのだろう。ウルムチの病院で働き始める前、農村でウイグル人学校の子供たちに、説明のつかない血液検査をしたことのように。「天高く、皇帝は遠し（僻地にあるため皇帝の威光が届かない）」と言うように、新疆での出来事は新疆だけのことだろう。グルジャ事件の復讐として地元の官僚が発案したことに過ぎなかったのだろう。この試みは国家的なものにはなるまい。ウイグル人と漢人を隔てる遺伝子上の壁を共産党政権が信じていることを、ムラットは直接体験してきた。彼らはおそらくこの壁を越えないのだろう。

数ヶ月後、ウイグルへの弾圧は影を潜める。毛沢東以来、最大規模の中国保安局による弾圧が始まったからだ。精神修養法である法輪功を撲滅させるための弾圧だ。

問題の提起

本書を中国での臓器狩りの教科書にしようとする意図はまったくない。ウイグル、法輪功、チベット、中国家庭教会の人々が政治犯、宗教犯と見なされ、臓器が強制摘出されている問題を調査する者には、今のところ、そのような本を書くために十分な材料はない。中国共産党が、包括的で透明性のある現地調査を許可していないからだ。多くの声が一つになって中国共産党に要求しない限り、現地調査の実現にはほど遠い。この犯罪の想像を絶する規模に気づくまで、ほとんどの人は何もしないだろう。これも理解できる。調査の支援を受けるための第一歩は、調査結果が仮説に過ぎないことを自認し、調査環境がいかに限られているかを明確にすることだと認識している。以下は、ウイグル人へのインタビューを始める前の二〇〇八年に書いた記事からの抜粋だ。

すべての調査は未だに初歩的な段階に過ぎないことを理解していただきたい。実際の規模はまだつかめていない。一八二〇年、一握りの医師、科学者、素人の化石採掘者が、散在する示唆深い証拠とばらばらの骨の山の前で、つじつまを合わせようとしたことを思い起こしてもらいたい。二二年後にイギリスの古生物学者リチャード・オーウェンが「恐ろしいトカゲ」という意味で「Dinosauria」という言葉を生み出し、この絶滅した生物の研究分野が成立したのだ。中国における臓器狩り研究は、初期の恐竜ハンターに重ね合わせることができる。関係者が密接に協力しながら作業を進めているわけではない。中国大陸で生きた無実の受刑者から臓器を摘出したという医師が一人でも出ることを待っている。そのときまで、恐竜の骨もない状態だ。

この記述の主旨は今もあてはまる。墓標もない中国の収容所や強制労働所の査察を試みることは、天空の星を観察するようなものだ。今見える光は、何年も前に起こったことかもしれない。現在の想定は幾年も前の弱々しい無線信号を頼りにしたものだ。しかし、かなり進展があったことも繰り返して指摘したい。各章で記される通り、「骨」は収集された。チベット人、ウイグル人の逃亡者が新たに現れている。発掘地域は広がっている。この調査の問題は実は別のところにある。

この別の問題について説明したい。処刑者のコラーゲンを英国人女性が毎晩、顔に塗っている事実は、BBCの調査チームが定期的に確認している。しかし、中国医学会は、二〇〇五年に処刑者の臓器を定期的に剝ぎ取り、富裕な中国人や外国人に移植していることを認めるに留めている。医療倫理はさておいて、中国当局は、殺人者や強姦者などの囚人からの生体臓器摘出は認めるが、無実の受刑者からの生体臓器摘出は未だに否定している。法輪功修煉者からの臓器狩りの告発は、最初に『大紀元時報』に掲載され、続いてキルガーとマタスによる『Bloody Harvest』(『戦慄の臓器狩り』)の基盤となる最初の報告書が二〇〇六年に発表された。以来、二〇一二年に出版されたマタスらの『State Organs』(『国家による臓器狩り』)と「法輪功への迫害を追跡調査する国際組織」(WOIPFG)のウェブサイトに見られるように、証拠はかなり構築されてきた。

総体的に見て、我々の調査はちょうど中間地点にある。この問題に触れないよう望む人々は世界で未だに多く存在する。この疑惑についてのコメントを迫られたとき、バスタブの中で腎臓を盗まれたことに気づくという都市伝説や、一般社会に侵入した陰謀説として片づけてしまう人もいることだろう。問題を一蹴する前に資料に目を通して欲しい。誰でも最初は懐疑心を抱くものだ。疑惑は深刻だ。まず自分で納得のいく知的な基盤を確立させてから探索して欲しい。二〇〇六年、法輪功修煉者からの臓器収奪疑惑が最初に明るみになった際、国家と法輪功との葛藤は中国問題のトップにあると私は確信した。これに関する包括的な説明は長い間出てこなかった。私自身は、強制労働所での残虐行為をすでに知っていたので、臓器狩りを否定する余地はなかった。事実として受け入れることはできたはずだが、二〇〇七年に一人の生存者を面接するまでは、私も厚い「懐疑心」の上着に身を包んでいた。

強制労働所から出て来たばかりの年配の女性だった。特に明解な語り手ではなかったが、善良な性格に惹かれた。話の中で「おかしな」身体検査に触れた。私はもう少し説明してくれないかと頼んだ。本人は重要なこととは思っておらず、自分の話を続けた。私は話を戻した。「ハンガーストライキはしていたのか？」「いいえ」「ほかに検査された者は？」「法輪功修煉者数名」「身体検査の内容は？」

彼女の説明は恐ろしく、そして不可解だった。通常の身体検査というより、生きた身体から一部を選り抜いているようだった。本人はこれらの意味することにまったく気づいていない。枝葉末節にこだわる白人からの質問にいらついていた。精神的な苦闘という大きな森林の話をしているのだ。高齢の彼女が臓器狩りの対象として検討されたとは思わないが、身体検査のあとで若い女性数名が消えたという言葉が彼女の口から出たとき、「懐疑心」という私の身を守ってきた上着が一瞬脱げ落ち、馴染みのない悪寒が背筋を走った。

ここまで読まれてご推測のことと思うが、私はこのような証拠を好む。自分の腕で感じ取れる証拠を。できる限り目撃者の証言を中心に調査を進める。これらの証言者が、臓器狩りを取り巻く山積した証拠をさらに意義深く積み上げていくことを望んでいる。また、この章で示したように、無実の受刑者からの臓器狩りは法輪功修煉者から始まったわけではない。処刑に伴う臓器狩りが組織的に進展してきたことを証言者は裏付けている。大量規模で無実の受刑者から臓器を搾取するという中央政府の決断は、実は大きな決断ではなく、法的な境界線を技術的にぼかすだけの些細なことに過ぎなかったのかもしれない。

しかし、意味するところはまったく「些細」ではない。私の推定では何の罪も犯していない数万人の人々が、中国の法規のもと、手術台で「殺処分」されている。なぜ、中国共産党はこれほど野蛮なリスクをとるのだろうか？

中国共産党は、資源も権力も手中に収め、国際的な賞賛を集めることに力を入れているのではないだろうか？　私の問題追究は、「どうやって」臓器狩りが起こったのかではなく、「なぜ」臓器狩りが行われているのか、にある。

臓器狩りの規模が大きくなった背景に、大量の法輪功修煉者の拘束があることに議論の余地はない。次の六章を通して「なぜ」をその中心課題とする。裏付けをとることは比較的単純な作業だ。いわゆる善悪を基準とした懲罰という図式を却下して、中国でも受け入れられる「拝金主義の神は条件付きで統治する」という観点から考えると、人間が行動を起こす動機は極めて複雑になる。「なぜ」に対する複雑に絡み合う答えを求めて、四つの大陸に渡り一〇〇人以上の証言者を深く面接調査していった。証言者は私を信頼してくれた。自分の身の安全、そしてほとんどの証言者には自分よりもっと大切な家族の安全と安寧が関わる。私が誤った方向に行くのではないかと懸念を受けた時期もあった。

しかし、彼らは、私が祈り求めていた光輝く西洋の騎士ではないことを理解した上で、証言に協力してくれた。こうして貴重な断片が埋められていった。ロゼッタストーンの原型を知るものはない。逮捕から残虐な遺体処分に至るまでの全工程を語れる証言者がいたら私は信用しない。「仏に逢うては仏を殺し、祖に逢うては祖を殺せ」という禅語のように、すべてを把握している者はスパイだ。人間には「落ち度」があるが、その属性として「信頼」がある。「信頼」は研究室では製造できない。限界があり、偏見を抱き、失敗するがために、人間を単純に再生することは難しい。これまで多くの人間と出逢ったが、中国で強制労働所を経た難民は、多くの痛みを抱え、期待を抱き、困窮していた。彼ら以上に苦悩する者を私は知らない。

一二月初旬の夜更け、ロンドン北部のアパートに一人で座りながら、中国からの難民たちの息づかいを感じる。やっと本書がここまで辿り着いたが、これまでの犠牲者の苦闘を考えれば、実に些細な努力に過ぎない。中国全土に及ぶ、愛する者を失った家族のことを思えば、まったく不十分である。現代中国史のこのおぞましい一幕について、すべてに十分な答えを見出すことはできない。しかし、七年間の試行錯誤を経て、この問題を提起する適切な視点をようやく見出したと思う。

第二章　平穏な王国

一九九九年末までには、法輪功修煉者数は中国共産党員数の六五〇〇万人を凌いだ。清潔な煉功点を中国共産党の諜報員は恐れた。今、手を打つべきか、五年後に先送りして恐怖で目覚めるべきかと彼らは自問していた。

スーパーハイウェイ

長春市（ちょうしゅん）は中国北東部の中心にある。勝利公園の南、解放大路の北に、コンクリートで固められた文化広場が広がる。そびえ立つアーチの下には、社会主義・現実主義の象徴とも呼べる筋肉質の大男の像が勝ち誇ったかのように（いや絶望のどん底かもしれない）両腕を掲げている。しかし、この立像はほとんど欧米人には知られていない。人口約七〇〇万人の長春市は観光地でも投資先でもないからだ。しかし、国営の自動車産業を「柱産業」として育成する街として、安定感を感じさせる場所だ。外部のために「演じる」必要もなく一種の自由も存在する。文化広場はあらゆる面で新中国興隆の象徴とも言える。そして法輪功の生誕地でもある。

一九九二年のことだった。ここから少し離れた横丁の荒廃したアパートの一角に李洪志（りこうし）と呼ばれる男が住んでいた。誰も見向きもしない枯れ葉の溜まる一角で、緩慢な動作の気功を教え始めた。一九八〇年代の気功ブームの初期には、自らを向上させようと公共の場で心身を鍛える者も多くいた。特に金を集めるわけでもなく、当局の目に留まることもなかった。しかし、最初に李洪志の教えを受けた者たちは、李の持つ何かに奥深くゆさぶられた。四一歳のベビーフェイスの李、そして一見、簡素な気功の動きの根底には、仏教の道徳規範の核心である、思いやり（善）、誠実さ（真）、忍耐（忍）が織り込まれていた。この道徳的な戒律は、修道院でなく長春市内で実践された。通常、気功師の支持層は限られているが、李は年老いた女性から若き兵士まで、そして富裕なビジネスマンから山村の文盲の失業者まで、あらゆる人々の心を摑んだ。人数が増えるにつれ、枯れ葉の溜まる一角から外へと広がっていった。法輪功の始まりだった。

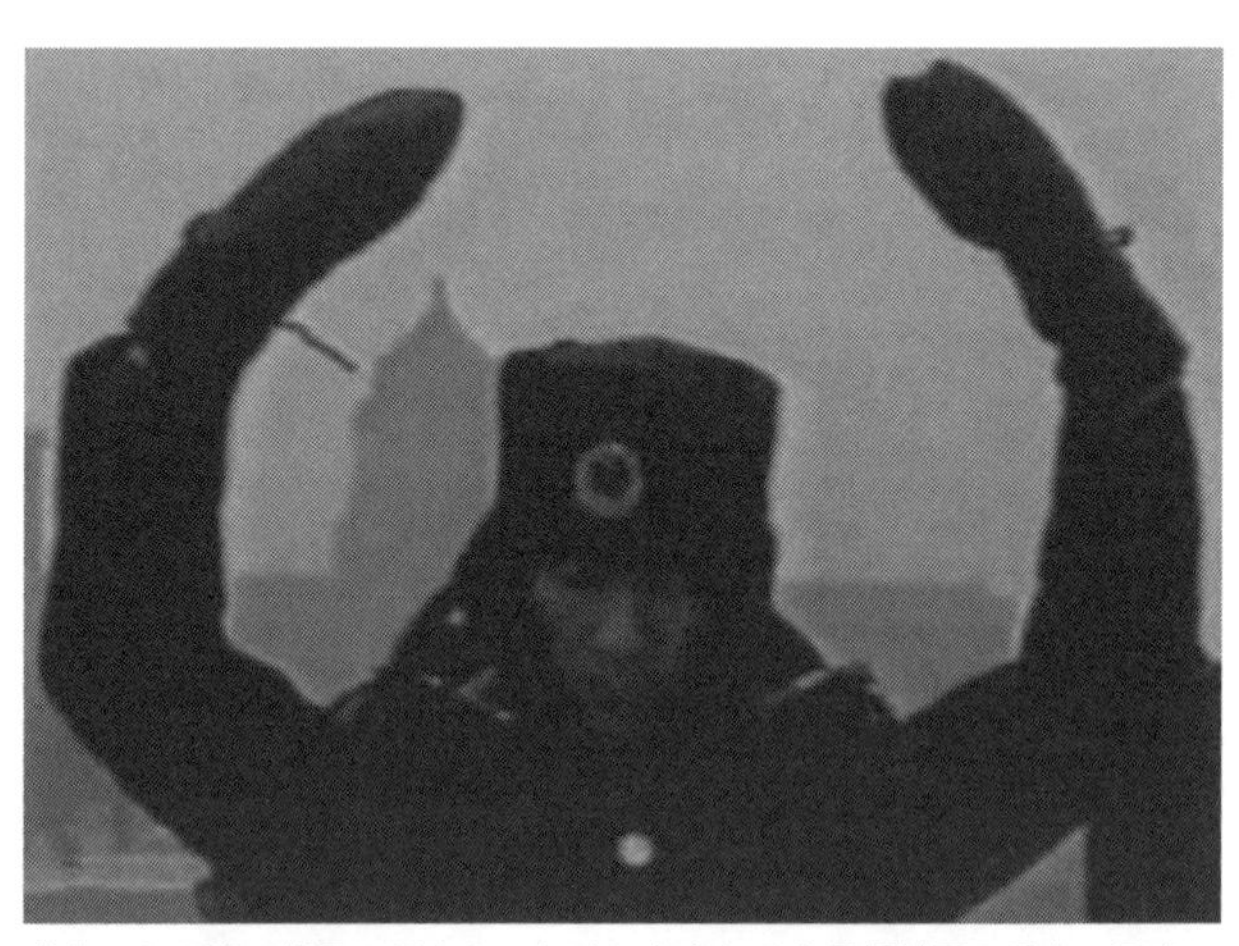

北東からの淡い朝日にぼんやりと映し出される人民解放軍の兵士。長春の文化広場で法輪功の煉功をしている。（出典：新唐人テレビ）

一九九二年、李有甫は精神的な危機にあった。一九八〇年代の中国での気功ブームをスーパーハイウェイに喩えるとしたら、李有甫は、追い越し車線から離れたことのない徹底したスピリチュアリストだった。一九八九年までには一億人以上が何らかの気功に関わっていた。このスーパーハイウェイでは、ニューウェイブや新たな修行法が次々に現れ、支持者を拾い上げてはすぐに出ていった。葬式行列のように出入りは激しかった。カリスマ的な治療、体操の技、第六感、トランス、UFOなど、気を引くものは山ほどあった。ほとんどの者は、このスーパーハイウェイがどこに行き着くのか、考えることすらしなかっただろう。有甫はフィットネスも社交の場も超越的な体験への逃避も求めていなかった。彼の目的はただ、超能力を手にすることだった。

三〇代前半に見える澄んだ目の有甫は、社交的で心温かい性格だった。歩き始めた頃から人生の目的は定まっていた。幼少時代から様々な武術家に教えを乞い、その技を伝授してもらっていた。なかには文化大革命の時期に迫害を受け、隠遁していた武術家も含まれていた。思春期には中国医学を学ぶ。山西大学物理学部で武術を専攻。修士課程では太極拳を集中研究。すべてがうまく噛み合っていた。二重盲検法による前世の認識、手相、第六感、瞬間移動など、あらゆる超能力を体験し始めた。別の空間が見えた。気功界での様々な大規模な展開は、単なるリラックス法か映画や遊びごとのように見えた。スーパーハイウェイはもう不要だと感じた。気功界の駆け引きに気をとられてはいけないと直感した。

一九四九年、一握りの中国共産党幹部があやふやな精神修養の書物から「気功」という言葉を拾い出した。「気」は生気ある普遍のエネルギー、生命力、呼吸を意味し、「功」は訓練、鍛錬、功績を意味する。道教や仏教の修行がどれほど中国の歴史に根付いていても、中共幹部には、宗教という名の恐ろしい毒から人民を隔離する従来の政策を否定したり、封建主義文化を称賛する意図は毛頭なかった。しかし彼らは三〇分間ツボに意識を集中させながら呼吸を整えるだけで健康が改善されるという事実に、ただ驚嘆した。数千人の人口に対して医者が一人未満という当時の中国で、情報を管理し精神性を軽視した環境下で、世俗的で科学に基づく気功動作が、大量の人口の健康を改善し、生産性の向上につながるのだろうか。中国共産党は賭けに出た。

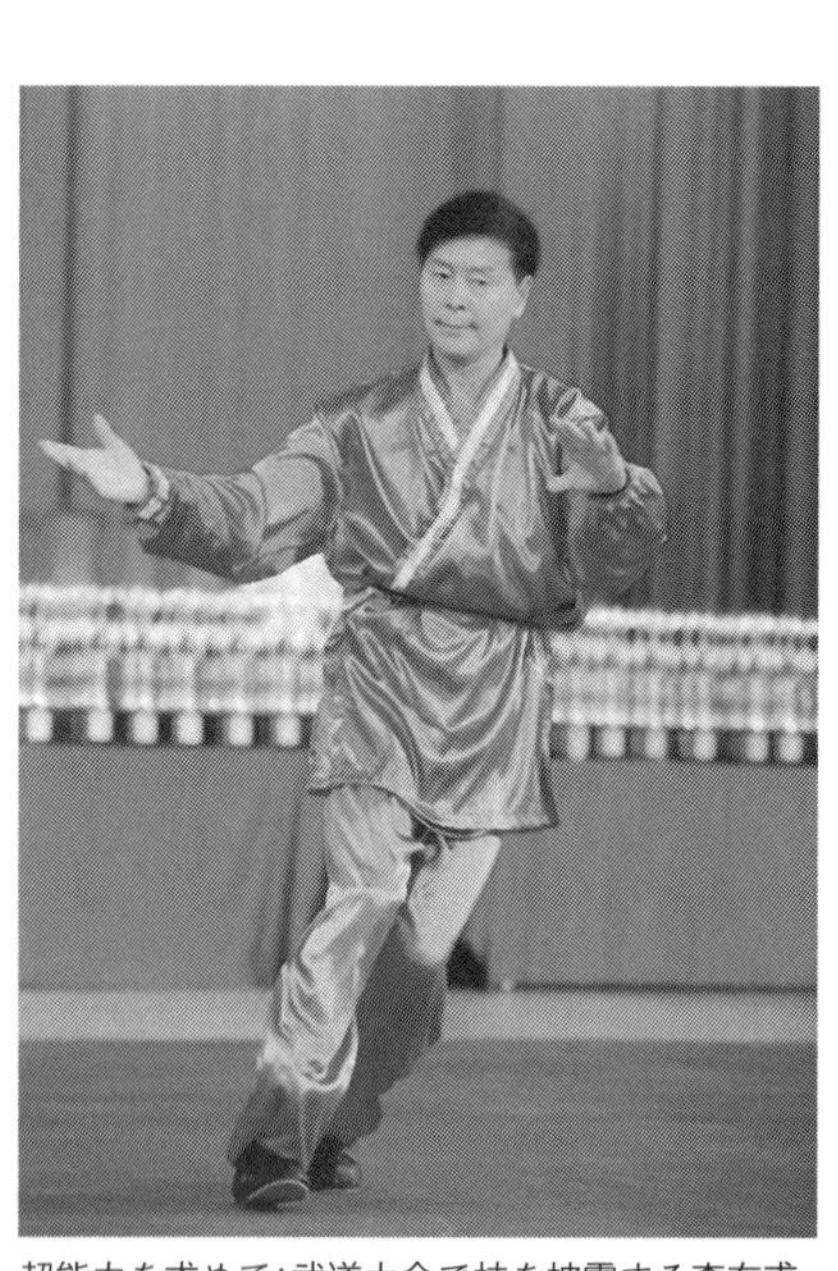
超能力を求めて：武道大会で技を披露する李有甫。
（出典：明慧ネット）

政治的な意図に翻弄され、気功（そして中国医学、特に鍼灸）は中共の政策の波を浮き沈みした。自分のことは自分で守れという主潮が横行した「大躍進政策」（一九五八～一九六一年）の時期は浮き上がったが、「文化大革命」（一九六六～一九七七年）の時期は沈んだ。一九七〇年代は郭林（グオリン）と呼ばれるカリスマ的な中年女性がほぼ一人で気功の技術をつなげていった。自らアレンジした特殊な気功法を通して子宮がんを治癒させたという。当初はがん患者のみのクラスだったが、北京の公園を利用し「体験交流会」を企画した。これは気功が医療機関の管轄から離れる基盤となった。一九七六年の毛沢東の逝去により、多くの人々が超能力、健康改善、新規な体験を求めて、中国全域の公園や広場に溢れるようになる。気功ブームの始まりだ。一九八〇年代初頭には、超能力を得ること自体は特に大したことではなくなった。耳で文字を読める子供（脇の下からも読めるかもしれない）の話題や、手を患部にかざして外的な気を科学的に利用する治癒方法のような超常的な出来事は、一般のニュース報道だけでなく、科学論文の学術誌にさえ掲載されるようになった。

外的な気の利用法は、気功師の教えの一部となった。新たな技法や、熱狂的な巡回講演に参加したことで病が治癒したという証言も現れ、多くの場合、ベストセラー本となった。ほとんどの気功は古代の教えを新しく改善したものとして紹介された。講演の入場料や上級用の訓練コースなどには、手の込んだマーケティング活動が見受けられた。こうして気功は、記憶に新しい毛沢東時代の大量の市民動員と、鄧小平（とうしょうへい）時代の改革開放がもたらした衝動的な消費行動の融合として栄えていった。

李有甫は気功ビジネスには関心はなかった。多くの気功師の倫理性の問題を見透かしていた。彼の相手は物質主義者や気功の批判家だった。厳格な環境で行われた科学的に測定可能な形あるものだけに関心のある者たちだ。彼らは気功に対して「偽りの科学」「迷信」「理想論の罠」といった猜疑的な表現を使い、疑問を投げかけ、有甫の体験した超能力を笑いものにしていた。

一九八二年、気功派と物質主義派の対立が目に余り、中国共産党中央委員会の宣伝部が間に立って「三不政策」を導入した。メディアは超常的な力を「宣伝しない」「批判しない」「論争しない」という三本柱だ。超常的な存在の否定として受け止められないように、国家はさらに科学を目的とした超常的な力の研究発表に取り組むことにした。この政策変更の背後には、当時影響力がかなりあった第三代国務院総理・趙紫陽（ちょうしよう）の存在があったと李有甫は確信する。いずれにせよ中国政府が「自分も生き、他人も生かす」政策に最も近づいた例だろう。悪いことではない。「気功」という言葉は「超常的な力」に置き換えることができると広く解釈された。気功が平穏に発展していく可能性もあった。

三不政策の導入後、物質主義者の勢力は徐々に衰えていった。一九八〇年代の半ば、天才的な気功師、張宝勝（ちょうほうしょう）は、北京中心の党幹部の拠点地である中南海を訪れた。証言者によると、張は葉剣英（ようけんえい）元帥の胸に手をかざして有害物質を掴み出し、呼吸器疾患をその場で癒やした。中国の最高指導者、鄧小平も張を中南海に呼び寄せたという。一九八六年までには、超常的な力は実証され、気功から来る力であると中国の新聞は公言していた。

スーパーハイウェイに戻ろう。李有甫はこれまでもパトカーの存在には気づいていたが、一九八六年に設立された中国気功科学研究会が高速道路の料金所に相当するようになっていた。気功の利潤の何割かを得るだけでなく、儲けの薄い気功師の用心棒、国家と気功師の間の仲介役も果たしていた。

世界医学気功学会の設立の動きがあった一九八七年頃、著名な科学者、銭学森（せんがくしん）が「気功の現象的科学」を生み出すビジョンを抱いて、人体科学の研究機関を北京に設立した。同機関の後援で李有甫は研究所を設立し、中国医学博士として自分が体験した異空間の存在の証明・測定作業に取り組んだ。脳波を通して研究を重ね、太極拳や気功における経絡（けいらく）を高度な技術を用いて記録した。物質主義者が否定できない科学的方法を用いて実証していった。李有甫は、気功と健康に関する著書を出版し、実験結果をまとめた記事や研究に関する記録を中国の科学関連の学術誌に発表した。反論はなかった。

一九八九年六月四日、天安門事件が起きた。矢継ぎ早に様々な文化が衰え、あらゆるものへの熱が冷めていった。気功も例外ではなかった。健康改善と超能力を求めて公園や広場は気功で賑わっていたが、超能力への切実な欲望も、単なる好奇心さえも消え失せてしまった。大切な自転車が天安門広場で押しつぶされたかのようだった。政府は三不政策を繰り返したが、あらゆる団体が疑われ衰退していった。第三の目を使うまでもなく、中国が政治的腐敗に陥ったことは明確だった。有甫は心底、失望した。天安門事件の前までは、患者に会わずに疾患を診断できる偽りのない自分の能力をいくつかの大学で本格的に査定してもらっていたが、研究費は消えた。自分が大切にしてきたものすべてが失われた。有甫は中国社会の疾患を明確に捉え、気分が悪くなった。

一九九二年、李有甫は車のハンドルを一杯に回して気功ブームのスーパーハイウェイから離れることにした。そしてロサンゼルスに向かった。

中国法輪功

一九九三年一二月一一日、北京国際展覧センターの東方健康博覧会の入口では早朝から大変な人混みとなった。中国最高の気功が一堂に会するこの博覧会は、旧正月の準備でせわしない北京で行われた。午前九時の開場までには、一〇〇名以上の列が二つできていた。一つは、李洪志に会って、同年四月に発行された『法輪功』の本にサインをしてもらう人の列で、もう一つは、李洪志に治癒を求める者の列だった。一人につき一つの疾患のみと限定されていた。

朱潔（ジュジエ）は法輪功を始めたばかりの中年女性だった。朱は李洪志の博覧会参加を知り、年間一五日の有給休暇のうち一〇日をとって、博覧会の法輪功スタンドでボランティアとして働いた。朱は控えめに当時の李洪志フィーバーを描写してくれた。ファンは日に日に増える一方だったという。中国気功科学研究会は一九九二年九月に李洪志を正式に受け入れ、李洪志は中国国内全域で法輪大法（法輪功と法輪大法は同じもの）を伝えることを許可された。長春、北京など三〇ヶ所以上で講座（講義と動作から構成される）を開催し、武漢、広州、重慶などの大都市も回った。一九九三年一二月までの期間、李洪志の講義は目を見張る数の聴衆を引きつけていったと誰もが証言してくれる。人数が多くても、一人ひとりの聴衆は李の言葉を個々に受け止め、奥深い体験を感受していった。

当時の参加者によると、李洪志はメモも使わずに、小道具や仕掛けも一切なく、何時間でも明晰に語った。講義を通して、漠然とした概念、つまり指導作用のある宇宙の力としての法輪功の道徳理念が、有形のもの、心安らぐものへと変わっていき、これが真実でなければ生きる価値はないと感じるほどだったという。李洪志は自分自身を、学ぶもの、教えるもの、そして神として、何の矛盾もなく提示していったと参加者は描写する。神としての自分について来いというのではなく、すべての者が神であったというところが、ほかの教えと違うところだろう。法輪功の道を歩む者は、かつて神であったが人間として堕落し、業力（訳注：法輪功では前世や今世での悪い行為が生み出したもの）返済の運命が課せられている。真の修煉者として日々の過酷な生活の中で慈悲心（善）をもって人に接し、自己に真実になり（真）、耐え忍び（忍）、世俗への執着を捨てることで、輪廻転生から解放され解脱する。李洪志による史上かつてないこの機会を逃してはならない、というものだ。

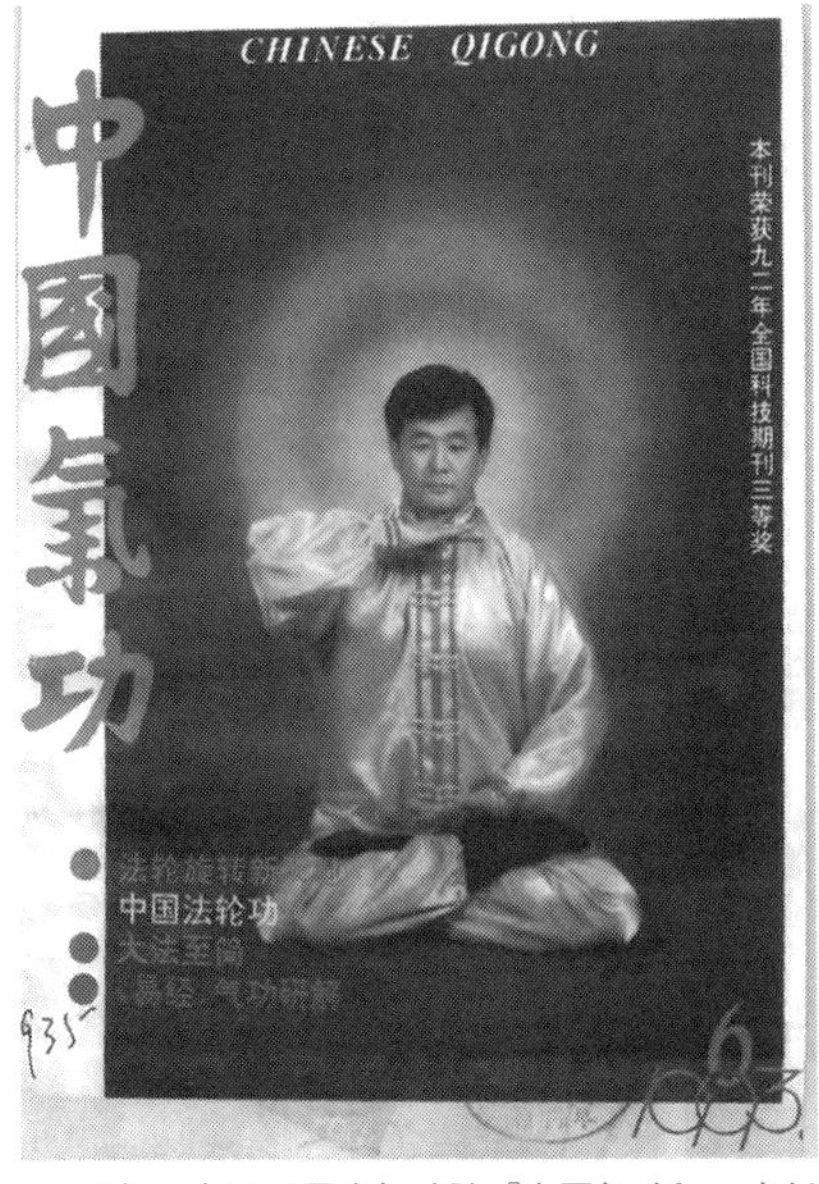

1993年：中国の医療気功誌『中國氣功』の表紙を飾る李洪志。（出典：明慧ネット）

同時に、多くの修煉者は、李洪志に対して親を慕うような気持ちを抱き、李洪志が弟子たちに代わり多大な犠牲を払っていることを気遣う。おかしな表現かもしれないが、簡素で人間性に溢れ、何があっても平静を保つ李洪志が、講義会場で発する何らかの波動を修煉者は受け止めていった。典型的な例として武漢での講義の話を挙げよう。李洪志は、地元の気功協会からお昼を接待したいと誘われた。気功師仲間の長年のやや腐敗した慣れ合いだ。李は理由をつけて辞退して町中の人混みに紛れた。若い修煉者がそっとあとをつけたところ、李は二軒ほど先の道端で蒸しパンを二、三個買って昼食にしていた。中国ではどこにでも見られる、露店でも一番安価な食べ物だ。どの蒸しパンを李洪志が食べたかは定かではないが、李とその弟子たちの行く先々には、大量の業務用インスタント・ラーメンが届けられ、少なくとも一日二食分にあてられたことは広く報告されている。国内移動では自家用車や鉄道の特別室などを利用することはなく、公共バスの利用を求めることもしばしばあったという。講義のあとは数キロ離れていても、ホテルや宿泊所に歩いて戻ることもあった。気功師を崇拝したり地位を重んじる風潮の中で、質素な彼の行動は実に珍しかった。一九九〇年代初頭の講義会場には、様々な技術的問題が生じ、いつも暑すぎたり寒すぎたりした。しかし李洪志が愚痴をこぼすことは一切なかった。李洪志は、仏教徒の理想の姿そのものだった。生きることは苦に遭遇することであり、苦とはそれほど気に病むものでもない。

個人が強い結びつきを感じていった貴重な時期だった。大量動員のためのマーケティング戦略があったわけではない。気功市場では「病が治癒した」「奇跡的な健康改善」「松葉杖が不要になった」

などの話が売りとなる。健康改善以外にセールスポイントはない。今日でも、中国大陸からやってきた修煉者が法輪功の良さを欧米人に説明する際、李洪志がインスタント・ラーメンを食べることや、道徳的な意識を高めることで自分の生活が大きく変わったことなどは語らない。こういう話のほうを罪の意識を抱えた贅沢な欧米人は耳にしたいのだが、代わりに奇跡的な健康改善の体験を語り、聞く手を敬遠させてしまう。実際、李洪志に対して人々が抱いた個人的な親しみは、法輪功の健康効果を指摘する具体的な形で表された。どの気功法も匹敵するものはなかった。朱潔は、北京国際展覧センターの博覧会での出来事を語ってくれた。

李洪志自身が治療にあたることはほとんどなかった。信頼を置く法輪功修煉者に病のほとんどを対処させ、李は会場を出入りしていた。しかし、朱は車椅子の老人の出来事を覚えている。

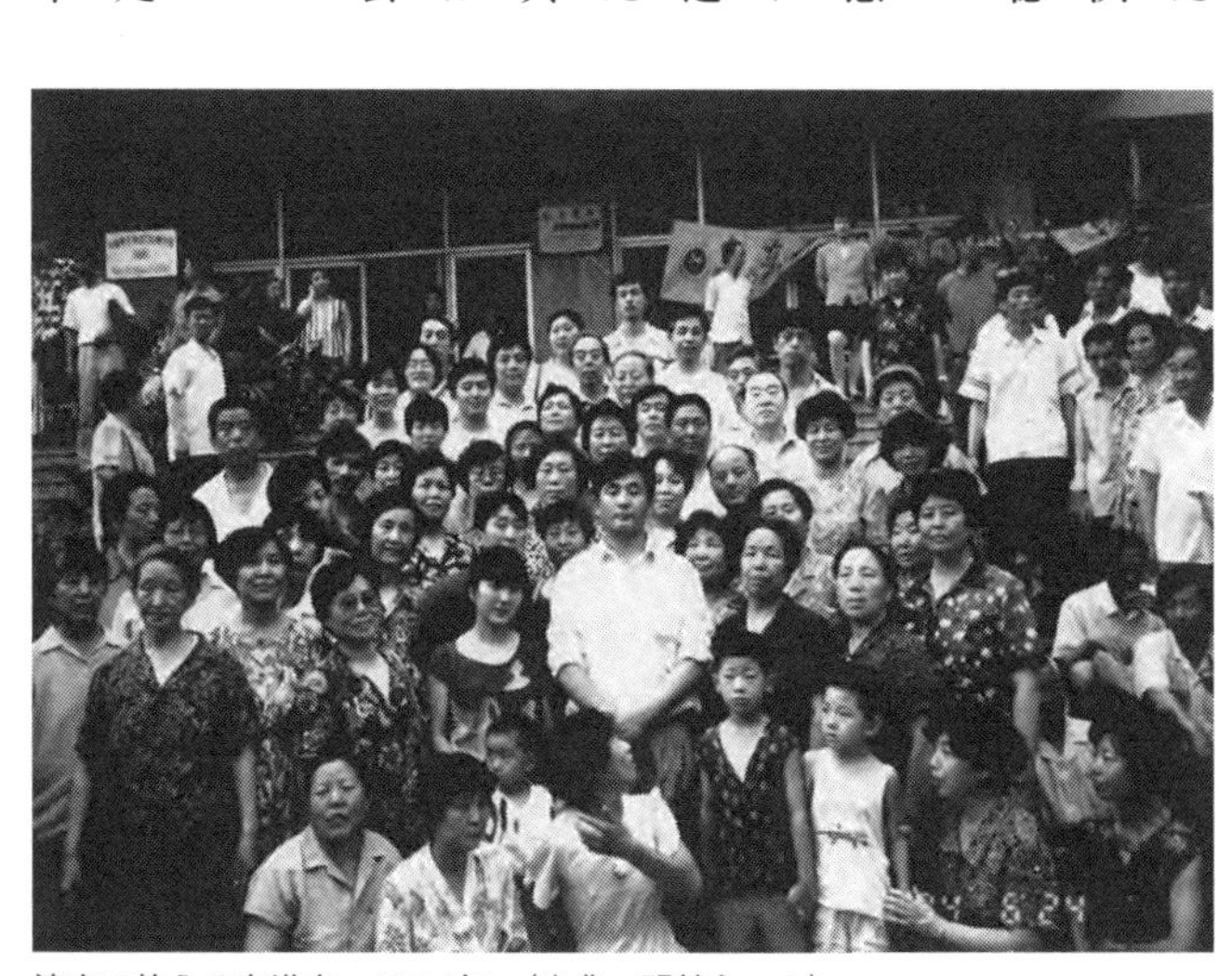

済南で教える李洪志。1994年。（出典：明慧ネット）

落ち着いた声で李洪志は老人に立ち上がるように言った。

老人がためらっていたら李はもう一度言った。「立ちなさい」と。

老人は立ち上がった。李は「歩きなさい」と言った。

老人は躊躇（ちゅうちょ）し、大きく震え始めた。長い間歩くことができなかったのだ。李はもう一度言った。「歩きなさい。私に向かって。何も問題はありません」

老人は数歩、歩いた。ゆっくりと。少し自信を持ってさらに数歩、歩いた。そして喜びの表情が顔に溢れた。地にひざまずき、李洪志にお辞儀をし始めた。

李洪志は、精神性を指導する師にひれ伏すことに反対し「不言実行」を奨励した。この後、修煉者は医療界だけでなく、メディア、ビジネスなど求められる分野で、この不言実行を実践していくこととなる。朱は、振り返って李洪志と過ごせた時間がいかに貴重だったか、老人の出来事にいかに感銘したかを語ってくれた。面接調査の終わり近くに、朱はもう一点、明確にした。「法輪功は治療を目的としません。ではなぜ私たちは治療にあたったのでしょうか？　気功界に貢献するためでした。また、法輪功が広まる一因にもなったのです」

その通りだった。博覧会の始まりから、法輪功がほかの気功と一線を画すことになることは明白だった。数日間、ほかの気功師のスタンドは閑古鳥が鳴いていた。サイエントロジーに似た料金体系で三〇〇〇万人が入会していると主張していた（法輪功の主なライバルだった）中功でさえ、人影もなかった。自明の事実を再認識するかのように、同博覧会は最終日に法輪功（限界科学進歩賞）と李洪志（最も歓迎される気功師）を表彰した。

李洪志は、同博覧会のやり方に則して参加したが、これ以降、気功オーディションのようなイベントに参加することは二度となかった。

出逢い

李有甫はカリフォルニアへ向かった。太極拳と中国医学をロサンゼルスの二つの大学で教え始めた。超能力、真理の追求、別の空間を見たいという彼の欲望はカリフォルニアにいても同じだった。しかし、日に日に自分自身を見つめるようにもなった。

仏教を模索し始めた。内面を修めるようになった。自分には不可解な若い学生にとって良い教師になれるよう、これまでとは異なる何かを求めた。キリスト教も紐解いた。しかし仏教同様、不毛であった。数世代を経て多くのニュアンスが失われてしまっている。精神性を導く者が、現代に現れないものかと思案していた。

ちょうどこの時期、故郷の山西省の友人が、李洪志について語り始めた。金銭は関わらない。動作の修得も書籍もすべてが無料だ。気功師の誠実性を問う必要もなかった。李洪志は真剣に道徳を説いているからだ。一九九五年、この友人がロサンゼルスを訪れ、李洪志の著書である『転法輪』を手渡してくれた。有甫はこの本を読み、泣いた。

これまで有甫はあらゆる超能力や瞬間移動、未来の予知などに遭遇してきたが、このような力を持つ者たちは仏法を理解していない。高い次元の理（ことわり）を何も知らない。ハイウェイから引きずり出され、エンジンを止められ、沈黙の中に突然置かれたかのようだった。静けさの中、路上を走っていたときの振動がまだ体内を駆け巡っていた。以前は自問するなど思ってもみなかったが、有甫は静かに熟慮した。超能力はそれほど大切なものだろうか？　追求する価値があるのだろうか？　これまで自分は盲目だったのかもしれない。人生の苦悩、輪廻転生から自分を解き放つには、自らを修め自分の心に耳を傾ければいいのだ。有甫は法輪功の修煉者になった。

清華大学

一九七二年、長春市で、自動車のエンジニアだった女性が明（ミン）という名前の男児を生んだ。当時の時勢を思えば明は幸運だった。両親は専門職の階級に属していたが、文化大革命以前の毛沢東の運動に巻き込まれるには若すぎた。文化大革命の紅衛兵にスカウトされるには年をとりすぎていた。明は成長過程で天安門広場での活動に定期的に参加した程度で、特に政治には関わらなかった。明は知性に長けていた。低く表現力に富んだ声、落ち着きのある目にはカリスマ的なものを感じさせる。ずば抜けた成績を修め、北京のエリート校、清華大学に入学した。

趙明（ジャオミン）の母は、一九九三年、長春で初期の李洪志の講義に参席し、法輪功の熱心な修煉者となった。離れて暮らしてはいたが、母と息子は近しい仲だった。母は明のために一九九四年の大連での講義のチケットを購入し、郵送してくれた。最も有名な講義シリーズの一つだ。

大連に向かう前の明は、遠洋で気功界の生み出している大波を漠然と認識するに過ぎなかった。大連での八日間で法輪功を身近に体験し、揺るぎない力に包み込まれ、衝撃を受け共鳴した。天津までフェリーで戻ったが、周りの人々が酒盛りする中、明は水平線を見つめ、宇宙の特性についての李洪志の話を思い起こしていた。そして清華大学ですべきことを模索していた。

清華大学には一握りの法輪功修煉者がいた。その一人ひとりを探し出し、定期的に会って自分の体験を他者と共有するように説得していった。法輪功修煉者が定期的に集う「体験交流」はその二年後に行われるようになる。明が大連から戻った翌年、キャンパスで最初の法輪功の煉功点（法輪功の気功動作を行う場所）が導入された。学生たちが好む芝生が選定され、そこに集った修煉者が中核となり、翌二年間で、煉功点をさらに八つに広げる。法輪功が清

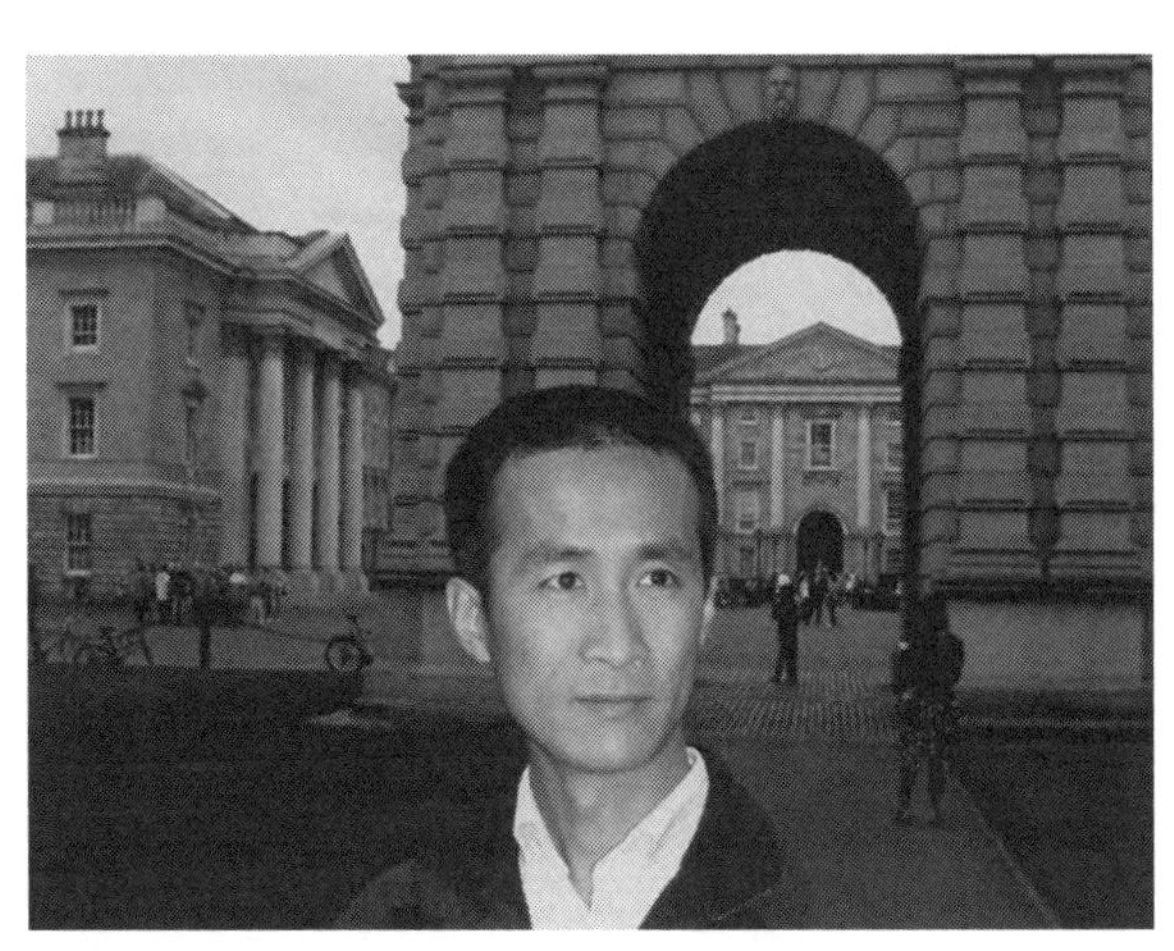

趙明：法輪功を中国屈指のエリート校・清華大学にもたらした男。アイルランドのダブリン、トリニティー・カレッジにて。（著者撮影）

華大学を拠点としていることが分かるように、大きな広い正門の両脇にも煉功点は設置された。

プライバシーを求めてか、あるいは李洪志の気取らないスタイルを無意識にまねたのか、明はキャンパスから出て煉功点を設置する。北門の外には古びた村が隣接していた。泥まみれの道路と朽ち果てた赤煉瓦の家が立ち並ぶ中国の忘れ去られた一角だった。そのうち撤去されるのだろう。そこを、明は訪れた。一見、心地よくゆったりと散策するかのようだったが、実は鋭い眼識を働かせていた。清華大学の学生がここを訪れる理由は何もない。

明は打ち捨てられた平屋に目を留めた。問い合わせたところ、家賃は月額七〇〇元（約一万二〇〇〇円）だった。明は家賃を払い、簡易ベッドを二～三脚運び込み、でこぼこのコンクリートに床板を張った。二枚の窓ガラスから煤を拭き取り、李洪志が五つの功法を行っている姿を示した大きなポスターを貼った。暖房設備はなかった。隣接した家の石炭の暖で、水道管は凍結を免れていた。明は革のジャケットのおかげで寒さには耐えられた。すでに数千人の学生や教授が来るようになった清華大学の煉功点で、法輪功をする者もしない者も、学生でも教授でも職員でも農業従事者でも、誰にでもいつでも彼の家を開放すると発表した。そして必要な者に鍵を手渡した。

明の家は、煉功の指導、グループ勉強会、出版物の発行など、法輪功活動の中枢的役割を果たすようになる。学生に紹介するマニュアル『清華での法輪功』を明自身が作成した。新中国が生み出した一流大学の成績至上主義の空気の中で、いかに道徳の理念を実践していくかという討議が夜遅くまで終わりなく続いた。法輪功ではほかの修煉者をスター扱いすることは一切否定している。しかし、短期間で明は補導員（煉功を伝え、煉功点を清潔に保ち、法輪大法研究会の清華大学での連絡先）となっただけでなく、伝説化されていった。法輪功の道を踏み出した者に慈悲の心で接し、忍耐強かったという。しかしその目には、暗記した理念に単に従うことを超えた揺るぎない光が窺えた。

女性の法輪功修煉者で友人であった褚彤が夫婦喧嘩の悩みを相談したところ、明は注意深く耳を傾け即座に答えた。「問題は、完璧な感情、完璧な結婚を求めるあなたの気持ちにあります。夫ではありません。あなたは心地よくロマンチックなひとときを夫に求めていますね。無邪気な戯れも期待していたかもしれません」。真理をつく明の言葉に褚は衝撃を受け、言葉も出なかった。傷ついた心を癒やしたあとで、李先生の教えを身近に実践する方法を、明が高次元から示してくれたと認識した。褚は声に出して人々に言った。「明は賢い。明は謙虚だ」

同様に感じたのは褚だけではなかった。明の生活には策略も物質の追求もなかった。水で身体を洗い、北京の水道水を蛇口から直接飲んだ（学者から作業員まですべての者が北京では水道水をまず沸騰させてから飲む）。明は褒め言葉を受け入れない。「一人ひとりが神になる可能性があるのなら、なぜ私だけが聖なる者とされうるのか。他の修煉者の仲裁に入れる者として私を見ることは、実に未熟だ」と一蹴し、自分の言葉を重視しようとする修煉者を軽く茶化した。重要なのは行動だ。

明には逮捕歴はなかった。優等生だった。法輪功における彼の傑出した存在は、学生の間で賞賛され、嫉妬されるほどだった。しかし、新中国の建設にあたる一部の者にとっては、大学の北口から一歩踏み出した瞬間から趙明は「問題児」となった。

摩擦

丁静（ディンジン）には退職生活は適さなかった。退職後の一日目から早朝に目を覚まし、夜明けとともに北京西部の家を出た。政府官僚の建物を足早に通り過ぎ、不規則に広がる通路を通り、広々とした玉淵潭（ぎょくえんたん）公園に入る。かつての王立公園だ。あたりは水を打ったような静けさだった。北京旧留居地の煙突から立ち上る煙と朝靄で、中央に横たわる湖が描かれた舞台背景に見えた。中国中央電視台の建物が映画『宇宙戦争』の三本足の怪物のように高く聳え、黄色いスモッグの間から見え隠れするので、北京にいることを思い起こさせる。静がここまで歩いてきたのは健康のためだった。退職後の単なる暇つぶしではなかった。一九九四年、早朝の玉淵潭公園では気功のほかには、何の活動もなかった。静は心臓を患っていたが、特に気功には関心はなかった。

最初の数日で、この時間帯に公園に集まる様々な気功のグループを知るようになる。素人の社会学者のように、歩きながら様々な気功を分類し等級づけていった。ディスコのビートを使った若者向けのグループ、これ見よがしの服装で目につく場所を選び自意識丸出しのポーズをとるグループ、老人の社交場のようなグループなどだ。小柄で愛想の良いおばさんタイプの静は、それぞれのグループに手を振ったり微笑んだりして、さりげなく顔見知りになっていった。

朝の散歩の日課が始まり一〜二週間が過ぎた頃、南門近くに集う四〇人くらいのグループに気づいた。名前は分からないが際立って真剣な様子で、メトロノームに合わせたような伝統的な音楽とともに、ゆっくりと簡素な動作をしていた。霊妙とも呼べる動きだった。老人に混ざり、ティーンエージャー、専門職の若夫婦、男性数名、（身なりから）政府高官などが見受けられ、一見不自然に思えた。特に宣伝する気配もなかった。彼女は同僚と一緒に一週間観察し、この簡素な動作を試してみることにした。

こうして静は法輪功の北京の中核「玉淵潭地区」に足を踏み入れたのだ。公園全体に一三の煉功点があった。東門の煉功点では最終的に七〇〇人が毎朝集うようになった。李洪志の初期の講義は、玉淵潭公園の南、中国中央電視台の向かいにある軍事博物館でも行われた。講義の後、公園内での最初の煉功点が南門近くに設けられた。当初は非常に小さな集まりだったが、隆盛期には一三〇〇人に上った。静は煉功点の補導員となった。熱心で専心的で社交性があり、適任だった。法輪功の各煉功点を清潔に保つ責務をこなした。時が経つにつれ、南門近くに五〇人ほどが集う別の煉功点があることに気づいた。

ほとんど人目につかない場所で、官営メディアの職員と家族が集まっていたのだ。中国の国営テレビ報道網である中国中央電視台の職員たちだった。機密性が極めて高いため、中国中央電視台職員の「居住地区」は静の管轄外だった。通行証は不要なので入ることはできたが、中央電視台の検問所を越えると中央電視台の「作業領域」があり、ここには約二〇〇人の幹部職員が集う煉功点があると言われた。静はこの煉功点の補導員となり、一九九五年初頭には七〇人ほどが集う煉功点の責務も任された。そこは中国共産党のニュースを流す新華社の職員が集う法輪功の煉功点だった。

当然、静はこのように法輪功がメディアにも広がっていることを嬉しく思った。運営上の問題もほとんどなかったが、党の宣伝部が人目につかないように要求するなど、当局の要請に応える必要はあった。宣伝部には一八人の修煉者がいた。直接、李先生を目にしたものはいなかったが、静は彼らと会ったとき、非常に堅実で誠意あるグループという印象を受けた。話し合いを通して、宣伝部の事務所を出ずに煉功をできれば一番いいと皆が感じるようになった。建物内で煉功し、宣伝部の大きなディスプレイで李先生の講義のビデオを一緒に見てはどうだろうか？　この取り決めは最終的に実行された。宣伝部長・丁関根（ディングアンゲン）のおかげだろう。彼が法輪功に共鳴していたことは修煉者間で知られていた。

法輪功を寛大に保護する空気は、一九九〇年代半ばにはメディア報道にも広がった。この時期は、李洪志が攻撃を受けやすくなる転換期でもあった。

一九九四年一二月二九日、李洪志は中国大陸での最後の講義を終えた。六〇〇〇人の聴衆を集めた大連市での講演だった。この講義を機に、李は中国大陸から身を引き始める（最終的には一九九六年にニューヨークに落ち着く）。準備期間があった。一九九四年一二月、法輪功の教えを包括的にまとめた『転法輪』が発行され、法輪大法の修煉に関する李最後の言葉が中華人民共和国新聞出版総署から出版された。出版記念式典は中国公安部の講堂で行われた。

なぜ李は大陸を離れたのだろうか？　修煉者が自己の精神性を向上させる一環として、法輪功の進む方向に自己責任を担うように勧めたかったのだろうか。それとも嵐を予知して、船首がいなくなれば稲妻があたることもないという発想だろうか。それともただ単に、中国の制度下で、狡猾な収賄や党幹部とのコネに関与したくなかっただけかもしれない。どれも憶測で納得のいく説明ではない。しかし、この時点から（そして本書の観点も）、李洪志でなく、法輪功修煉者に焦点を絞ることにする。

　李洪志の突然の大陸離脱は、現実的な利害関係から見ると「空洞」を意味する。修煉者はその穴を埋める立場にはなかった。時期も悪かった。新中国が再生し、超能力を迷信だと決めつける者が気功を攻撃し始めた。新入りの早熟な李の出版本が急速にベストセラーの道を歩む中、彼が標的になることは目に見えていた。李と競合する気功師との摩擦は予想されていた。中国気功科学研究会がこの摩擦に引きずり込まれることも明らかだった。政治的問題は別にしても、同協会が李の設立した法輪功の適切な拠点となりえたかは定かではない。法律上、政治上、安全な避難所の確保は必要だった。

　最初の深刻な危機は、法輪功内部の摩擦だった。李は、教義や精神性の指導にあたっては自分の講義の録画や書籍を経典として学び、日々の運営にあ

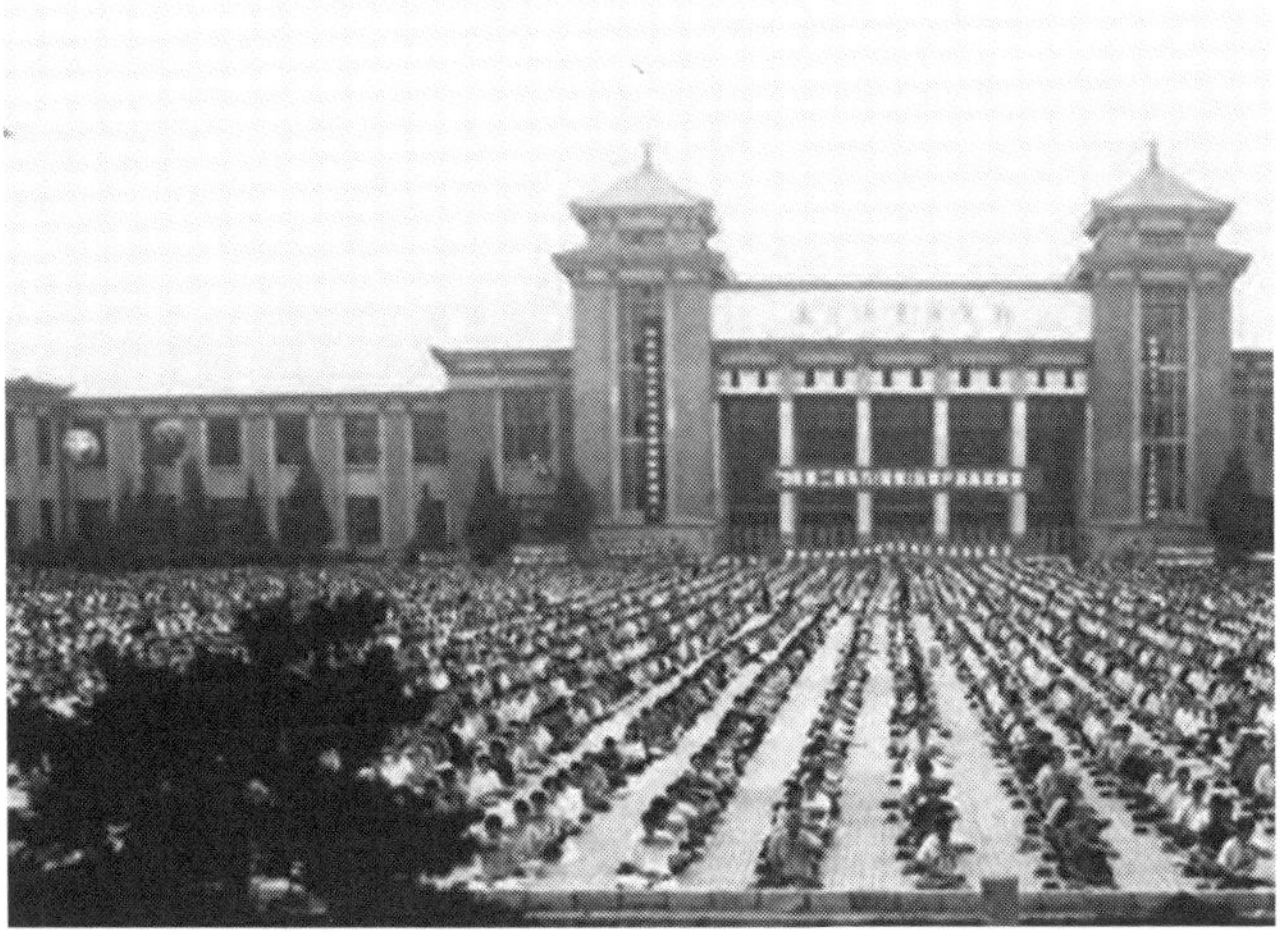

遼寧省瀋陽市での煉功風景。（出典：明慧ネット）

たっては基本的に修煉者すべてを平等とし、法輪功にヒエラルキーの入る余地はないことを強調した。こうして法輪功は厳格な精神修養の道を歩むのだが、李と数年間過ごした（博覧会において時間限定で一般の治癒を許可されるなど暫定的に優遇された）一握りの修煉者たちは打ち捨てられた気持ちになった。長春には法輪功の養成施設を運営する修煉者が数多くいた。一九九四年末、法輪功クリニックを開設する動きがあった。李はこの動きに踏み込みクリニックを弾劾し、関与した個人を手厳しく批判した。わずかの期間だったが反抗グループが生まれた。おそらく法輪功の歴史上で師への反発が見られた唯一の出来事だろう。

これらの反抗者は、李洪志を攻撃する報告書を政府のいくつかの省庁に郵送した。李洪志が収入税を払ったことがなく、講義や書籍、ビデオからの利益を貯め込んでいるという情報が、李の名声を一番落とすことになるだろうと政府当局は見てとった。また、政府の関心は引き寄せなかったが、法輪功と競合する気功師にとっての有益情報は、李が誰も治癒することはできず、超能力もなく、釈迦牟尼と同じ誕生日にするために誕生日を偽っているという点だった。

これらの非難には論駁（ろんばく）の余地がある。法輪功から得られる利益はほとんどない。煉功は無料だ。さらに一九九五年当時の中国での税制度は透明性に欠けていた。治癒能力については、李は急速に気功カーニバルから法輪功を切り離していた。子供の誕生日パーティーでキャンディーがばらまかれるかのように、健康が人々に振りまかれるものだと期待を抱くカーニバルだ。李は、個人の道徳心（と業力の返済の程度）が個人の健康状態を左右するとして、個人の責任を明確にした。最後に李は、彼の登録された誕生日が間違っていたため官僚的な誤謬(ごびゅう)を正したと説明する。法輪功の代表者は一つひとつの非難に対して詳細に反証した書面を作成し、反抗者グループの抗議文を受け取った省庁に配布した。

この反抗グループの非難は、法輪功に対する批判としてそのまま用いられた。しかし、歴史上でも唯一このときだけ、中国共産党内部とのコネが法輪功を救済した。ベビーベッドの中で静かに息の根を止めることもできたはずだが、反逆者が非難を流布し気功師が策略をはりめぐらせる中、官営メディアが公にこれらの陰謀に李を直面させることはなかった。三不政策では気功のプロモーションは禁じられてはいたが、地方都市で法輪功のデモンストレーションが行われると、テレビ局のカメラマンを連れた地元の党役員がやってきて、「法輪椿法（訳注：法輪功の煉功動作。立ったままの瞑想）で長時間一つのポーズを維持している」とか、「神通加持法（訳注：法輪功の煉功動作。足を組んでの瞑想）の滑らかな手の動きがよくできている」など、子供の頭をなでながら満足そうなコメントを出していた。長春の勝利広場で打座（座禅）と四つの立ち動作を終えたあと、制服のままの人民解放軍の軍人にインタビューしたニュース報道もあった。彼は、法輪功は中国だけでなく「世界全体」にとって良いと言い放っていた。法輪功を支援する報道は地元の放送局のみで流されていたため、中央政府に物議をかもすこともなかった。同様に、好意的な新聞報道は目的の曖昧なカルチャー雑誌に掲載される傾向があった。しかし中央政府の地元メディアへの権力は絶大だった。小柄で愛想の良いおばさんタイプの丁静が管理する煉功点に党承認のサインが定期的に出されるように、その煉功点に参加している中国中央電視台、新華社、政府宣伝部の修煉者たちが遠隔から慎重に手を回すことはさほど難しいことでもなかっただろう。

李洪志が中国大陸での講義を打ち切ると決めてから、最初の講義依頼は在仏中国大使からだった。李はパリで教えることに合意した。大使館で当時働いていた人脈のある女性は李を次のように描写している。「清潔で若々しく、闊達さと自信を感じました。まじめで、礼儀正しく、主眼からずれることなく、自分のしていることに誠実な方だと思いました。背が高く健全な輝きがあり、良い方という印象を受けました。ほかの気功師とは異なりました……。入場料はなく何も販売されませんでした」李洪志はこれまで、タイ、台湾、オーストラリアは訪れていたが、このパリでの講義は法輪功の国際化において大きな飛躍となった。フランスでのイベントが成功したという報道は、中国大陸内での法輪功の評価にとって重要だった。

党内での法輪功支持の芽生えはメディアに留まら

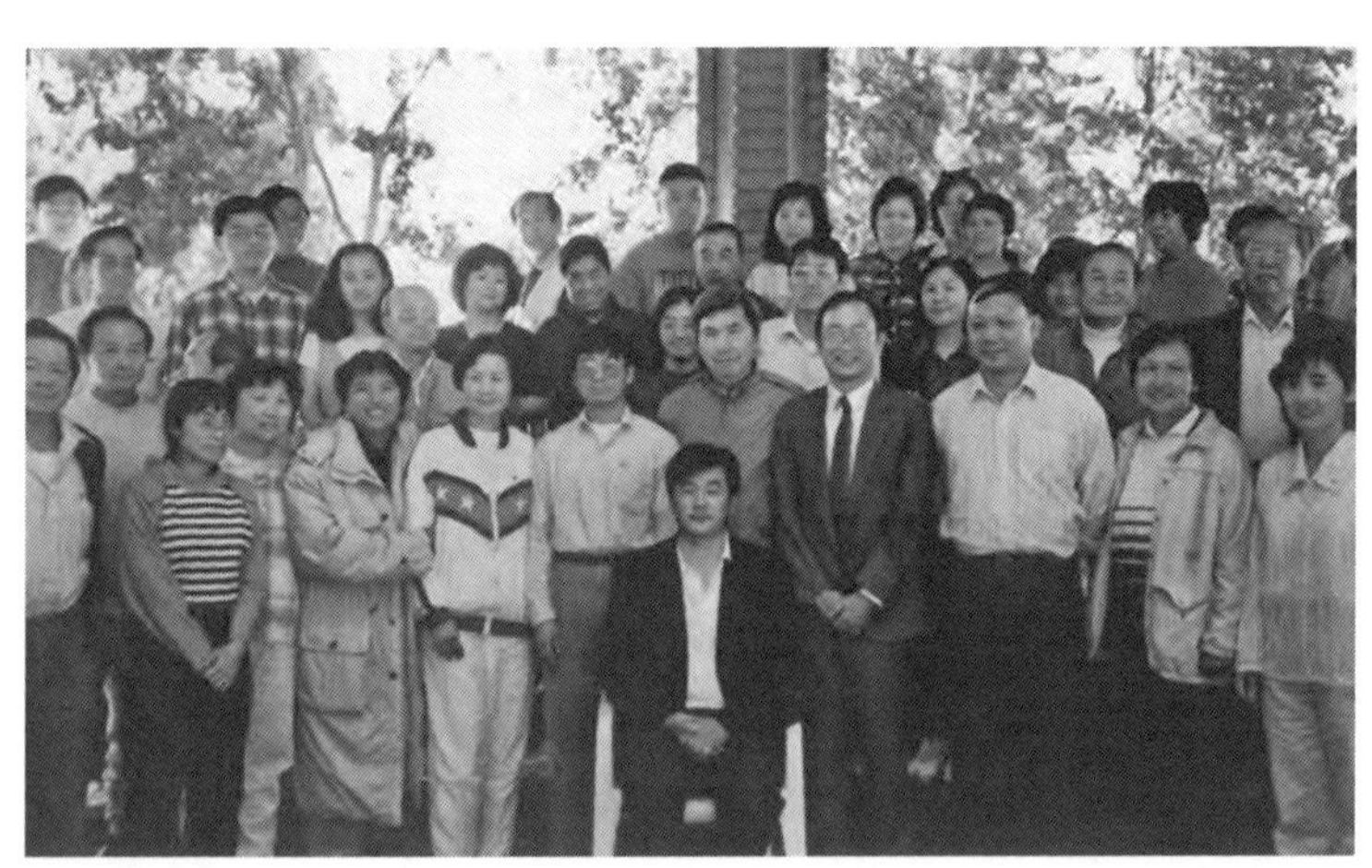

国際的に活動を始める李洪志。1996年、米国最初の講義となったカリフォルニア州サニーヴェールにて。（出典：明慧ネット）

なかった。静はその広がりを目の当たりにした。軍事博物館の職員だけでなく、中国科学院、中国社会科学院でも煉功点が設置され、多くの人々が集まった。しかし、静は一九九五年、党幹部と家族のために設置された特別なグループを注視していた。中国共産党中央委員会総書記の趙紫陽（最も重要な気功の擁護者とされる）の妻、中国中央電視台の責任者、大臣、次官、各省庁のトップなど中国の著名人が集まり、法輪功の勉強グループを発足させた。三〇〜四〇人の幹部が集まる煉功点にゴミが一つも落ちていないように静は取り計らった。この煉功点には人民解放軍総参謀部の「呉上将」（という名前にしておこう）や、海軍・空軍の高官の姿も見られた。

静は最終的に、この煉功点と勉強会のグループ参加者のリストを消滅させた（この決断に私は敬意を表したい）。さらにもう一人、法輪功の煉功点に定期的に参加していた者がいた。中国国家安全部（つまり、中国の秘密警察）の「呂」と呼んでおこう。批判的な党の視点に立つ呂氏の存在は、平和的解決から軍事的解決への移行を示唆していた。

欧米の中国問題専門家は、中国社会を、永続性と安定性の象徴としてピラミッドに喩えることがある。王朝時代の中国の比喩としては歴史的に正確かもしれないが、天安門事件後の一九九〇年代半ばの中国の構造は、米国の初期の有人宇宙飛行、マーキュリー計画にとても似ている。野心的、荒削り、一触即発だ。ロケットのほぼ全体は大量の一般庶民と貧困労働者で満たされた巨大ブースターに取りつけられている。次の層は知識階級、軍人、起業家、成金だ。その上にあるのが、中国共産党幹部を収める密封された小さなカプセルだ。マルクス主義の権力掌握の青写真は、都会と田舎、社会的階層、地位、身分といった従来の社会的な境界線を超越した、労働者、一般庶民、啓蒙されたブルジョア、インテリが統合された大規模な社会の形成だ。どこにも帰属しない者は、軍部、政府、諜報部に配属される。しかし、法輪功は何の努力もなく、社会的な境界線のない統合社会を可能にしてしまった。知らぬ間にロケットの壁を電撃が貫き、トップのカプセルにまで煙が侵入し始めていた。

静が維持する清潔な煉功点を、党の諜報員は恐れた。党の心理的な弱みだった。一九九五年までの修煉者数は数百万人であったが、修煉者の累増率をあてはめて試算してみると、一九九九年末までには、法輪功修煉者数は中国共産党員数の六五〇〇万人を凌いだ。党の諜報員らは、今、手を打つべきか、五年後に先送りして恐怖で目覚めるべきかと自問していた。

国家安全部の呂氏が法輪功の煉功点に定期的に参加することに、党はいくばくかの警戒を示した。そして最終的に法輪功を敵視するようになる。ここに党のもろさが見られる。しかし、当初、見抜きにくかったもう一つの理由がある。欧米の中国アナリストたち（私もここに含まれる）は、党の恐れに着眼し、党の野望という全体像を見落としていた。党の野望は、欧米人にとって心地よいものではない。しかし、この野望から法輪功迫害の理由が説明できる。法輪功は運悪く、党全体の信念が大きく転換する時期に生まれてしまったのだ。

鄧小平は、新中国の建設にあたって、ある種の警告を常に発していた。つまり、自分の資産は低く語り、あまり目立たないようにし、欧米、特に米国の仕事は引き受けない。何よりもまず、忍耐強くあること。鄧小平が直面していた課題を鑑みると、一理ある警告だ。鄧は、毛沢東の政策から中国を必死で引き離しながら、社会主義の「管理」と資本主義の「方法」に何ら矛盾はないと諭していった。党の存続を正当化するためだ。しかし、天安門事件で鄧の薬の配合に効き目がないことが明らかになった。北京市民が兵士をリンチし電柱から吊り下げる中、中国社会は苦悩に満ちた矛盾を露呈した。資本主義は単純な富裕への道ではなく、ひどい副作用を伴った。政治的自由への渇望だ。天安門事件での対応に見られるような手厳しい懲戒や抑制だけが中国に必要なのではない。新中国には信仰が必要だ。信じるものがなければ、中国社会は、ばらばらになってしまう。

若手幹部は、古参幹部より富裕でタフで自信があり、英語を話す者も少なくない。彼らは、中国の国家権力を崇拝することが事実上、国家的な宗教だとする強硬派である。老齢の李鵬（りほう）や江沢民（こうたくみん）と同一路線だ。世界各国で擁護されている様々なナショナリズムとは異なる。一九世紀の国家主義者が強大な軍を備えた強い中国を夢見ていたとしたら、新中国の愛国主義者たちは、次世紀に揺るぎなく世界制覇する地位に中国が立つことを夢見ていた。

欧米の中国アナリストたちは、この目標を中国の国家主義、愛国主義などと中立的な用語で表現しがちだ。中国のトップダウンの指令経済と、漢民族の特定の運命を信じる精神性のような信念を考慮すると（歴史的意味合い、不正確な比較であることは受け容れた上で）、「ファシズム」という言葉のほうが、おおまかながらあてはまる。しかし、レッテルは重要ではない。新国家主義を愛国主義と見てもファシズムと見ても、性格的にマルクス主義と見ても構わない。中国人の精神性が、突如、国家のために使われるようになったのだ。

このため、人民解放軍、国家安全部、中央政治局の一握りの影響力ある硬派が、気功の存続は旧中国の愚民政策以外の何ものでもないと見なした。漢民族文化であり、外国からのヒッピーたちも引きつけるが、気功をやることは貴重なエネルギーの無駄遣いだ。豊かさを目指し、新中国の建設、母国への愛を育むためには、段階的に抑制すべきである。宗教は必要悪だが、眠らせておける。すべての宗教が国家の管理下に置かれ、安全で合法的でまばらな存在であれば、暫定的に黙認しても良い。但し条件が一つある。気功と宗教を仕切る壁を超えてはならない。

法輪功が単なる気功として提示され、中国衛生部と中央人民政府体育運動委員会に対して法輪功を国家の体操として確立させるよう交渉すれば（一九九五年二月に李洪志に提案されたが李は断った）、論理上、法輪功は黙認されたかもしれない。法輪功が気功を始点としながら古代宗教、特に仏教を、斬新な瓶詰めにしてプロモーションする方法をとっていたら受け入れられたかもしれない。但しそれには金銭的なキックバックが求められる。中国気功科学研究会が基本的に提案したことだが、これも李は断った。李洪志は、このようなことを超越し、規律や儀礼や規範の促進に留まらず、個々が内面の道徳観を深めていく首尾一貫したシステムを堅持した。内面の道徳観はどこにでも持ち運べる。明は革ジャンとぼろ着姿で持ち運んだ。国家から独立し「李先生」の存在からも独立した行動だった。

いや、そうではない。李洪志は瓶に入ったウイルスを促進したのだ。ウイルスの一つひとつの症状が中国を弱くする。「真」とは一方的武装解除だ。交渉には嘘はつきものだ。嘘をつかなければ中国にとって有利な取引は成立しない。「善」を実践したら、引き金もひけない脆弱な中国になってしまう。

「忍」ほどひどいものはない。富と権力を手にする代わりに、すでに富と権力を掌握するものから殴られることを漢民族が静かに受け入れるというのか。国際社会でおこぼれに与り、自ら分け与えることのできない状態を続けるのか。法輪功は女々しい。脆弱だ。相手に支配されることを助長する。法輪功は服従すれば良い。新中国は二度と欧米に強姦されない。今度は中国が強姦する番だ。国内から始めよう。

静は一九九六年初頭に私服警官が彼女の煉功点の近くをうろつくのに気がついた。監視の最初の兆候だった。夏の夜の稲妻のようだった。党の誰かが何かを企んでいるのだ。静は彼らを横目で感じながらも宇宙に気持ちを集中させていた。

偽りの平和

「大臣X」として名を伏せておく。日付は覚えていない。一九九六年のあるとき、書類を受け取ったことだけを記憶している。「政府の極秘回覧で、赤いレターヘッドの『紅頭文件』と呼ばれるものでした。中央政府からでした。我々幹部がじっくりと読むべきもので、その後、書類は戻され、二度と見ることはできないものでした」

「不可解な『紅頭文件』もありました」と大臣Xは続けた。紅頭文件の機能は十分に果たされていた。中央の党幹部が地域レベルで異例措置を施行する際に用いられた。公に運動を始めるわけではない。大多数の党の人間を迂回するので後日否定する余地がある。きちんと文章は記憶していないが、この特定の紅頭文件には「違法機関の活動を抑制する必要」が書かれており、書籍についても言及していた。「この本は禁止される。上層部からの命令だ……この禁止本を誰が出版・印刷・販売しているかを調査するよう命じられた。どの過程でも関わっている者は問題となる」とあり、違法機関は法輪功もしくは法輪大法で、禁止本は李洪志の『転法輪』だった。一九九六年の冬から春にかけてのベストセラートップ一〇に入る本だ。大臣Xは、この紅頭文件で法輪功が「邪教」と位置づけられていたかは覚えていない。位置づけはのちのことかもしれない。しかし、一九九九年一〇月に正式に政策となるかなり以前から、「邪教」という表現が内密に使用されていたことを大臣Xは確信している。いずれにせよ、公安部、工商行政管理局、税務総局から、法輪功の活動を管理するために協力することを求められた。「三方面からの攻撃」だった。

一九九六年、党の攻撃路線を目にしていた大臣Xは、それが何をもたらすかも理解していた。しかし、この法輪功問題に関してはまったく解せなかった。職場と家との往復しか知らない限られた範囲での見解ではあったが、素人の気功ファンとして法輪功をやっている人々を気の毒に思った。彼の気持ちなどお構いなしに事態は進展していった。この問題の対処に躊躇する余地はなかった。仕事を失う。家族にも影響が出る。自分が自殺したかのように見せかけられるかもしれない。たとえ自分が従わなくても状況は変わるだろうか？　大臣Xは「とにかく書籍を禁じられたのなら長く続くことはないだろうと思いました」と大臣Xは無表情に語った。

本当の目的は何だったのだろうか？　自分でも気功をしていた大臣Xは、中国で最も人気のある気功である法輪功は、当局のライバル意識に触れたと説明する。公安部を司る羅幹（らかん）は野望に満ちた人間であった。江沢民は、強硬路線に従う党官僚なら誰にでも報酬・昇進をもたらし、自分の行為を正当化させようと躍起になっていた。それは皆が認識していた。法輪功問題は政治的な命令であり、個人がどうするというものではない。大臣Xのような者が党の歪曲した論理に従うことで攻撃は成り立つ。江沢民は一九八九年一一月に実権を握って以来、「六月四日を払い除けよ」という、核心をついた党内スローガンを掲げた。天安門での六・四大虐殺は反政府の合い言葉となり、中国にとって目に余る傷となった。GDPの驚異的な成長、目を見張るような新都市の建築に国民の目を向けさせようとしても、彼らの目には涙が溢れるばかりだ。話題の転換が必要だ。「天安門事件は終わった。手持ちの札を使ってのトランプゲームは終了した。謝罪も補償も恩赦もない。新しいトランプの札がテーブルに置かれた」というわけだ。

　新しいトランプの札として新しい運動が必要だ。見せかけの「犠牲」ほど人民を引きつけるものはない。一九九六年、法輪功に関する記事が、中国で影響力のある『光明日報』に掲載された。気功はまやかしの科学で、封建的で、迷信にもとづくナンセンスだという、物質主義者が長年唱えてきた項目リストが挙げられていたが、今回の記事は法輪功に焦点が絞られていた。書き手は気功を批判し続けてきたマルクス主義の論理家、何祚庥（ホーヅオシウ）だった。当時国家公安部長だった羅幹（らかん）とは義理の兄弟関係にある。数千名の修煉者が、同記事の法輪功の説明に抗議し、同紙は三不政策を侵害していると『光明日報』に手紙を出した。他紙およそ二〇社が同様の法輪功批判を掲載していた。

大臣Xは明確な日付は覚えていないが、一九九六年七月、準備段階での指令を受け取ったと記憶している。「(法輪功の)書籍を調査し差し押さえ、我々だけがアクセスできる保管場所に収める任務を与えられました。公安部との協調のもとでの措置です……すべてを上層部に手渡せという命令です。つまり各都市の商務局です」。これは公に行われた。中国国家新聞出版署が法的に承認したと大臣Xは語る。宣伝部の肝いりだった。法輪功に好意的だった宣伝部長の丁関根の力も及ばなかったようだ。『転法輪』を保持している者は個人的に一冊保管しても良く、ほかの者のために写しても良い、と大臣Xは思った。しかしそんなことは彼の管轄外である。職務上及び法的義務を超えるつもりはなかった。

こうして、ベストセラー本と李洪志の国際的な活躍で、法輪功にとって明るい年明けだった一九九六年は、煉功点での監視、書籍の発禁、中国気功科学研究会からの最終的な離脱という混乱の中で終わった。法輪功は最大の市民団体となった。つまり、国家に公式に所属することのない機関である。

同年夏の末までには、修煉者がメディアの虚言に抵抗し押し返すことを期待していると、李洪志は明確に伝えた。ニューヨークに居を移したことで、李は乗り遅れたのかもしれない。しかし、マスコミの誹謗中傷は一陣の突風に終わった。『光明日報』の記事の後続は出なかった。一九九六年の終わりまでには、公安部の刃も消え失せたかのようだった。自分の煉功点でも、中国共産党の支援者が特に離れていくことはなかったと静は語る。しかし水面下で羅幹は、一九九七年一月、公安部に法輪功の「違法な宗教活動」の調査を密かに開始させ、半年後に二次調査を行わせていた。各地の公安局の代表者は皆、同じメッセージを伝えてきた。法輪功には何の問題も見出せない。中央人民政府体育運動委員会の調査を引用する者もあった。公安部の調査に対抗して中央人民政府体育運動委員会も独自の調査を行ったところ、修煉者の九七%が、健康が改善されたと回答している。この調査結果に羅幹が納得するとは思えない。これらの調査結果が本当に示したことは、法輪功支援は根が深いということだ。根が深すぎるため、羅幹の地位や書類に対する支持が得られないことが判明した。

この調査のために公安部の活動は一旦停止したと主張する修煉者もいた。一九九七年一月から一九九八年四月までの期間を「偽りの平穏」とする。これは法輪功の寓話だと私は受け止めている。羅幹は指摘したいことを指摘し、法輪功に対する攻撃的な行動を終えた可能性が高い。党文化は閉ざされた世界であり、想像性に欠け、自分のやり方をほかがやることは当然だと思い込みがちだ。多くの中国人学者同様、公安部も法輪功を階層的な組織と見て、単純に頭首を斬れば終わると思っていたのではないだろうか？　李洪志をアメリカに行かせてしまおう。本は発禁にする。これで法輪功の動きは衰退し消えていくだろう。

しかし、事実はまったく反対であった。上海交通大学の蒋新霞（ジャンシンシア）は、修煉者による典型的な活動は一九九六年末から次のように始まったと語る。「一週間ほど、キャンパスに横断幕を掲げて、多くの新入生に動作を教えました。一週間で、十数人の学生や教授が熱心に修煉を始め、煉功点は急速に成長し、二〇人から三〇人の修煉者が定期的に集うようになり、さらに煉功点を新たに開きました……雨後の筍のように煉功点は増え、数百人が集うようになりました……雪玉を転がすようでした」。この説明から、公式の認可や中央管理が存在しないことは明らかだ。修煉者が法輪功を広げていくことは期待されているが、特にマスタープランもなければ、中国の地図を広げて戦略を練るような法輪功の中央局もない。データベースはある。しかし階層と言えるほどのものは最低限で、極めて流動的である。金銭が伴わないからだ。『転法輪』に関しては、さらに利潤をとる気配がない。常連の印刷屋が印刷し、無料配布されるか実費をまかなう形で販売された（中国の腐敗政権は抜け目がなかった。一九九八年まで官営のいくつかの印刷所が『転法輪』を大量に印刷していた）。法輪功は李洪志が米国に撤退したあとも存続しただけではなく、逆に隆盛していった。

一九九八年までこの現象は続く。抑制できない成長ぶりだ。しかし、例外も見られる。例えば、一九九八年初頭、公安部諜報員の妻であり上層部とつながっていた修煉者エイミー・リーが、山東省の実

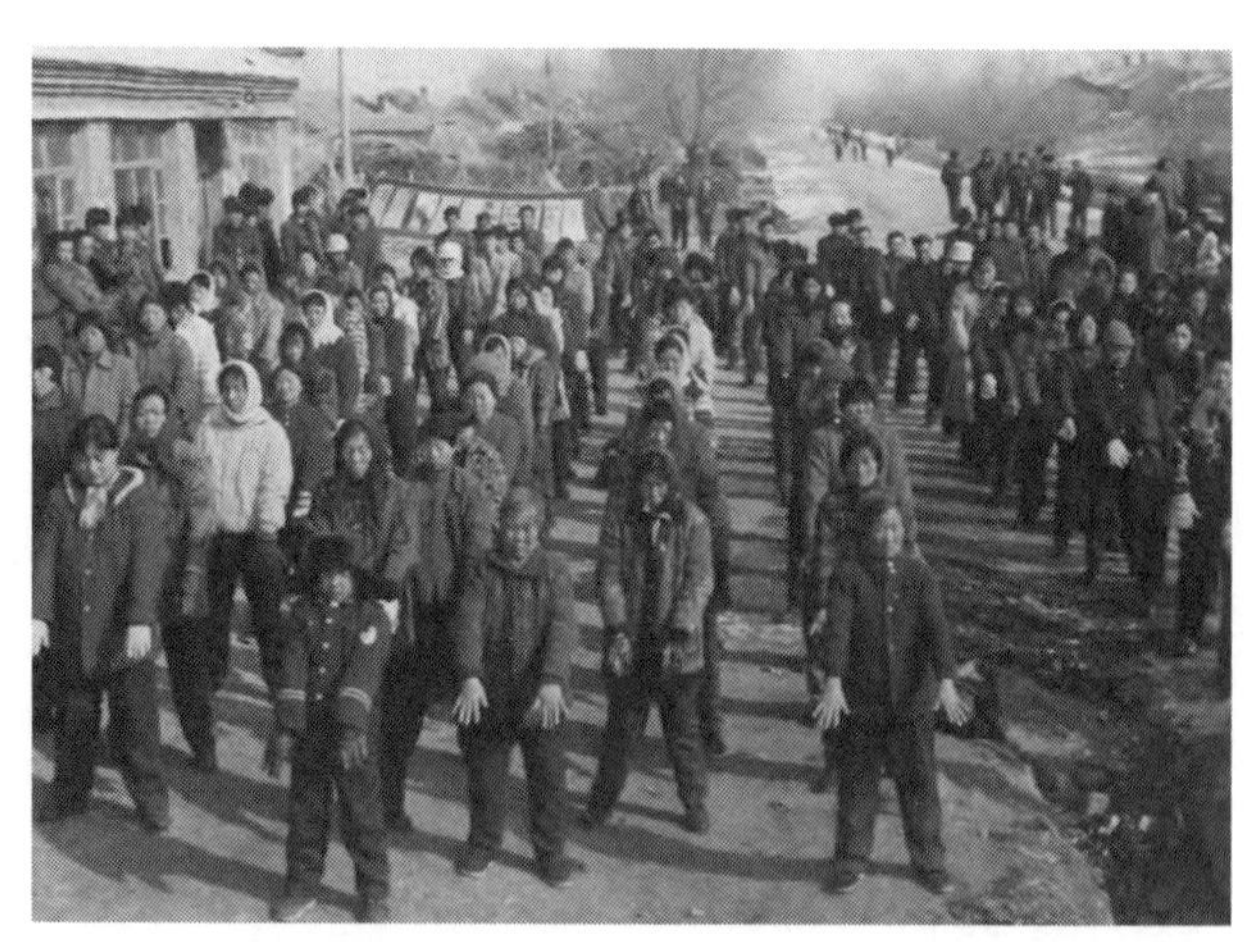

内陸へ。冬着で法輪功の煉功に励む一般庶民たち。1990年代後半と思われる。（出典：明慧ネット）

家に戻ったときのことだ。熱心な修煉者の両親が住むこの家では、法輪功のポスターや李洪志の肖像画はすべて取り外され、書籍もすべてなくなっていた。数十年の党政権下で養った第六感から、嵐を感知する動物のように身を隠したのだ。

同年四月まで、法輪功に対する攻撃は時折あった。しかし、増大する修煉者の強みを使って、法輪功は多勢で現れ抗議する方法をとるようになった。一人の宗教指導者を逮捕するのは易しいが、数千人の信仰者の扱いは難しい。修煉者は寡黙に立ち、誰かに話しかけられるまで口を開かない。それなりに誠実で非暴力的と私は思うが、数名の執筆家は、この方法を受け身だが攻撃的でいらつかせると示唆する。修煉者の平穏な行動によって、メディアの流す法輪功の悪いイメージは何度も決定的に覆されている。例えば、北京電視台は一九九八年五月に法輪功を「邪悪なカルト」と公に言及する何祚庥言葉の引用と並行して、法輪功が健康をもたらす点も説明している。

中国では自分が標的にされる兆候を感じ取ったら、次の二つの行動が考えられる。一つは沈黙すること。おそらく潰される。もう一つは立ち上がること。やはり潰されるだろうが……。静は修煉者が北京電視台に行くべきだという意見を持っていた。玉淵潭公園東口の煉功点の風景が報道に使われていた。自分が自転車事故で動けなかったときに撮影されたものだった。しかし、半数の修煉者は、実際に北京電視台を訪れることは破壊的、攻撃的、政治的に受け止められるのではないかと、難色を示した。デモをしたとレッテルを貼られたら、精神修養の目的から外れるのではないだろうか。しかし、残りの半数は虚偽には反証すべきであり、建設的な表現を借りれば「真相を伝える」ことは不可欠であると主張した。両者とも、結果への道筋を諮るよりも、自己の動機の純粋さを証明しようとした。合意には至らなかった。

党は、この行動もそのほかの法輪功のデモも、李洪志が裏で糸を引いていたと遡及し譴責した。一九九八年四月から一九九九年一月にかけて一六の大きなデモが行われたが、李が、信頼する分隊長たちにファックス、電話、メールの使用を指示したと、公安部は憶測した。コミュニケーションは頻繁にあったろうが、メールに関する憶測はさておいて、北京電視台に関する修煉者の会合についての静の説明を考察してみよう。

会合にあたって、師父（李洪志）のお気持ちもご意向も分かりませんでした。一般に考えられるような、師父の命令を待って従うというようなものではありません。「師父が私たちに望まれる行動とは、法（宇宙を導く道徳理念である真・善・忍）の教えに則ったものです。問題が生じたときは法を用いて悟っていきます。自分の理解は法に準じるか？　そうであればその理解に準じて行動すればいい」ということを話し合いました。

北京電視台の建物に向かった数千人の修煉者の中には北京電視台の者や宣伝部の者も混じっていた。北京電視台の管理職と法輪功修煉者との会合が数回に亘って行われた。双方のギブ・アンド・テークについて活発にやりとりした会合が一つあったが、そのほかは形式的でこわばった交渉となった。

最終的に北京電視台側は、法輪功を中傷した番組の制作者をクビにして、法輪功を讃える新しい映像を流すことにした。新華社と宣伝部の修煉者が同時に、メディア環境に水面下で影響力を与えていたのだ。一九九八年の攻撃的報道と保護的報道の比率は約二対一と私は推定している。

党にとっては「偽りの平和」の時期は終わりつつあった。衰退させる戦略は失策となり、公安部は一九九八年夏、新たな調査を命じた。法輪功の性質（すでに内部書類では異教のカルトと定義されていた）を確立する代わりに、長所と短所を証明するものだった。清華大学の明の煉功点では横断幕などの使用を控えさせられた。国内の傑出した煉功点を把握するために中央の管理データベースが作動した。静の煉功点は明らかに問題視された。法輪功には上下の階層は存在しないが、静の通話先などのささいな情報から公安部は修煉者の構成をマッピングしていった。

二つ目の動きとして、富裕な法輪功修煉者が標的にされた。大臣Xは突然公安部と税務総局の会合に呼び出されるようになった。これらの会合は、単に反法輪功のプロパガンダを口にするための「勉強会」のときもあり、隣組委員会と一緒のときもあった。この委員会は低レベルの国家監視機関で個々の修煉者リストを作成する力があった。疑惑のかかった法輪功修煉者が単独で仕事をしているか失業者の場合は、警官、つまり公安局の管轄となる。事業経営者の場合は、大臣Xに任せられた。「私の管轄する地区では数名の修煉者が店舗を経営していました。彼らの名前をリストにして提出したら、営業許可を取り消すように命じられました……取り消しは事業閉鎖を意味します。しかし営業許可を取り消す理由が見つかりません。商品に偽りがあるとか、税金を滞納したなどの理由があれば取り消せます。しかし、当局は何でもいいから思いついた理由を捏造するように求めてきました」

大臣Xは憤った。法の執行が自分の仕事であり、まやかしをする気は毛頭ない。「公安部がやっていることと同じです。公園で煉功すれば『社会秩序を乱す行為』として逮捕される。私には彼らの罪が見出せませんでした」。大臣Xの問題は犯罪を捏造することを余儀なくされただけではない。さらに性急な問題に直面していた。中国の多くの事務所の例にもれず、彼には法輪功を修煉する若い部下がいたのだ。

中国で最も興味深い話は、ときには語れないことがある。

私観

私自身の話は大臣Xのものほど興味深くないかもしれない。しかしこれを話すことによって傷つけられる者はいない。二〇〇〇年代の初め、法輪功に初めて出逢ったときのことを述べよう。一九九九年一月のとてつもなく寒い日だった。

妻と私は、あまり知られていない美術館を探しながら、北京大学の樹木に覆われた丘を登っていた。丘は凍りついていた。身体は凍える。ペースを落とした妻に苛立ち、軍曹のように「一、二、三、進め!」と叫んで妻を促した。そのとき、五〇人くらいの中国人の学生と教授が、目を閉じて両腕を頭の上に掲げ、典型的な瞑想の姿勢で立っている姿が目に入った。まるで暖かい居間にいるかのようにシャツとスニーカーとズボンだけの出で立ちだった。私は叫ぶのをやめた。自分が馬鹿に思えた。「東洋の神秘」と片づけ、急いでその場を過ぎ去った。

今なら法輪功の立ち動作だと分かるが、法輪功の精神性という話になると、私は「東洋の神秘」以上に深入りしたことはない。

自分が理解できる範囲で書き進めようと思う。李洪志の書籍『転法輪』はAmazon.comで購入できるしfalundafa.orgから無料でダウンロードできる。修煉者から一冊手に入れることは簡単だ。宗教書だ。ほかの宗教書の例に漏れず、いいとこ取りして崇高するか馬鹿げたものと見なすかは読んだ本人次第だ。李洪志のこの本が中国国家と法輪功の葛藤を引き起こしたとは思わない。同著のテーマはこの葛藤にあるので、『転法輪』のウィキペディア版を作成することも、自分の偏見に沿って引用することも無意味な作業だ。

私個人の偏見は避けられない。私は武術を嗜むこともなく、人生の意味を自問することもない。ある種の生命力を活用しようとも思わない。酒は飲む。タバコは吸う。修煉者から数多くの食事に招かれた。修煉者が肉を食べることはありがたい。私の健康管理は、自動車のメンテナンスと同様に、修理や時折のフル回転のエンジン駆動を行う程度だ。つまり私は、物事の本質は認識不可能だとする不可知論者だ。自分に精神性のアンテナがあるのかもつかめず、無神論者だと宣言することすらできない。李洪志に対しては良くも悪くも特別の感情はない。彼が偽善者に映ったことはない。李洪志へのインタビューの可能性がちらついたが、断った。修煉者とのインタビューに差し障りが出ると思ったからだ。修煉者には、私の目をまっすぐ見ながら、リラックスした状態で、何が起こったかを話して欲しい。言葉を選んだり押さえつけられたような返答は要らない。本書は『法輪功の伝記（認定版）』を書くための取り組みではない。自分たちへの宗教迫害を仲裁するために指名された者と修煉者に思い込まれることは極力避けたい。いずれにせよ、李洪志にインタビューをしても本書には活用せず無駄になる可能性も高かった。「法輪功は正しい」というスローガンは、私にとっては「やるしかない」というスローガン同様で、心が動かされることはない。しかしスローガンに反応しない点は欧米人の特権かもしれない。良きにせよ悪しきにせよ、私は自分が受け入れていないスローガンの書かれたジャケットを着て外を歩いているのだろう。

法輪功修煉者にとって、前の段落は受け容れられないかもしれない。修煉者が「法輪功は正しい」と叫びながら殺害されているのだから。法輪功の素晴らしい体験を自ら否定してしまうおかしな物書きかもしれない。しかしこれだけは否定しない。彼らの専心する姿だ。私もこのように信じることができればと、時折口にせざるを得ない。私は心底、猜疑心を抱く人間だ。しかし、すべてを遺伝子で片づけるリチャード・ドーキンスと彼の仲間にも同様に猜疑心を抱く。また、宗教を現代社会のすべての悪の根源として片づける還元主義者にはさらに深い猜疑心を持つ。中国は思いのほか複雑だ。邪悪は様々な蓑を着ており様々な親から産み出されている。

私はこのテーマにしっくり来る人間ではない。法輪功で健康が改善されたことや、素晴らしい体験をした喜びなどの修煉者の話を聞いても、動揺しないレベルに到達するまでかなりの年数がかかった。さらに自分なりの分かりやすい法輪功の定義づけに至るまでに数年かかっている。私にとっての法輪功とは簡単にまとめると、仏家の復興活動で、道徳への情熱、時折語られる奇跡、「李先生と一緒に走る」個人主義、国家機関・部外者が掲げるものに対する反射的な不信感である。

ここまで読まれた方に、上述の定義を直感的にご理解していただけることを望む。「定義づけ」をここまで引き延ばしたことが正解であったことを願う。ご自身のそれなりの定義を出されるのにも時間がかかると思う。自分なりに批判する力を培っていただきたい。ここに私の法輪功発見の過程を再現したい。一九九九年七月二二日、法輪功の弾圧が実際に始まったとき、北京に住む多くの欧米人の例に漏れず、私には法輪功を定義するだけの力はなかった。欧米の記者が中共に気に入られるような記事を突発的に出した時期もあり、数年かかって、ようやく私は修煉者から何らかの信頼を得られるようになった。

砂埃（すなぼこり）を上げるバッファローとアメリカ中西部に点在するテントはアメリカ人にとって漠然とした記憶に過ぎない。なぜここでアメリカ人の祖先の記憶を辿るようなことを突拍子もなく言い出したのかというと、中国でも同じことが言えるからだ。法輪功の仏教的な側面を、古代の異文化的なものとして感じるのは欧米人だけではない。多くの中国人も同じ気持ちなのだ。リラックスしてこの二つを対比できるようになるまで、さらに数年の月日を要した。

実質上、修煉者に対するすべての面接は同じ質問で始められた。祖母、伯父、伯母（叔父、叔母）

に宗教があったか、何らかの影響を受けていたかという質問だ。対象者の九五％がびっくりした顔で私を見つめた。五〇〇〇年の中国文明を呼び起こす必要はないが、何か深いものがあるはずだ。中国はときには荒削りで、人をペテンにかけ、どん欲な姿を提示する。しかし、中国での日常生活の中で、隣近所の真善忍を垣間見た。法輪功のグループを研究した者なら誰もが、何か奥深い先住民の文化の存在を認めている。著名な歴史学者であるアーサー・ウォルドロン博士は「アジアの宗教を知っている者なら誰でもすぐに、法輪功が有史以前に遡る伝統と符合することを見てとるだろう」と記述している。法輪功が一九九〇年代初頭のほかの気功や瞑想と大きく異なる点は、真善忍という道徳規範を唱えたところだ。道徳規範が宇宙を動かしているという概念は、間違いなく仏家を起源とする。

定義や言葉には表現の問題も絡まってくる。中国本土での表現はかなり低下している。法輪功、そして中国共産党については、その行動から判断されるよう提案したい。この理由から同著では、法輪功が「カルト」であるかを定義する議論にはページを割いていない。ご自身で決めていただきたい。同時にこの表現の起源についても認識しておく必要がある。中国政府は法輪功を一九九九年一〇月に「邪教」と定義した。英語では「カルト」と訳される。数千人の投獄から数ヶ月経過してからのことだ。このタイミングから、欧米での広報活動で劣勢にあることを恐れた中共が、敢えて「カルト」という言葉を用いた意図が強く示唆される。レイシスト（人種差別者）、カルト、ホモフォビア（同性愛嫌悪）というテーマは、欧米の主流社会では、偏屈者や頭のおかしい者を擁護する立場に置かれた場合でない限り、議論を避ける。中共はこの三つのレッテルを法輪功に貼る先見の明があった。李の同性愛に関する発言は、カトリック、ユダヤ教、イスラム教、チベット仏教の基準と何ら変わることはないし、国際結婚に関しては法輪功修煉者の間では事実上、当たり前のように行われている。

法輪功修煉者は常に自由で闊達に議論する。修煉者との食事は、肉料理だけでなく、この議論が楽しい。道徳の解釈、練り込んだ議論、自分なりの福音の意味。これらが結論を左右する。初期のキリスト教徒の展望のように火花を散らす。現代社会の上からの命令に服従するカルトとは異なる。

私の「カルト」に対する観念は、短期間だが「神聖なる光のミッション」(Divine Light Mission)との関わりから来るものだ。最初のガールフレンドが信奉していた。一九七〇年代末のことだ。この時期の体験は自分でも驚くほど後味が悪い。麻薬の体験を思い起こすかのようだ。現在の私は法輪功との関わりのほうが遥かに長い。私への飴もムチもない。快適な日々も不快な日々もあるが知的追求に反論する修煉者はいなかった。知性溢れる修煉者の友人には眼を見張るが、彼らとは何の葛藤もない。だから後味がさっぱりしていて、緊張感も残らず、修煉者と過ごした経験談も書こうかなという気になる。

ここで数点、法輪功について明確にしたい。法輪功の組織構造は上からの命令に従うものではない。家族がバラバラになるのは、法輪功の教えのためでなく、中国国家に強要されたことを起因とするようだ。財務に関しては、資金源がほとんどないこと以外、大きな問題はない。金銭面での汚職には一切出くわしたことがない。指導者が殺害することもない。ニューヨークの一角に落ち着いた李洪志は、新しい家が好きかと尋ねられ「中華のタレが買えるからアメリカは好きだ」と答えている。

個人的な印象に移ろう。修煉者のほとんどは精神性の師として李洪志が誤ることはないという信念を抱く。精神性に関しては何もコメントできる立場ではないが、政治的には李は特に鋭い人間ではないと私は折々指摘してきた。李には政治的な意図は皆無だと、ほとんどの修煉者は笑い飛ばす。法輪功は政治的な運動にはなりえない。政治、宣伝、擁護活動など、修煉者の言う「真相伝え」(法輪功迫害の事実を知らせること)は、自分たちで考えるように、李洪志は常に繰り返し語ってきた。「師父が誤ることはない」という主張には後ずさりしてしまうが、修煉者が「自分で考えて自分でやる」という説明は妥当だと思う。

法輪功の健康に対する複雑な態度に関しては、多くが語られてきた。修煉者の中には、病気になることは修煉ができていない兆候、もしくは自分が積み重ねた業力を徳に変える機会だと見る。最初、私はこの態度を懸念し警戒さえした。しかし、時が経つにつれて、ちょっと変わった癖と受け止められるようになった。精神修養者は強くあらねばという信念からか、膀胱が細菌に感染していても医者に行くのを遅らせたりするのだ。医療を完全に否定しているわけではない。歯痛で眠れず根管治療を要する際に、歯医者に行かない修煉者に私は会ったことがない。行かない者もいるとは聞いたが。とにかく、中国国家は、法輪功が医療上、身体に悪いという事例を出そうと、かなり骨を折った。疾患の初期の兆候を無視しても前向きな生活が補ってくれるし、酒やタバコを避けるから、健康に悪いわけがない。

PR活動において、中国本土出身の修煉者の動きが害になる傾向がある(欧米、台湾の修煉者はここには入らない)。外部者に対して、心に思ったことを直接投影するのではなく、本能的に偏重した回答を出す。つまり、質問者側は同じ回答しか得られない。質問の出し方が通り一遍だから、同じ回答になることも考えられるが、私は多くの面接調査で同じ回答を得てきた。ユダヤ系の出身として外部者を不信に思うことは悲劇につながることを認識している。迫害されている修煉者が避けられない副作用なのだろう。また、私はアメリカ人のジャーナリストだが、私を含めて記者というのは何も分かっていない。実直な答えだけが求められるときに、曖昧でうんざりさせるような回答を矢継ぎ早に出すという回避的な傾向は、集団で相手をごまかそうとするものではなく、中国本土の共産党圏で育ったことに起因するのではないかと思うようになった。北京に滞在中、毎日のようにこの態度に出くわした。中国に住んだことのある方なら、この苛立たしく破滅的な習慣を体験されていることだろう。悲しいことに、中国本土で植えつけられた共産党文化を、法輪功の修煉者は「真」を以て克服していないようだ。

私の見解は限られたものだ。ご自分で判断していただきたい。サイエントロジー、統一教会（文鮮明の生存中は姓からムーニーズとも呼ばれていた)、神聖なる光ミッション（グル・マハラジとして知られるプレム・ラワットのグループ)、神の子供たち（現在はファミリー・インターナショナル）などに見られるカルト的な性質が法輪功に見られるだろうか？　カルトが構成するものを学術的に定義しようとする形式的な試みは、それ自体が矛盾する馬鹿げた独断的なものである。中国共産党にもあてはまることだろう。相手を罵る状態に陥ってしまう。定義にあてはめるのではなく、リトマス試験紙を使ってご自分で試して欲しい。「実際にカルトから脱走した者の声」を調べてみて欲しい。

ネット検索をしてみると、中国政府寄りの反法輪功プロパガンダを流布するためのサイト以外で、かつての法輪功修煉者が「李先生」や法輪功を叩くサイトを見つけることは難しい。しかし、わずか数秒で、かつての神聖なる光ミッションやサイエントロジー、統一教会のメンバーが所狭しと怨念を書き込み、常に更新されている草の根サイトはすぐに見つかる。これまでの多年に亘るマインドコントロール、金の無駄遣い、意味のないことに従事したことへの恨みつらみを吐露するサイトだ。「神の子供たち」のもとで、子供の頃、性的虐待を受けた者は、取り憑かれたかのように平坦な証言しかしていない。怒る力も剝奪されてしまったかのようだ。読むだけで、心だけでなく身体も痛む。

崩壊

法輪功がカルトの枠組みにはまらないからといって、新中国における法輪功問題が軽減するわけではない。精神性復興の動きは権威に脅威を与える。法輪功を実践する者は、「信者」「教徒」などの名称を避け、「修煉者」という名称を主張する。枠組みに従うことよりも「自らの修行」という復興主義の側面から来るのだろう。実際、修煉者は人に「従う」ことが苦手だ。法輪功の定義を一〇名の修煉者に尋ねれば、一〇の異なる回答と一〇日間に亘る熱い議論が取り交わされることとなる。調査の当初で学んだことは、多くの修煉者は人からの指図を好まない。言われたことの逆のことが往々にして起こる。しかし、この「自分で判断して行う」アプローチが、一九九九年一月までに七〇〇〇万人を引きつけるに至ったのだ。

これは中国公安部の推定値だ。公安部の元諜報員へのインタビューで直接得た情報だ。この数字にはまったく機密性が伴わない。中国のメディアが幅広く伝えたものであり、一億人を示唆する報道もあった。法輪功は、党の最高幹部に至るまで、あらゆる人々に浸透していった。一九九九年の時点で、新疆(しんきょう)での試みを法輪功に向けて復活させる提案は、修煉者にも中国公安部にも「気の触れた」話に聞こえた。しかし、法輪功迫害の決断はすでになされていた。この決断は党幹部に伝えられていた。しかし、この実践計画はおそらく、一九九六年に中功を弾圧した動きと同様に考えられていたに違いな

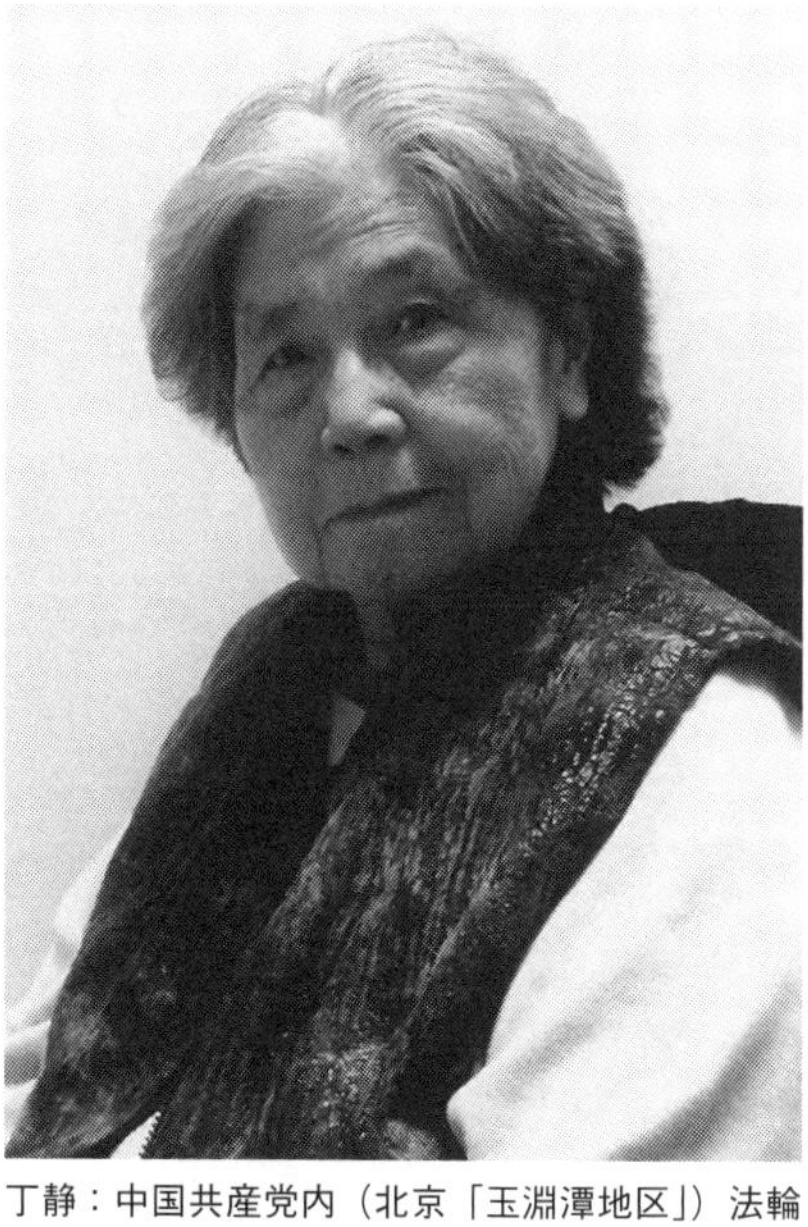

丁静：中国共産党内（北京「玉淵潭地区」）法輪功煉功点の補導員。（撮影：Ma Yan 2013年）

い。気功ブームで人気を得た中功の場合、違法と定め、メディアで指導者の張宏堡を露呈することで、すべての活動は二ヶ月もかからずに溶解した。

法輪功は三ヶ月も経てば終焉するだろうと推定されていた。

一九九六年以来、静は中国公安部の諜報員が煉功点の近くを歩いても何とも思わなかった。静に囁く修煉者もいたが、静は笑い飛ばし、自分も同じ日に煉功点の近くを歩いたと言い返した。翌朝が待ち遠しかった。諜報員たちの関心が高まり、立ち止まり、沈黙を破り、質問をし、動作を学ぶようになるからだ。しかし一九九九年の初春、二人の若い男性が党員だけが身につけるジャケット姿でこわばった笑顔で入り込み、タバコを時々吸いながら瞑想の動作をして、ここに来る人々の住所や名前をさりげなく尋ねるようになった。

ついにその日が来た。静が望んでいなかったことだ。彼女は馬鹿ではなかった。「玉淵潭地区」は、党の幹部と一般庶民が同じ水を飲む場所だったのだが、ロマンチックな靄が湖に立ち込めても、中央電視台の塔は常に高く聳えていた。平穏な王国は崩壊しなければならない。ならば崩壊させよう。静は現実を見据えた。

第三章　府右街で起こったこと

一九九九年四月二五日に中南海周辺で行われた法輪功のデモに対し、江沢民は「天安門事件以来、党政権に対する最も深刻な集団行動であり、最も高度な脅威である」とし、法輪功修煉者への迫害を強め、拷問による死者が続出する。

陳情

一九九九年四月二四日、最終電車や最終バスが車庫に入る頃、遠方からの最初の法輪功修煉者たちが北京の中心地に向かっていた。軽い荷物を背負う者、座禅用マットレスだけを持参する者が見受けられた。中国市民が法的に中央政府に陳情できる唯一の場所、国家陳情局とも呼ばれる国家信訪局に赴いたのだ。陳情局は紫禁城のちょっと西、府右街（フヨウ）と呼ばれる場所の近くにあった。

府右街に初めて足を踏み入れたとき、これといった特徴はないが、夜が珍しく静かなことが記憶に残っている。天安門広場の銃声が聞こえる距離だ。広場周辺にはおそらく一六〇〇万人くらいが生活している。南北に通る府右街の南は西長安街だ。一九八九年六月、天安門事件で戦車の車列の前で行く手を遮（さえぎ）った「無名の反逆者」の写真が撮られた場所として欧米人に知られる目抜き通りだ。長安街で何が起きても、北京の喧噪に何が加わろうとも、府右街の穏やかな樹木がすべてを包み込んでしまう。丹念に設計された一方通行の折り返し禁止の交差点がどんなに渋滞しても、大海の一滴に過ぎない。

府右街には店もホテルもない。観光街は一ブロック先だ。府右街の西側には表札のない政府の建物と寮が並ぶ灰色の壁が立ちはだかる。横に入る小道（胡同（フートン））の入口だけがこの壁に隙間を空けている。バスが停車することはない。府右街の東側には巨大な赤壁が延びる。人民解放軍の軍服を着た護衛が、赤壁の向こうに通じる中南海の二つの入口をパトロールする。中南海には中国の中央主導部の建物が不規則に広がる。

北京の中心地は、古い町並みが入り組んでいるところが魅力だ。間取りを変えた旧家に今も霊が取り憑いているようだ。北京の中心街の通りは必ずしも直線をなさない。府右街もこの例に漏（も）れない。通りを見下ろすとやや湾曲している。中国の政治的権力を手中に収めることへの緊迫感から曲がってしまったのかもしれない。

最初の修煉者が座禅用のマットレスを持って府右街に入ったのは午後九時頃だった。一瞬だが暖かい春風が心地よく北京のよどんだ霧を吹き払った。吉祥だ。しかしこの前にも修煉者は動いていた。公安部の職員（法輪功修煉者）数名が、この日の午後こっそりと中南海の門番に自分たちの名刺を渡したという、（中南海の内部にいたと思える）法輪功修煉者の証言がある。政府高官との会合を丁重に求め、危機感の募る状況を平穏に収めようとする試みだった。

二週間前の四月一一日、中国で恒久的に法輪功を批判する何祚庥（ホーヅオシウ）が、天津（てんしん）教育研究所発行の『青少年科学技術博覧』という雑誌に再び記事を発表した。「青少年が気功をすることに賛同しない」という題名は特に注意を喚起するものではなかったが、内容は激しかった。「法輪功は義和団の反乱と同様だ。中国国内の校庭で生徒をスカウトし、闇の迷信術を伝授する。このまま放っておくと法輪功は中国を滅ぼす」。

法輪功修煉者にとって義和団の反乱との比較は馬鹿げたものだった。法輪功が非暴力を貫くことに議論の余地はない。修煉者には青少年より高齢の女性のほうが断然多い。しかし、今回の攻撃は小中学生を対象とする全国誌に掲載されたのだ。強制的な購読で販売される雑誌だった。即刻、新たな沈黙のデモが天津教育学院で始まった。

デモに参加した数名の修煉者は、当初、秩序を守

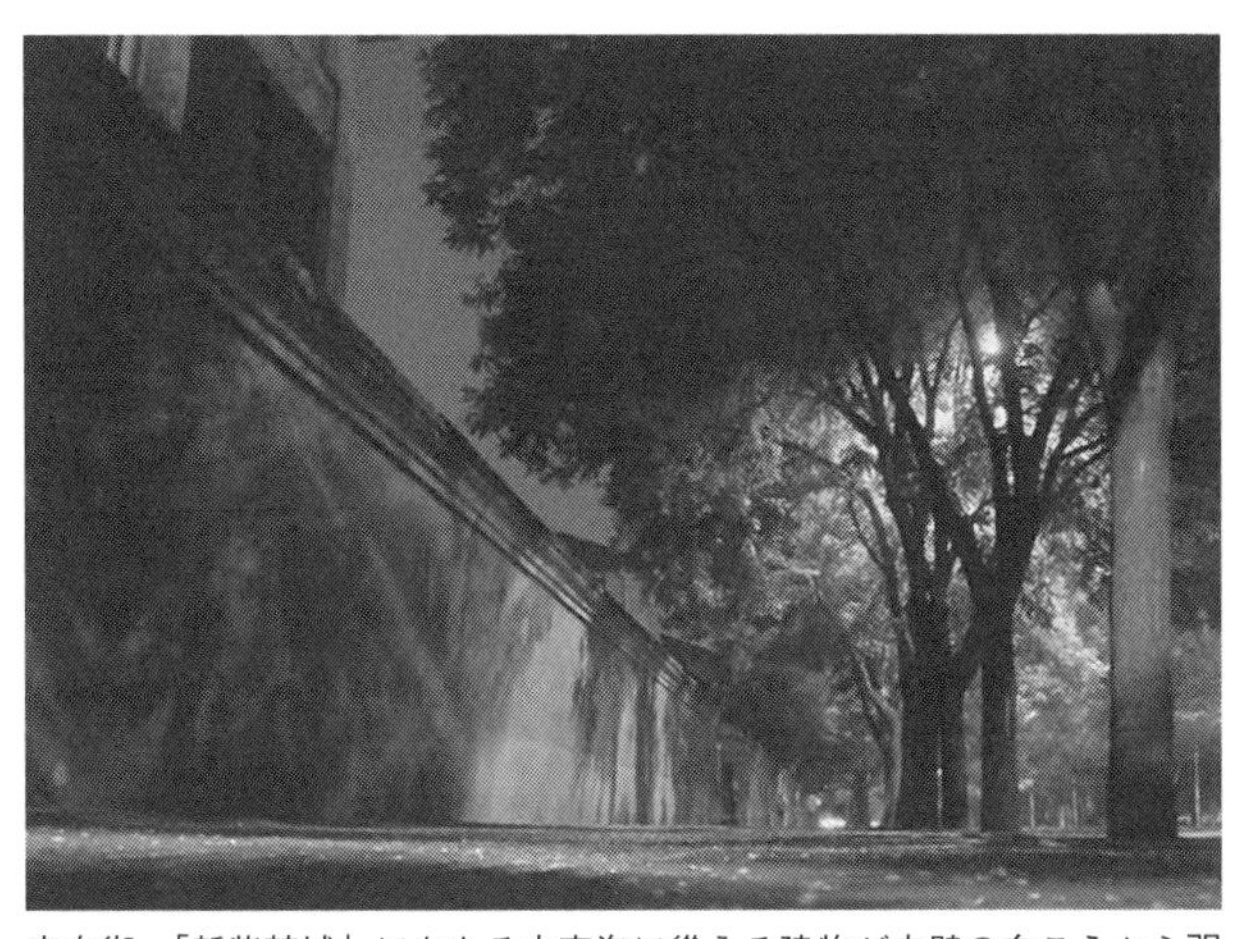

府右街。「新紫禁城」にあたる中南海に聳える建物が赤壁の向こうから覗いている。（撮影：Jian Shuo Wang）

り大学当局と面会すれば、三不政策に訴えることができると確信していた。その通りだった。別の記事に置き換えられたのだ。しかし今回の攻撃はこれまでとは異質で、結果も異なるとは考えも及ばなかった。

当初は筋書き通りに進んだ。天津教育学院の管理職は訂正の発表を約束した。これに反発してさらに多くの修煉者が集まり、四月二三日の午後までには六〇〇〇人の修煉者が大学の広場に集まっていた。警官による当時の監視ビデオを見たが、通常通り、看板も横断幕もなく、スローガンもシュプレヒコールもなかった。ただ多くの人がその場にいた。座る者、読む者、打坐する者がいた。大学の管理職が警官を呼ぶに値するような、攻撃的な態度はビデオのどこにも収録されていない。

裏話はある。若くまじめな女性修煉者、蒋新霞(ジアンシンシア)ら

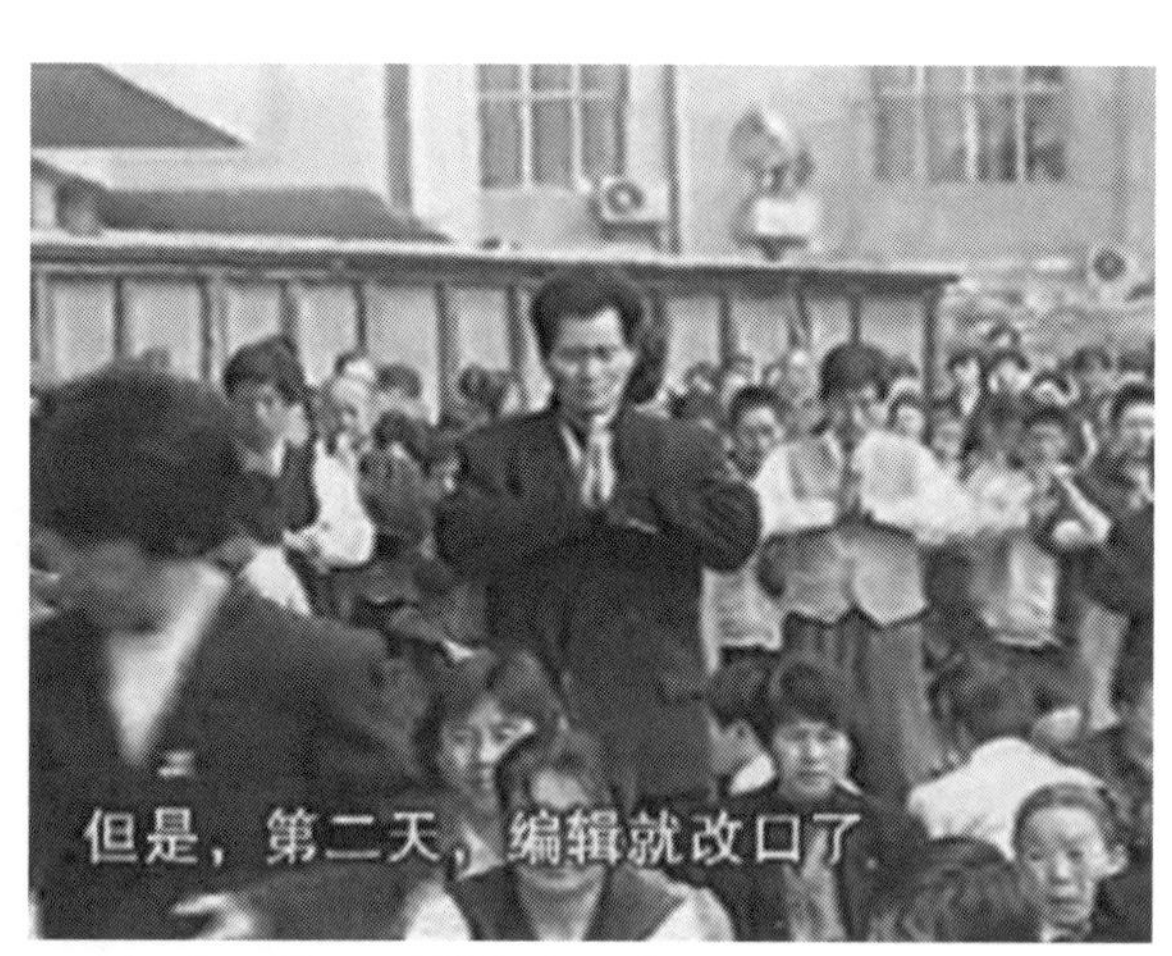

1999年4月の天津での平穏なデモ。（スクリーンショット）（出典：明慧ネット）

が二三日、天津教育学院にバスで向かったが、吉林省の四平市で警官に戻るように指示された。「天津の状況は解決した」と警官が早まって修煉者に告げており、集会はもはや大学の管理下にないことを示唆している。

同日、天津に配備された三〇〇名の警官の中に郝鳳軍の姿があった。端整な顔立ち、才能、知性、戦略的な思考を持ち合わせる郝は、自分の仕事に誇りを持っていた。プロに徹した世界最高の警官になりたかったと、ほろ酔い加減で語ってくれたことがある。法を執行する警官が、法輪功というグルー

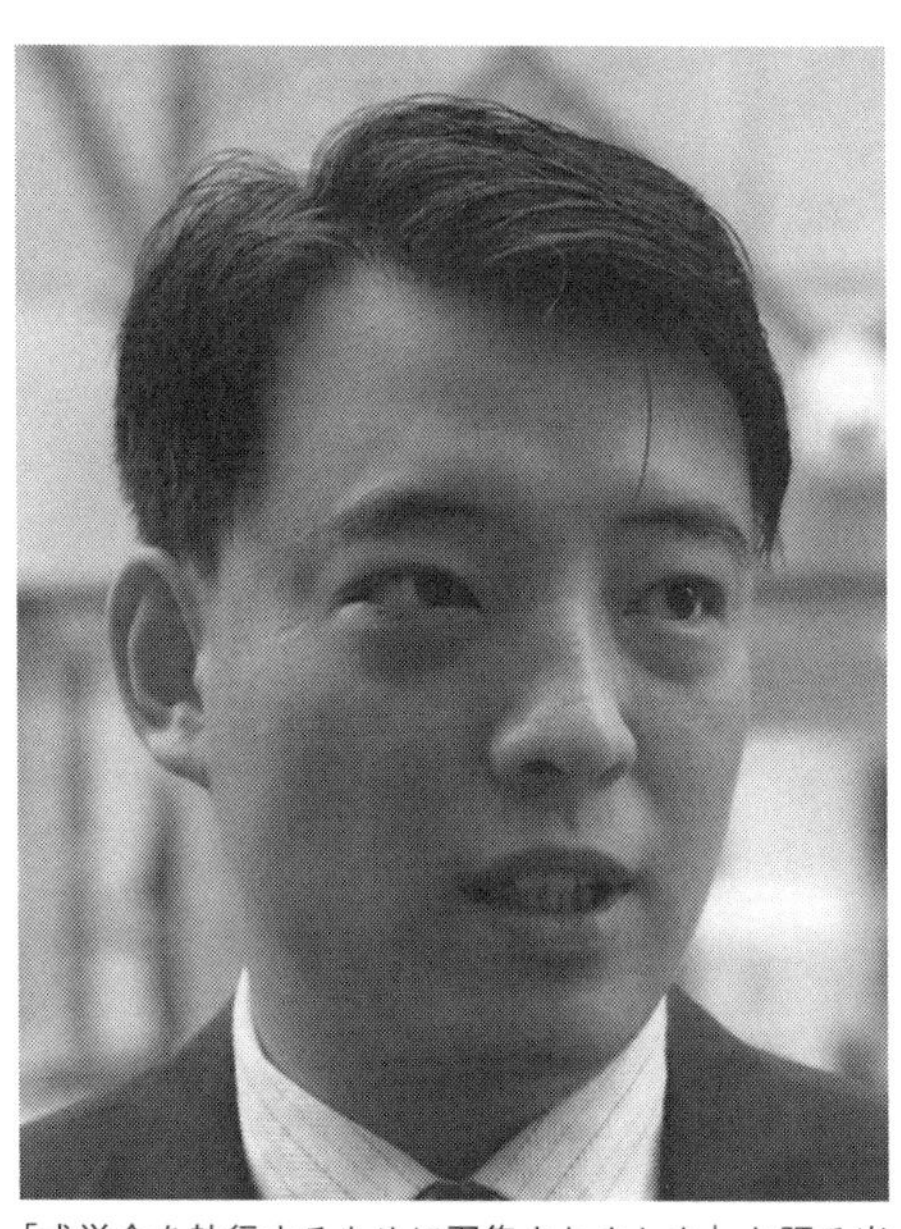

「戒厳令を執行するために召集されました」と語る当時の天津の警官、郝鳳軍。2000年には中国で最も恐れられる秘密機関610弁公室に採用されていた。（撮影：大紀元2005年12月）

プと関わるようになることは、当時の郝には知る由もなかった。

四月初め、郝の所属する治安局の部署が上部から通知を受けた。「法輪功の対処計画には機密性を持たせ、注意して扱うように」というものだった。何かが起こっていた。天津教育学院への配備は予期せぬことだった。郝は「法輪功事件」に対して当初、戸惑いを感じた。

「午後四時、警官全員が突然大学に動員されました。薬物使用者や犯罪者を追う仕事にストップをかけてのことでした。法輪功のことは何も知りませんでした。しかし戒厳令を施行し、この地域を閉鎖するために召集されました。現場に着いたら、法輪功が闘いを挑み公共の秩序を乱しているという当局側の説明とはまったく違う状況でした」

警官は修煉者にキャンパスから出るように指示したが、修煉者は従わなかった。キャンパスのスピーカーを用いて怒りの警告が広場に響き渡った。修煉者にとって「極めて緊迫した」雰囲気となった。修煉者の中には、そのとき、紫色の法輪を見たと語る者もいる。高エネルギーから構成された別の空間にいる霊体（法輪）が、太陽の近くで回転していた。聖なることが起こっている。

二人の警官がクリーム色の服を着た中年の男性に近づいた。修煉者は声を合わせて『転法輪』の一節を暗唱しはじめた。

〝「佛法」はこの上なく奥深いものであり、世のあらゆる学説中、最も玄妙かつ超常的な科学です〟

男は警官に殴られ、血がほとばしった。

〝この領域を切り開くには、常人の観念を根底から変えなければなりません〟

老女が警官の脇に抱えられ、警察の車のほうに連れて行かれた。

〝さもなければ、宇宙の真相は人類にとって永遠に神話のままであり〟

入口近くの修煉者が警官に押しのけられ、蹴飛ばされ、引きずり出され始めた。

〝常人は……己の愚かな所見に限定された枠の中で〟

郝によると、抵抗の様子はどこにも見られなかった。罵りも怒りもなかった。一人ひとりが役柄を演じているだけだった。

〝永遠に這いまわるしかありません〟

郝も警部とは口論しなかった。口論しても無駄である。仕事に取りかかった。午後六時までに四五人の修煉者を逮捕した。広場から皆、消え去った。あれだけの人数が集まっていたのにゴミ一つ落ちていなかった、と郝は回想する。

修煉者は、口を開いてくれそうな天津の高官や警官に尋ねた。「逮捕された者は？」「どうしたら釈放されるのですか？」しかし、誰に尋ねても答えは同じだった。「私たちに力はありません。もはや地元の問題ではなく、公安部の命令です。北京の陳情局に行く必要があります」

天津での逮捕から二日間に亘り、「陳情」という言葉が修煉者の間に広まった。逮捕の当日に行動に出た者もいたが、事実上四月二四日に数千人の修煉者が北京に向かった。警官は隠れることなく尾行した。瀋陽（しんよう）では『転法輪』を念入りに暗唱していたグループが一人の警官に封じ込められた。ハルビン市から夜行列車に乗った二〇人ほどの修煉者は、北京駅に降りるや否や警官に囲まれ、列車に戻るよう命令された。北京の人口の一〇人に一人は法輪功をしていたと推定されている。天津で起こった逮捕や暴行を繰り返したくないという公安部の意図が窺（うかが）える。あくまで控えめに参加者の数を抑えようとしただけで、参加を全面的に阻止するものではなかった。

ここで李洪志もコーディネーターも一般の修煉者も見過ごした点がある。北京での集会がどのように見られたかということだ。この点は今後長年に亘って影響をもたらすこととなる。「陳情局」とは、汚職高官への取り組みを一般に示すために、ポスト毛沢東時代に設立された。党の行為を正当化するためのまやかしに過ぎず、法輪功の「真相伝え」のメッカとして設定されたわけではない。陳情への党の曖昧な態度を反映してか、陳情局の所在地は明確には公表されていない。文津街（ウェンジン）との交差点近くの西安門大街にあるとする修煉者もいれば、南の長安街に近いとする者もいる。しかしほとんどの修煉者は、府右街から西側の迷路のような胡同にあると確信していた。護衛が詰める中南海の西門の向かいに胡同に入る道がある。

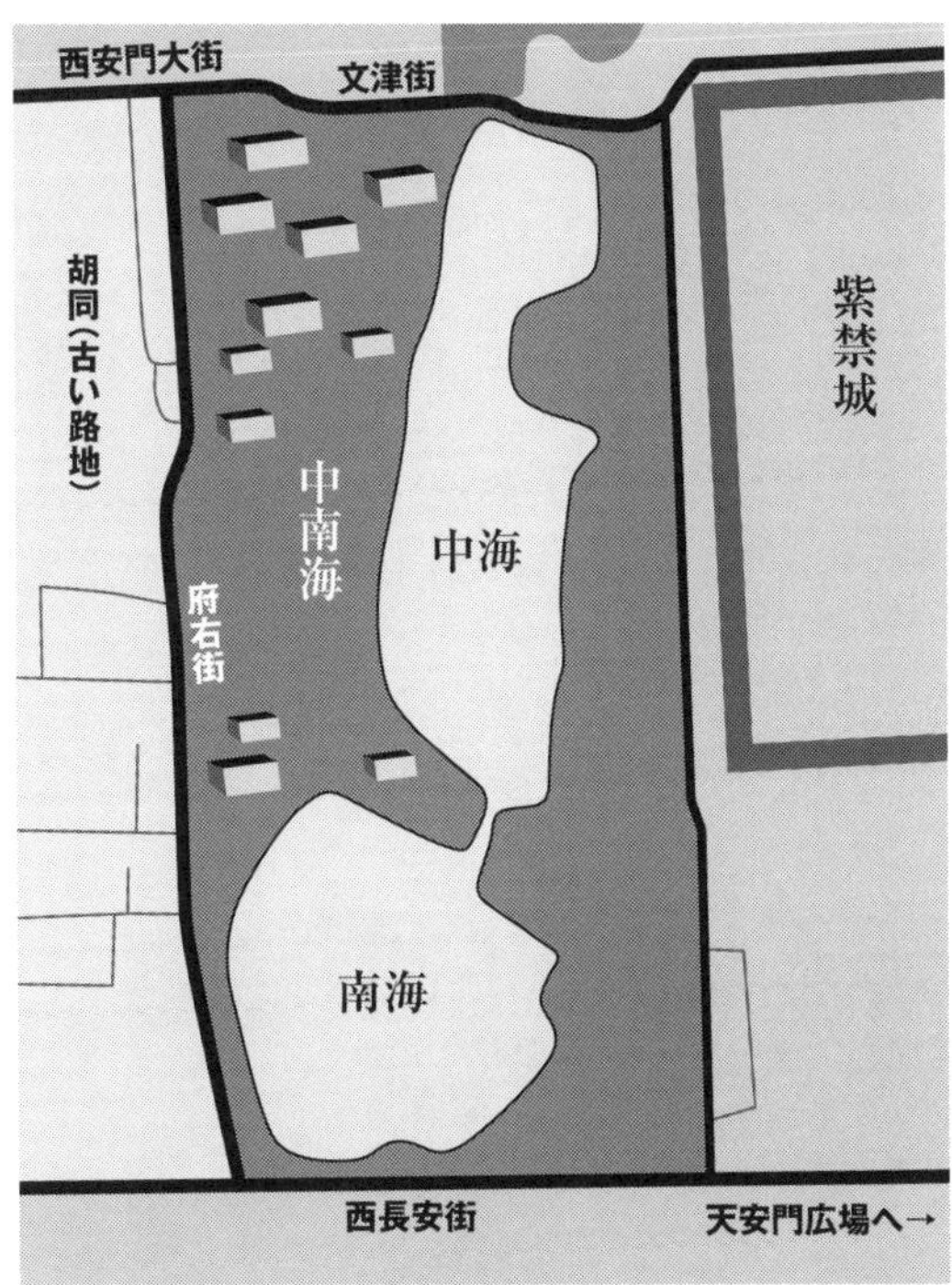

1999年4月25日、ほとんどの修煉者は、陳情局が中南海の西門近くの府右街の中ほどにあると確信していた。公安部は修煉者が府右街の西側、文津街の北側に集中するように誘導し、法輪功が中南海を「包囲」したかのように見せかけた。入りきれない者は西安門大街に送られた。(地図制作：Luba Pishchik、Jared Pearman)

四月二五日、爽やかな春の朝、三三歳のコンサルタント、ジェニファー・ゼン（曽錚）は、府右街に自転車で入った瞬間、何かが違うと感じた。ジェニファーは中南海の建物内で短期間働いたことがあり、セキュリティの状況は熟知していた。通常は護衛がたくさんおり、尋問されずに府右街に入るのは難しい。しかし今日は違った。午前七時より少し前だった。修煉者同士が話しながら陳情局を探そうと府右街をぶらぶらしている。ショッピング街を歩いているかのようだ。南側には警官が立ち並んでいた。警官は修煉者に今来た道を戻り、中南海西門の向かいにあたる胡同の入口に行くように指示していた。同時に府右街の北側の入口では、警官が注意深く、修煉者を府右街の西側に沿って南に進むように引率していた。この二つのグループは中南海の正面玄関でぶつかる。陳情局は午前八時に開くと告げられていた。「周到な準備をしている。我々が来ることを

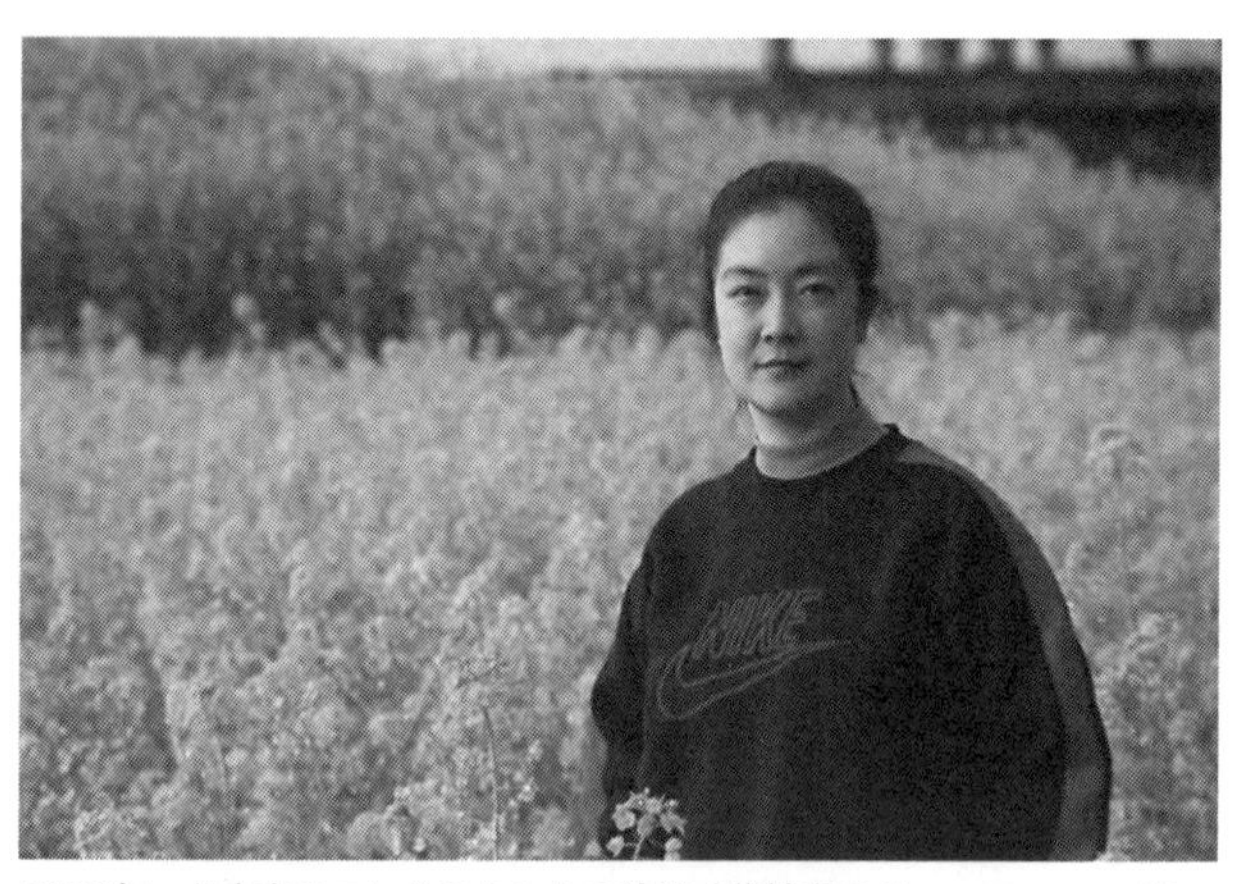

1998年、北京市のコンサルタントで法輪功修煉者のジェニファー・ゼン。後に法輪功弾圧を克明に描写した『歴史の証言：自由と法輪功のために闘った1人の中国人女性』を著述。（提供：ジェニファー・ゼン）

把握していた」とジェニファーは認識した。

午前七時半：若いカップルが紫禁城の東側の堀に沿って陳情局に向かう。府右街に面して、多数の紅軍部隊がジープに座り、銃剣を携えていた。旧所には調和しない存在だった。

午前八時前：羅紅衛（ルオホンウェイ）（新婚の若い女性）は中南海西門近くに場所をとった。すべて大丈夫だろうと修煉者ならではの確信があった。天安門広場のようにはなるまい。北京を閉鎖したと責められることもない。「たくさんの人々で……混乱は避けられないほどの数でした……でも自動車はその横をビュンビュン走り抜けていました」と回想する。

午前八時半前：高齢の女性修煉者、狄（ディー）（仮名）は長安街と府右街の交差点に着いた。修煉者で溢れていた。多くは田舎から出てきた者のようで、質素な身なりで安いキャンバス地の靴を履いていた。割り当てられた乾物を手にしてさまよい歩く姿や、しゃ

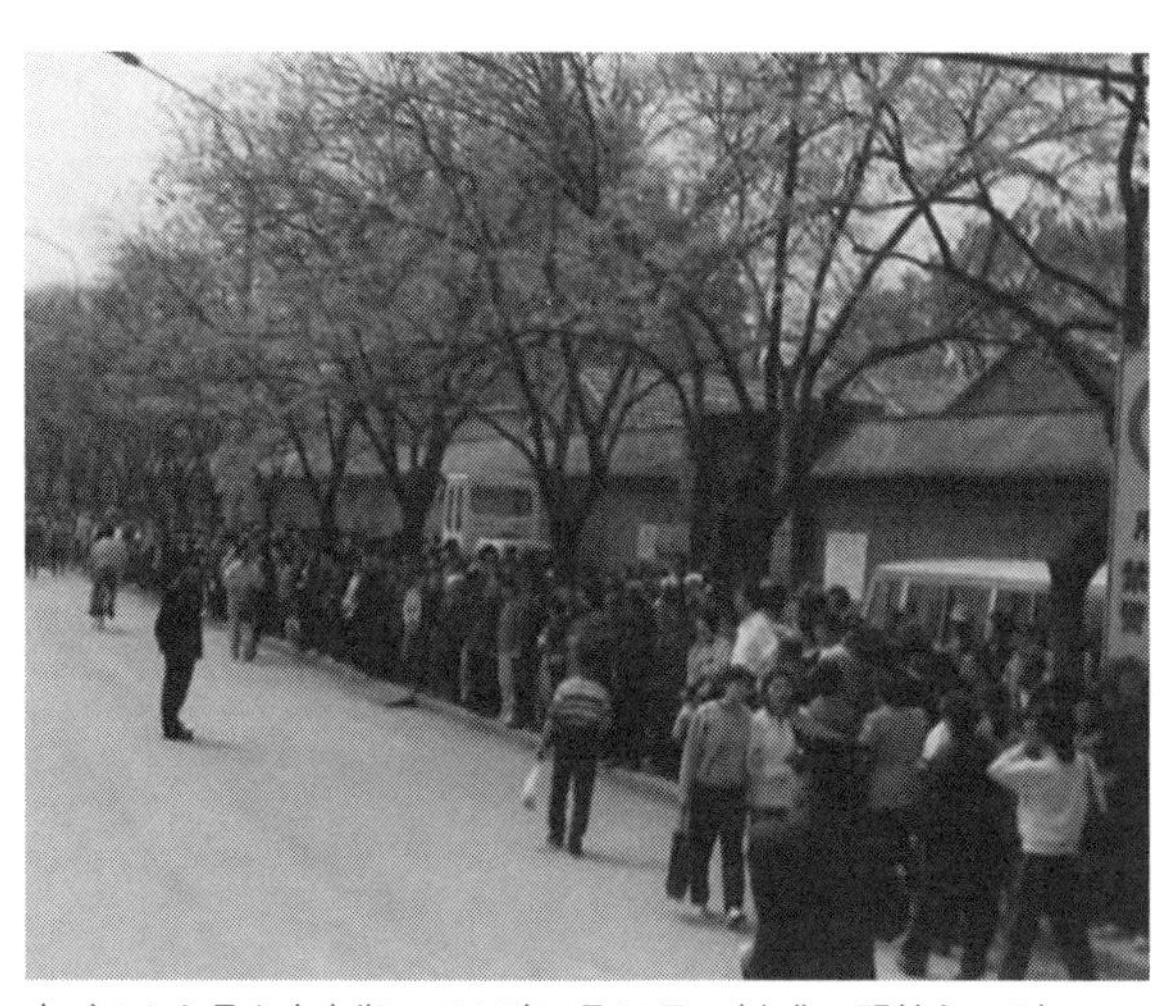

市バスから見た府右街。1999年4月25日。（出典：明慧ネット）

がみ込んでぼうっと噛みしめている姿を見て、これまで抑えてきた不安が突然噴出した。一〇年前、府右街に戦車が乗り込んだではないか。学生たちは今のようにしゃがみ込んで物を食べ、穏やかに抗議していた。それでも撃ち殺された。府右街に向かって立ちやすい場所を探しながら、地面が揺れ動く感覚があった。

多くが中南海の正門前で鉢合わせしていた。大量の警官が胡同から府右街に入ってきたので、陳情局（どこにあるかは別にして）が今日だけは閉鎖されていることは明らかだった。狄は中南海の前に立つことのないように、できるだけ素早く人混みをかき分けていった。人混みを目にするだけでも緊張する。ようやく北側の府右街と文津街が交差する地点に辿り着いた。北東からも人々が押し寄せる。警官は文津街に沿って修煉者の群れを注意深く中南海の北門に誘導していった。中南海を囲ませようとしているかのようだった。狄の友人、夏（仮名）もその場に居合わせており、「こっちに進んで」と言われた通りに進んだことを明確に記憶している。

交差点周辺はバスやパトカーが通行していた。狄は突然、ビデオカメラが定期的な距離で設置されていることに気づいた。恐怖から気分が悪くなった。映像に記録されたらあとで捕えられると思い、前列から引こうとした（後日、狄と夏は強制労働所で三年の刑を宣告された）。

ほぼ午前九時：ドラマが始まる。

ジェニファー・ゼンは、西門の五〇メートルほどのところで、身動きがとれなくなっていた。周囲にはあらゆる顔があった。年老いた深い皺の顔、若くてスベスベの顔、専門職タイプの顔、働いても十分な収入が得られない失業者タイプの顔。皆、目的を抱き、純粋に誠実な気持ちでここに来ていた。一人ひとりが息を止めているような沈黙があった。身体が少し震えた。なぜここに来る気持ちになったのか説明がつかない。誰からも命じられなかった。しかし自分だけのために来た者はいない。頬の温かみを感じるほど近くにいる周りの人々が、たった一つの大切なもののために危険を冒していることに思いを馳せた。身体を押されながらジェニファーは静かに涙を流した。すると突然、朱鎔基国務院総理が門から現れた。「皆、彼を見ようと前方に押してきました。しかし誰かが、動かないようにと忠告しました。緊迫しているので警官を挑発したくありませんでした。修煉者は静かに後ずさりして拍手で彼を迎えました」

　背が高く威厳のある朱鎔基が修煉者と話していた。「また何祚庥ですね」と目を細めて言った。軽く受け流すようにうなずき「北京放送での昨年の出来事のあと、覚え書きを書いたのですがお読みになりましたか？　読んでいない？」。まるで法輪功に関する政策の回覧が府右街に不注意に落とされたかのように周りを見回した。そして感情を抑えるかのようにきびすを返した。細目で側近を厳しく睨みつける様子は、中国の膨大な官僚すべての不能、特に彼を敬うかのように距離を置いて立つ党官僚の不誠実さを責めるかのようだった。

　党内部の者にとってこの目つきは明白だった。朱鎔基の文書は羅幹（訳注：弾圧を推進する江沢民派）に握りつぶされたのだ。今なら「天津の四五人」も釈放できる。三不政策も肯定され『転法輪』の合法的な発行が可能になるかもしれない。

朱鎔基は中南海に戻っていった。数名の修煉者も入っていった。一人は『転法輪』を片手にしていた。ジェニファーは本が中南海に持ち込まれた場面を何度もイメージした。震えは止まった。ただ待つべきなのだ。

一人の修煉者が順番に飲食することを提案した。ほかの修煉者はそれを止めた。飲んだらトイレに行きたくなる。この地域で生活したり働いたりするものの邪魔になる。見物人からの質問は失礼のないように無視した。立ち話が始まると歩行者の流れを遮る可能性があるからだ。挑発的にならないよう欧米の記者が現れたときも沈黙を続けた。一万〜二万人の修煉者が府右街にいた。入り切れない者は北側に行かされた。

午後二時：かなりの人数が中南海に集まっているという知らせを受けたとき、私は北京で華やかな結婚式に参席していた。すぐに仲間のジャスパー・ベッカーに電話を入れた。『サウスチャイナ・モーニング・ポスト』（南華早報）の北京支局長だ。「法輪功」という名前のグループということだ。それ以外は何も知らない。彼もほかの北京駐在の特派員も何も聞かされていないという。「イーサン、不意打ちをくらったようだ」

午後四時：公安部からの声明が渡された。「法輪功の懸念は留意する。三不政策は再び肯定する。皆、家に帰るべきだ」という内容だった。しかし「天津の四五人」については何も言及されていなかった。修煉者はその場に留まった。

午後五時：黒いリムジン車が中南海から出てきた。真剣な表情の男が乗っていた。中国共産党の江沢民党首だ。リムジン車は中南海をゆっくりと数周回り、修煉者を見つめた。修煉者は皆、正装閲兵式のようにきちんと並んでいた。その夜、江沢民は「法輪功は人民解放軍より訓練が行き届いている」と書簡に記している。

午後九時：中南海から出てきた李昌（リチャン）（法輪功の代表）が、天津の四五名の釈放を発表。修煉者は耳を傾けた。少し質問があった。そして帰っていった。警官のタバコの吸い殻も修煉者が拾っていき、ゴミは一つも落ちていなかった。

一四時間に亘り、法輪功の修煉者がわずかでも挑発的な態度をとったと思われる行動は、どの記録にも映像にも信頼のおける説明にも見られない。党の一触即発的な基準を考え合わせても、紫禁城に軍を配備する行動は正当化されない。

その夜、江沢民は中央政治局とほかの該当する幹部に書簡を送りつけた。内容としては以下の三点が挙げられる。

（一）四月二五日の出来事は一〇年前の天安門事件以来、党政権に対する最も深刻な集団行動であり、最も高度な脅威である。

（二）法輪功の動員力、鍛錬、組織力は、国外の影響力がもたらした可能性がある。

（三）迷信への攻撃と、無神論・唯物論のマルクス主義を義務的に唱えた決まり文句。書簡は怒りを込めて次のように締めくくられていたという。「中国共産党が法輪功を打倒できないとしたら、史上最大のお笑いぐさだ」

江沢民の「打倒」という対戦用語で公安部の防波堤が決壊した。修煉者が「迫害」と呼ぶ事態となったのだ。江沢民にこのような書簡を書かせた背後には、ほかの党員からの暗黙の支援があったに違いない。江沢民は、四月二五日に自分が目にしたことから偶発的に迫害の決断に踏み切ったわけだが、当日の出来事の作り話が定着してしまった。そして欧米のほとんどの記者と驚くほどの数の研究者たちが、単純にこの作り話を鵜呑みにした。

一般人にとって法輪功の主な歴史は一九九二年でなく、一九九九年四月二五日に始まる。ある時点を起点とする必要があるので、ここに問題はない。しかし偽造された話や作られた観念を起点とすることには問題がある。晴天の日、鍛錬され、中央から管理された一万人の法輪功修煉者が中南海を囲み、社会秩序を乱し、中国幹部の死角を突くというストーリーだ。道徳と法規への挑発という党の説明を真に受け、欧米のアナリストは法輪功の行動を戦略的な過ちと捉えがちだ。党の作った神話と欧米一般の知識は驚くべきほど一致している。法輪功弾圧という不可解な状況を知識人に説明する必要に迫られ「法輪功は中国政府の怒りを買う過ちを犯したに違いない」という解釈が一般化し、四月二五日は「法輪功の功罪」の始まりの日となった。

神話を維持するためには一連の状況も設定しなければならない。まず、政府幹部は自分たちを犠牲者に見せかけるため、このデモは不意をついたものとする。曖昧さを除けて事実を明示しよう。公安部の法輪功への監視は一九九六年に始まっている。一九九九年初頭までには、見学者として煉功に参加する私服の監視人が混じっていた。法輪功は公安部のスパイだらけだったのだ。しかし四月二五日のことを事前に把握するためにスパイから情報を得る必要はなかった。党の幹部内に法輪功の修煉者が数多くいたからだ。「真善忍」のうちの「真」の実践として、当局は隠しごとのない情報を得ていたはずだ。四月二四日午後、中南海の門の前で、公安部の修煉者が電話番号を伝えている。通常ではない行動だ。彼らには何が起こるかが分かっていた。正直言って、不意をつかれたのは北京駐在の特派員と結婚式に参席していたアメリカ人の私ぐらいだ。四月二四日の府右街での動きを見逃したジャーナリストは、自分たちの非は認めたくないが、起こったことは否定できない。メンツを保つためにも特派員の記者団は「不意をつかれた」説を好むのではないだろうか。これ以上、この日の出来事を掘り下げようとする者はほとんどいなかった。

法輪功が中南海を実際に「包囲」(surrounded：APとロイター)、「攻囲」(besieged：AFP)したのかを次に検討したい。羅幹(らかん)は修煉者に中南海を包囲させる意図があったという、ある種の「陰謀説」を推し進め、法輪功をあざ笑う書き手もいる(これ以外の面では尊敬する記者たちなのだが)。

基本的な事実を客観的に見直してみよう。天津教育学院の当局は何祚庥の記事の訂正に関して方針を変えた。方針変更の理由は不明だ。天津に行く修煉者は中国全域で警官に止められた。天津の警官は珍しく暴行に出た。法輪功の歴史の中で最初の出血だろう。天津の警官は修煉者に北京の陳情局に向かうように告げた。警官、カメラ、武装隊が北京に集められた。的確な位置を把握していないかもしれないが、修煉者の行き着く目的地は陳情局だ。胡同、長安街、文津街沿いの北側など、法輪功の人混みを誘導する場所は多々あった。なぜ中南海の北部を囲ませたのか？　修煉者が道をふさいだと

1999年の法輪功に対する中共幹部要人の態度

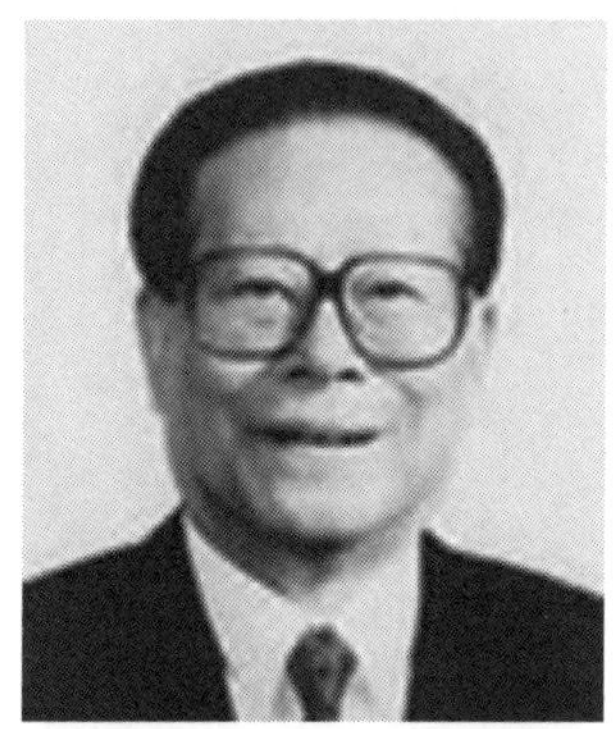

江沢民
中華人民共和国主席

積極的に弾圧、1999年法輪功の弾圧を個人的に命令

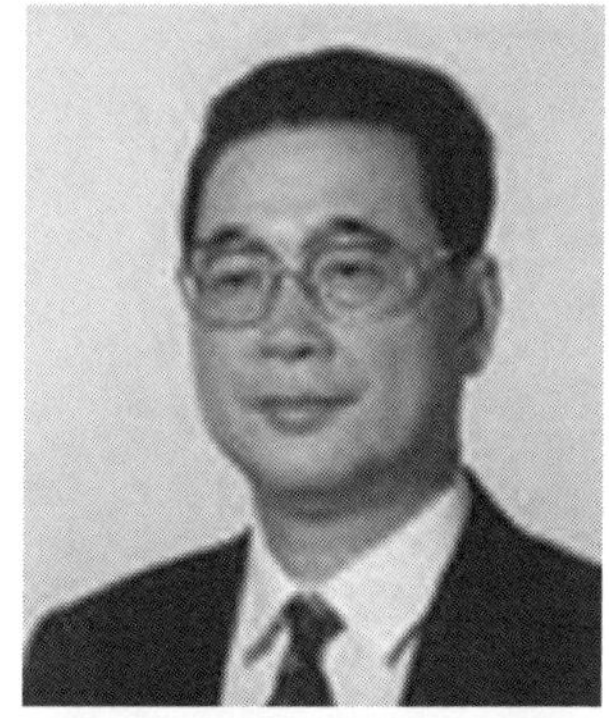

李鵬
全国人民代表大会常務委員会委員長

消極的に弾圧、強硬路線だが法輪功との家族的なつながりの噂あり

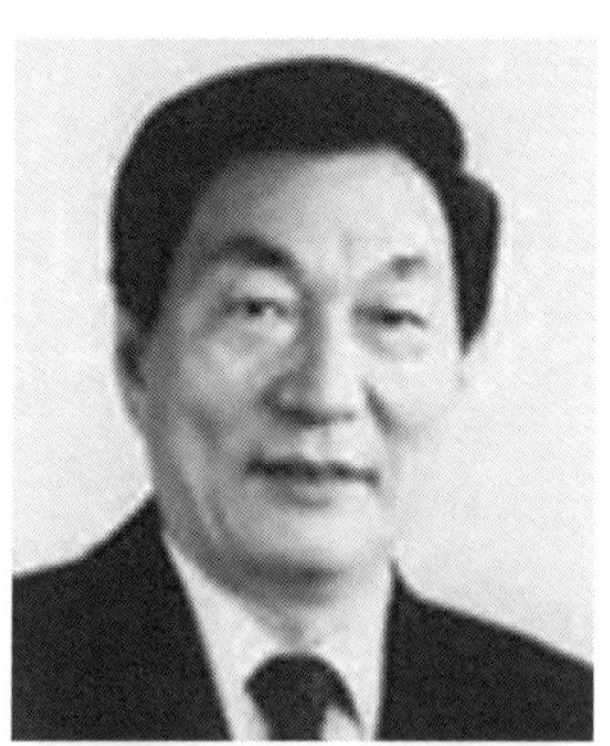

朱鎔基
国務院総理

消極的に中立、当初は同情、法輪功の弾圧緩和に影響を及ぼした証拠はない

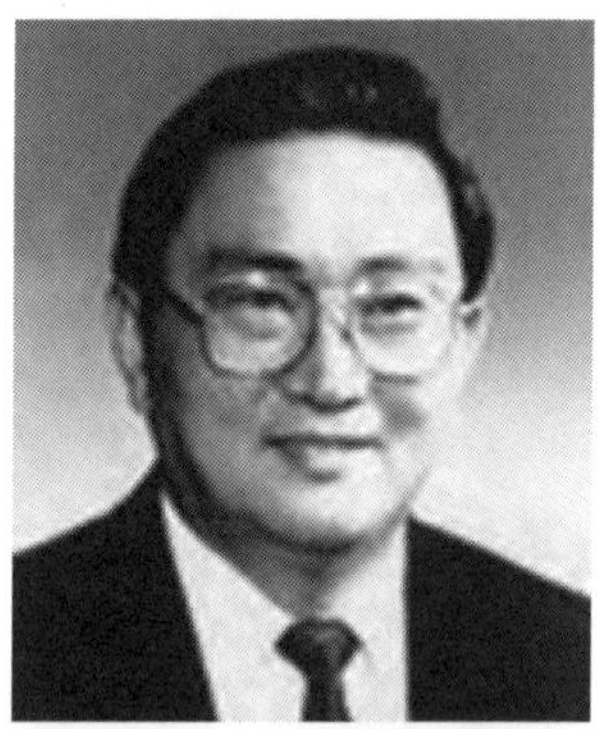

羅幹
中央政法委員会書記

積極的に弾圧、1998年に法輪功の包括的な監視を開始するように公安部に指示

写真：Baike.com

いう主張については、写真も証言者も存在しない。江沢民を乗せた小規模な車列が、中南海とその周辺を、遮られることもなく、ゆっくりと巡回したことを数千人が目撃している。

「包囲」説の唯一の裏付けは、四月二五日のあとに、法輪功が出した声明の「真実を中国幹部に伝えるために中南海に平穏に集まった」という謙虚な表現だ。しかし、これは後日の発表に過ぎない。天津の修煉者が釈放されたという発表は静かな安堵で迎えられ、楽観的な展望ももたらした。その後の法輪功の公式声明からは、中共と新たに融和したという空想と、偶発的と言えるような交渉だったにもかかわらず、その手柄を示そうとする試みが窺える。中国大陸出身の法輪功修煉者は、ナイーヴ、傲慢、さらに自己を正当化する傾向があり、メディアからの攻撃に直面すると、（監視社会で身につけた）プロパガンダ手段に訴えがちだ。しかし修煉者のこのような傾向を考え合わせても、私の証言者を疑う余地はない。法輪功が政府の転覆を試みたという証拠は何一つないのだ。

　四月二五日についての中共の議論で核心がありそうな点は、李洪志と法輪功のコーディネーターがデモの計画に果たした役割である。李洪志は北京経由でオーストラリアに向かうため（このほうが航空運賃が安いという理由で）、二二日と二三日に北京空港のホテルに宿泊している。中国諜報部の調査員・康暁光（こうぎょうこう）のデータ（情報源の実証はできないが）を用いて、天津と中南海の抗議活動を統率するために李洪志が北京空港のホテルに宿泊したと中国政府は主張した。法輪功の広報担当は、李洪志が政治的に見られたり、物議をかもしたり、完全でないように映ることを極力避けて、李のイメージを守ることに専心しているようだった。天津もしくは四月二五日に関して李と話し合いがあったことを、少なくとも一度は否定した。何をすべきか李の意見を敢えて尋ねる者もいなかったという。四月二五日に公安部が不意をつかれたという話同様、この否定も真実味が薄い。李洪志が天津さらにその次の段階について話したと推測することは妥当だろう。法輪功のコーディネーターと以下のように意見を一致させたのではないだろうか。「陳情する」とは国家の陳情局に行くことであり、通常のやり方通り、シュプレヒコールやスローガンは避け、模範的な行動をとる。そしてこれまで同様、参加するかしないかは個々の修煉者が自分で決める。

しかし、この程度のリーダーシップでも推測のままにはしておけない。数多くの普通の修煉者に個別に面接したが、三年に及ぶ継続的なデモ（集会／真相伝え）のあと、初めて天津で被害者が出たことで、修煉者の気持ちは一方向に向けられていた。この時点でコーディネーターが敢えて指示したとしても、二次的なものに過ぎなかった。但し、北京での陳情はかなりの危険性が伴うということだけが、これまでと違った。天津での逮捕は恐るべき前例となった。家にいたほうがいいと確信した修煉者は、李先生が政治は避けるべきだと語っていると自分たちの決断を正当化した。ほかの修煉者は、真実は守られるべきであり、法は我々の側にあると、自分たちの行動を擁護した。

デモを行う者の動機について多くが語られている。信念が固く死ぬ覚悟のある者。真実を伝え中国政府の誤解を解くべきだという政治的にナイーブな者。ただ李洪志に追随し、これが李先生の求めることだと信じる者。精神的な成就をもたらす滅多にない機会だと捉える者。あらゆる性格が見受けられるが、生真面目な若い女性修煉者の蒋新霞が語ってくれた理由が、一般的だと思う。新霞は天津に行く途中の四平市で警官に止められた修煉者だ。

新霞は中国共産党員になったばかりだった。しかしこのことが特に自分を嵐から守ってくれるとは感じなかった。「中南海に行くことは修煉者にとって正しいことだと思いました。修煉者のグループが殴られたのです。明日は我が身かもしれません」と語ってくれた。新霞にとってまったく新たな感覚だった。ちょうど一年前、党員でもあるほかの修煉者と議論し、皆、法輪功の修煉と党に忠誠を捧げることには何の矛盾もないという結論に達した。迫害のことは誰も予期していなかった。中国政権とのつながりがほとんどない若い党員の蒋新霞さえも断層を感じていた。一九九九年初頭の中央幹部の法輪功への態度は、実に不安定なものだった。

一九九九年当時の中国共産党幹部の内面まで見透かすことはできない。しかし、彼らの法輪功に対する態度は要約できる。これらの幹部は中国共産党文化の産物であり、法輪功の道徳規準は、新中国の路線から外れるという見解は共通していた。

まず、江沢民だ。威圧、金銭、権力を使っても共産党が党員として摑めなかった人数を法輪功が摑んだことに、江沢民が「嫉妬」した説が修煉者の間では教義のように定着している。この「嫉妬」説（ナルシシズム説）は否定すべきではない。かつて江沢民の側近だった者と仕事をしたとき、ホテルの寝室での実に愉快な話を聞かせてくれた。江沢民は会合前に何を着るかでほぼパニック状態だったという。トム・ブロコウ（訳注：米ニュースキャスター）が本番前に自分のトレンチコートを神経質に正した話を思わせる。江沢民が見栄っ張りであることは中国人にとって周知の事実だ。新共産党員にとっての精神性まがいの指令である「三つの代表」（訳注：「中共は、生産力の発展、文化の前進、人民の根本利益を代表する」という江沢民の思想）は政治的に有利になる方針としての枠組みを遥かに超えて推進されていた。しかし、江沢民の法輪功の弾圧には政治的な二つの理由が挙げられる。

まず、大臣Xが明かした江沢民の最初のスローガン「六月四日を払い除けよ」を思い起こしてもらいたい。法輪功は中国の密封された社会から現れた初めての手にとれる動きだ。江沢民は、天安門事件の一〇年後、法輪功の行動は党の絶対的権威を再認識させ、同時に新たな敵を生み出す絶好の機会になると捉えたのではないだろうか？　第二の理由として、江沢民の履歴と党幹部への昇進を思い起こしてもらいたい。天安門事件当時、上海市委員会書記であった江沢民は、表面的には果敢に外に出て上海の学生運動家への同情を示したが、水面下では地元の学生を手早く揺るぎなく抑圧する準備を進めていた。この賭けは当たった。今回は、朱鎔基の人気をテコに確信を与えるというまったく同じ戦略で、刃を研ぎながら再び賭けに出たわけだ。勝算はかなり高いと読んだ。

李鵬（一九九九年の中国で第二の権力者）は江沢民を遥かに上回るワルだ。天安門事件での李鵬の行為を反体制派たちは「北京の屠畜人」と形容する。江沢民同様、李鵬も法輪功迫害を、刃を用いて自分の腕を発揮できる機会と捉えたという見解は妥当だろう。しかし法輪功のコーディネーターの間では彼の妻が修煉者であったことは知られている。どの程度まで法輪功に専心していたかは定かではない。法輪功からは「離れた」のだろうか？　李鵬の完全支配だろうか？　我々には知る由もない。

しかし、李鵬が目立った形で積極的に法輪功を弾圧するには、事情がやや複雑だ。影で操るほうがラクだったのだろう。

中国の国民は、法輪功修煉者であろうがなかろうが、中国共産党を「親」のように見ている。このため、国家が道徳に反していても、家族全体の機能が不全であるとはせず、幹部を個人的に良い親、悪い親と解釈する理不尽な傾向が見受けられる。朱鎔基には「良いお母さん」として修煉者の夢が託されていた。修煉者だけではない。欧米のビジネスマンや記者にも、朱鎔基は進歩的な改革派をリードし、中国の未来を代表すると見なされていた。貿易面ではその通りかもしれないが、法輪功弾圧に関して進歩的な行動をとった証拠はない。四月二五日の夜、江沢民に曖昧なコメントをいくつか提示したこと以外（これも実証されてはいないが）、朱鎔基は法輪功の弾圧緩和への具体的な行動は何もとっていない。

羅幹に関しては、法輪功に対する個人的な怨念があったと解釈したくなる。羅幹は法輪功が新中国への脅威になると本当に信じていたのかもしれない。何祚庥は義理の兄弟関係にあり共謀加担者だっただけでなく、彼の言葉は、羅幹の魂、心底からの懸念に触れるものだったのだろう。しかし、政治上の利得という理由のほうが、憶測された心理より説得力がある。羅幹は中央政法委員会という中央集権の監督機関を築く意図があった。そして最終的に成功した。前任者の周永康（しゅうえいこう）は、米国のＣＩＡ（中央情報局）、ＮＳＡ（国家安全保障局）、ＦＢＩ（連邦捜査局）、司法省を単一の指揮下に置いたような機能を中央政法委にもたらした。「国家の安全を図るための筋肉は使わなければ萎縮する」という理論があるとすれば、羅幹はそれを実践に移した。官僚制度と法の執行機関を駆使して法輪功の抑圧を促進した人物として、羅幹の右に出るものはいない。

弾圧の方針

ジェームズ・トン米UCLA大学教授（この時期の中国の国家文書に関する第一人者）は下記のように記述している。「中国国外の調査者コミュニティは、法輪功弾圧を計画する文書を一切入手していない」。しかし、上述の幹部の枠組みを前提として弾圧措置を検討すると、次の三つの方針が浮かび上がる。

まず「標的を動かさない」ということだ。すなわち、法輪功を現在の状態で凍結させる。公に安心して良いと伝える。抜き打ちの立ち入り検査に備える。

四月二六日、高齢の女性修煉者の夏は、官営メディアが発表した公式報道を目にした。「『法輪功が中南海に集まった』と書かれていました。『中南海を包囲した』ではありませんでした。修煉をするかしないかは個人の自由であるとも書かれていました」。一九九九年四月二五日は修煉者にとって聖なるイベントとなった。その後数週間、修煉者たちは楽観的になり、江沢民が一〇年前、上海の学生運動家に二枚舌を使ったこともすっかり忘れたかのようだった。さらに、黒のリムジン車から江沢民がまるでエイリアンに遭遇したかのように修煉者を見つめていた最近の出来事も忘れていった。皆、朱鎔基の覚え書きの力を信じようとしていた。しかし、その内容を見た者はいない。この安堵感も長くは続かなかった。五月の第一週目、ジェニファー・ゼンは職場の同僚から、五月一三日の李洪志の誕生日に北京郊外の香山公園で修煉者が集団自殺を図るという計画は本当かと気軽に尋ねられた。ジェニファーは驚きを隠せなかった。この同僚がまったく法輪功を理解していないのは明らかだった。法輪功の修煉者にとって自殺は暴力行為であり、決して行ってはいけない。あらゆる意味で奇々怪々な発想だ。法輪功は当時迫害されていたわけではない。公安部による煉功点の監視は公のものとなり、多くの修煉者が李洪志の写真を隠すようになったことは事実だ。しかし、この香山公園での噂は、法輪功をカルトに見せるための何らかの陰謀ではないだろうか。五月一三日には自殺行為は何もなかった。しかし、このような不気味な都市伝説に加えて、李洪志の資料六〇〇〇部を配布した容疑で逮寧省の修煉者が六月四日に逮捕されたこともあり、修煉者の間では政府が法輪功弾圧を計画しているという危惧が広がった。

六月一四日、新華社は法輪功を攻撃するような計画を一切否定する記事を発表した。異例な行動だ。「三不政策は健全である。公共の秩序を乱す大掛かりな集会は違法だが、修煉するかしないかは本人の自由である」という内容だった。

この甘い囁きが党幹部に混乱をもたらさないよう、一〇日後には大手主流の二紙、『人民日報』と『光明日報』には、法輪功の名称には触れず、無神論を支持し迷信を排斥するよう暗示した一連の社説が掲載されている。

第二の方針は「党幹部の浄化」だ。党内の幹部や、軍などの関連機関での法輪功の集まりを一切禁じた。

張亦潔（ジャンイージェ）は、一九八〇年代に在ルーマニア中国大使館で経済担当の二等書記官を務め、帰国後、対外経済貿易合作部総局の要職を歴任した。中国社会で飛躍的昇進を遂げ、息子と娘も同じ路線を歩んでいた。一九九四年以降、法輪功を修めてきたことはまったく隠していなかった。一九九九年四月二五日のあと、商務部の同僚である高官たちが、彼女がひっそりと信念を捨てることを確認しようと、親しみを込めて近づいてきた。法輪功を公に称賛することはやめるが、自分の時間に何をするか、何を信じるかに関しては話し合いの対象にはならないと張は明確に語った。

張の決意は固かった。状況は悪化し、八ヶ月後には職を追われ党員の地位も剝奪された。「商務部を去り、国際経済貿易研究院で職を得ました。日常の仕事は保温タンクに熱湯を注ぎ、床を拭き、新聞をとることでした。常に監視されていました」

前出のエイミー・リーは現在ニューヨークのクイーンズ地区に住む。笑顔の素敵な若い女性だ。かつては中国での特権をすべて手中にしていた。北京のエリート校、国際関係学院を好成績で卒業し、マンハッタンに相当する広東（カントン）の一地区に完璧な家を構え、スマートな黒のベンツに乗り、夫は公安部に勤めていた。

一九九九年五月一二日の夜——師父（李洪志）の誕生日を祝う準備をしたので日付は明確だ——北京の友人二人と鍋料理を楽しんだあと、一行は夫の運転するベンツで家に向かっていた。車内が盛り上がっているところに、夫の大きな携帯電話が鳴った。相手の声も聞こえる設定だった。

「もしもし。今、運転中だが」

「僕だ。明日、君の師父のための大規模な煉功には参加しないようにとだけ伝えたい」

「なぜ僕が煉功点に行くんだ？　僕は法輪功はしていない。彼らと一緒にしないでくれ」

「奥さんを行かせないように」

「党員として僕は君の命令を実行するが、妻は違う。妻には信念がある。彼女を止めることはできない」

「伝えたいだけだ……」

「なぜ彼女が行ってはいけないんだ？」

「良くない状況にいるようだね」

　エイミーの夫は蒼白になり、車内の盛り上がりは消え去った。電話をかけてきた官僚のチクリとした一針は、党の指令を実行したに過ぎない。党の視点に立てば彼の行動は慈悲に満ちたものである。党内の各ポストに就く法輪功修煉者を（できるなら本人の選択で、必要であれば強制的に）粛清する過程は、必ずしも懲罰ではなく、親交のある人を予測される嵐から救おうとする「ノアの箱船」プロジェクトだった。修煉するかしないかは本人の意志だ。エイミーが「大規模煉功」に参加する選択をしなければ、投獄、離婚、国外追放は免れただろう。

　しかしエイミーは参加した。投獄、離婚、国外追放が待っていた。エイミーもほかのエリートたちも、当時、自分自身で警告ボタンをしっかりと押さなかった。今考えると、私にとっては腑に落ちない。

法輪功に対する攻撃的な映像を国営メディアが武漢で制作しているという噂が流れた（実際は、吉林省の公安局によるものだった。彼らは内モンゴルでも『李洪志―その人と行い』と題する映像を制作した）。遼寧省では大量の修煉者の逮捕に備えて、二次的補導員の体制もとった。しかし、これは例外で、法輪功自身が社会から離脱したり、行動を隠したり電話帳から名前を削除したりすることはなかった。法輪功のゆるやかなつながりの証だろうか？　超常的思考から出た行動だろうか？　ともあれ、党の上層部に残った一握りの修煉者は、危機的な状況下でその機能を果たせなくなっていた。

第三の方針は「法輪功撲滅だけを目的とする機関の設定」だ。国家資源を動員する権限を与え、一歩押し進めた方法を奨励する。この機関は自由裁量で縛りなく撲滅運動を推進できる。

六一〇弁公室は一九九九年六月一〇日に設立された。しかし法的には中国では六月一〇日には何も設立されていない。第二次世界大戦での特殊課報部が欧米社会では最も近いと言えるが、六一〇弁公室ほどの機密性はなかった。中国の法規から見ると、六一〇弁公室の存在は違法である。気功用語を使えば、「超常的な力で現れた」ということか。

これほどまでの殺人機関の説明にジョークを用いることは適切ではなかった。組織図からこの機関の設立過程を定義づけてみよう。六一〇弁公室は「法輪功問題処理指導グループ」の管轄にある。この指導グループは、中央政治局常務委員会の一人の委員が運営してきた。最初は李嵐清（りらんせい）、そして羅幹、周永康と継承されていった。六一〇弁公室は党の組織図の一部にはない。六月七日に江沢民が「法輪功を急速に解体せよ」という命令を発し、その存在理由が具体化した。実際は羅幹が長年温めてきた枠組みだった。軍の支部すべて、中国の大手メディア、宣伝機関、さらには法的機構も、「国家の敵」を破壊するためにこの弁公室に従う。国家の敵には法輪功だけでなく、一四種類の気功流派と同数の宗教団体、特に中国家庭教会から派生した全能神も含まれる。六一〇弁公室は、中国国内に一〇〇〇ヶ所以上の拠点を置く機関へと成長する。当初の計画では、官僚の機関ではなく、電撃戦、プロパガンダ、逮捕、刑の宣告、リハビリが単独指令の下で行われ、同時に小回りの利く動きやすい機関を意図していた。

一九九九年の中国共産党文化はいかなる組織図でも捉えることができない。江沢民そして羅幹でさえ、六一〇弁公室の設定に全面的な責務を担ったわけではない。少なくとも一九九八年から、六一〇弁公室の一部の機能を担う公安部の機関があったという直接的証拠が存在する。

天津の警官、郝鳳軍（ハオフェンジュン）は一九九九年一〇月に天津の六一〇弁公室に雇用された。私は郝に対し、数年に亘って数回の聞き取りを行った。彼は六一〇弁公室の第一印象を次のように語ってくれた。「当時（二〇〇〇年）、モニター室には法輪功修煉者の包括的な記録やデータが備わっていました。一～二年で収集して整理できるようなものではありませんでした」

一九九六年以降は、スパイ、隣人による偵察、職場の上司などの人的な諜報が、国家の安全を図るために法輪功を把握する柱であった。一九九九年四月二五日には電子監視制度が導入されている。実例を挙げよう。中南海の前に立っていた女性、君（ジュン）は、当日の午後、法輪功の主要コーディネーターの一人である汪志遠から電話を受けた。彼女の妹を探していると言う。同年9月、君は公安部から電話を受けた。汪や彼女の妹などについて四月二五日の会話に出てきたことをすべて把握している内容だった。当時の公安部では、携帯電話のシームレスな盗聴、音声認識、高性能なGPSなどによる正確な位置情報の把握といった技術は完備されていなかったが、（欧米数社の支援のもとで）公安部はすでに顔認識の初期の技術を試していた。先に紹介した狄がビデオカメラを恐れたのは当然だった。同時に中国ではインターネットが爆発的に広がり法輪功もオンラインになった。瀋陽当局は人的な視点とウェブ技術を活用して、一〇〇〇人以上の法輪功中核者リストを作成したと語った。最終的に六一〇弁公室は中国のハッカーを率いる主要な駆動者となるが、一九九九年当時は、六一〇弁公室、そして一握りの欧米企業にとっても、このような発想は微かに煌めく方向性のない光に過ぎなかった。

六一〇弁公室は設置された。中国政府のスケジュールだけが、法輪功への抜き打ち襲撃に待ったをかけていた。過密スケジュールがさらに米国によるベオグラードの中国大使館誤爆で乱されていた。天安門事件一〇周年、香港の問題、そして台湾……七月末なら大丈夫そうだ。幹部の出張や公共の場への訪問はさりげなく抑制され、人民日報に論説を掲載するため、七月二一日と二二日の一面が事前に押さえられた。日程に柔軟性を持たせておいて良かった。法輪功を禁止するという党機関の内部発表が一九日に漏洩したからだ。避けられない抗議を遮断するために、六一〇弁公室は予定を一日繰り上げて行動に出た。

七月二〇日の夕刻、公安部の工作員たちが散り散りになって中国全域の家庭に押し入り、法輪功の補導員をすべて逮捕した。これまでマークしていたか現場での尋問に基づくものだった。取り締まりは翌朝まで続いた。午後には中国全域で修煉者が地方政府の建物前で抗議するために集まり始めた。府右街に戻った者もいた。新婚の羅紅衛の姿もあった。四月二五日に自動車が走り抜けていたと回想してくれた若い女性だ。

七月二一日は四月二五日のようでした。話ができるように高官が出てくるのを待ちました。誰も出てきませんでした。その代わりに警官を乗せた大きなトラックが次々とやってきて、私たちを連れ去りました。

私が現場に着いたのは遅かったが、修煉者がバスで連行されたことは目撃している。七月二一日の午後、中国メディアの沈黙の中、欧米のメディアから中南海で何かが起こっているという情報を得た。オフィスを出て、自転車のカゴにガイドブックを詰め込み、道に迷った観光客を装った。府右街入口に立てられた警官のバリケードを通過した。五～六台のバスが去るところを見た。皆、満車だった。最後のバスは少しの間、停車していた。老女が腕を振り回して二人の警官に抵抗していたからだ。警官は老女を拘束することをあきらめ、バスのドアめがけて彼女の身体を押し込んだ。バスはその場を去った。残された警官は歩道にしゃがんで、冷えた弁当を食べ始めた。

異様な出来事を目撃したというわけではなく、日常の出来事のように見受けられた。しかし、中国当局は、七月二二日までに中国全域で一五五人を逮捕したと発表した。バスの台数は分からないが、府右街やそのほかの場所には大型トラックが五〇台ほど送り込まれていた。現場には五分もいなかったが、一台のバスに四〇人が乗っていたとして、中南海だけでも私は二〇〇〇人の逮捕を目撃している。

本当の逮捕者数は息を呑むほど多かったに違いない。七月二〇日から二二日の間に逮捕された（地理的に互いに離れた場所の）一〇名の修煉者から聞き取り調査をしたところ、七月二二日までには拘束所がまかない切れない人数が詰め込まれたと、すべての者が一様に語っている。中国の主要都市のスポーツスタジアムすべてが、法輪功を拘束する巨大な囲いと化し、ハルビン市では一万人以上の修煉者が拘束された。

修煉者の記憶は個人的なものであることは否めない。しかしスタジアムに押し込まれた状況は、各地とも似通っている。修煉者は車から降ろされ、競技場に行進させられた。車の中の息苦しい暑さから解放され、ほかの多くの修煉者の存在を確認し、一種のお祭りに参加しているような幸福感があったという。一人の修煉者は、数年前に法輪功の祝賀のために黄色のシルク服を着て、まったく同じ場所を行進したことを明確に記憶していた。

この年の七月は異様に暑かった。水は全員には回らず、食べものはまったくなかった。幸福感は消え失せ、警官は個別尋問できるように修煉者を並ばせようと懸命だった。大規模な法輪功の煉功が始まりそうになる。命令に服従している警官は、修煉者が煉功をやめるまで、人々を押したり突いたりした。数ヶ所のスタジアムでは、修煉者は合唱するか「李先生」の経文を同時に唱え、警官にとって抑制し難い状況だった。修煉者は数の点から優勢であったが、皆、善良な市民として行動した。このため何の進展もなかった。暑さで倒れた老女が治療を受けられるように警官を呼んだことはあったが、警官の武装をすり抜け、登録台をひっくり返して逃亡するなどは、考えも及ばない暴力行為だった。

警官は、一人ひとりの修煉者の住所、氏名、職業を登録し、法輪功を修めることへの訓戒、確認のため声明文に署名させる手続きを何時間も行った。この宣告書に署名すれば家に戻される。署名を拒否したものは競技場に残される。次の修煉者たちが運び込まれ、同じことが繰り返された。

七月二二日の午後、ほかの中国人と同様に私は一大速報を受けとった。数名の同僚が法輪功についてのテレビ報道があると私のオフィスに飛び込んできた。私も急いで彼らと一緒に受信エリアに駆け込み、中国中央テレビによる緊急報道を一緒に観た。以下が当時の私の印象だ。

ニュース・キャスターは、目を異様に大きく開き、甲高い声で「法輪功は違法である」と強調した。「中国市民の集団煉功や家庭での法輪功修煉を一切禁じる」。テレビ画面を観ていると、窓の外からがなり立てる音が入ってきた。オフィスのある富華大厦周辺を宣伝カーが回り（北京中がこの有様だったようだ）、法輪功は違法機関であると繰り返していた。女性プロデューサー数名が、両手で頭を抱えながらヒステリックに笑い始めた。文化大革命以来このようなことはなかったとつぶやきながら。中国中央テレビのニュース・キャスターは、次の指令に移行した。中国国家にもたらす法輪功の危険を暴露した特別調査番組の放送だ。テレビ画面一杯に映像が映る。実に洗練された告発のドキュメンタリーだった。制作にかけたと思われる費用、シネマを思わせる音響、ナレーションの構成など、どれをとっても米テレビのニュース番組『インサイド・エディション』と張り合う水準だ。「普通」の法輪功修煉者の生活を綴る一連のストーリーが流れた。どのようにして関わり始め、病みつきになり、家族も振り返らなくなったかが紹介された。未来の焼身自殺事件の伏線を張るかのように、医療を拒否することで自己を傷めつけ、自殺に至る事例もあった。残された配偶者がナレーターの役割をしていた。苦い涙をこぼし突然むせび泣く姿で各々の映像が終わっていた（多くの年配の中国人は、政治的な要求があれば涙を流すことができる。文化大革命の副産物だ）。

それぞれの事例の紹介は、李洪志と法輪功への軽蔑に満ちていた。UFO、アルマゲドン、超常的な力を信じる者へと同様に。事実上、気功ブーム全体を非難するものであり、さらには法輪功を最初に始めたグループが自分たちに特権のない状況に不満を抱いて発表した一九九五年に遡る言葉が添えられていた。「李洪志は講演、書籍、ビデオからの莫大な収益に税金を支払わない詐欺師である」「李には治癒能力はないが自分を神であるとする」「釈迦牟尼と同じ誕生日にするために実際の誕生日を偽った」。しかし、これより深刻な非難は、李はアメリカの帝国主義を肩代わりして権力をむさぼる危険人物であり、北京空港のホテルの一室から中南海を攻撃するよう電話で命令したというものだった。「法輪功の信奉と現実は、真逆である。善（慈悲心）とは自己と家族を破壊すること。真とは李洪志の隠された意図を否定すること。忍とは自らの信念に疑問を投げる者には堪えられないということである」

放送中、私のテレビ室で突然泣き出した女性がいた。党員だった修煉者ほど衝撃を強く受け、党に裏切られたと感じた者はいなかっただろう。特に私にとって興味深かった法輪功修煉者は王暉蓮（ワンフイリエン）だ。手際がよく、魅力的で、落ち着きがあり、党が求める基準に見事に適合する性格だった。吉林省の東北師範大学の講師で、一九七一年より党員。私がタイで難民だった彼女に会ったときも、教師の空気が漂っていた。父は党員。政治的に優位な環境で育ち、父は党にとって正しいことをすべてしてきた。ほかの気功よりも病気が治りそうだったことが法輪功を始めた動機だ。そして日常生活で修煉者が見せる道徳心にも感銘を受けた。どこに行っても風呂場の排水口に詰まった毛をとって掃除するのが常だったが、一九九七年から修煉者の家に泊まるようになり、自分以外の人間がすでにきれいにしていたことに驚いた。

二年間、王暉蓮は深く修煉していた。七月二二日の直前、迫害が今にも始まるという噂を耳にしたとき、何かの誤解ではないかと思った。吉林省庁の外で静かに瞑想をする抗議にも加わった。しばらくしてから、警官がパトカーの上にスピーカーを並べ、中国中央テレビの放送を最大の音量で流し始めた。

この音声から、私が七～八歳の頃、殺人者が処刑されるときの光景を思い出しました。「これらの人々は極悪人である」「彼らは死ぬところである」……彼らは頭を差し押さえられ、恐怖に満ちた表情でした。当時とまったく同じ音調でスピーカーから声が流れていました。家族でさえ身内を哀れに思うことを許さない声でした。まったく同じ恐ろしい音調でした。

警官は大きなスクリーンのテレビをスタジアムに持ち込み、同じ番組を何度も何度も繰り返した。次の数日で、スタジアムは徐々に空になっていった。法輪功を放棄するという宣誓書に署名しない者への対処はまちまちだった。拘束所に送り込まれた者や、家に戻り隣人の監視下で実質上の自宅監禁となった者もいた。家に戻っても何もかもがこれまでとは打って変わっていた。すべての新聞は調査報告を掲載し、八月末までに、八一冊の反法輪功の書籍が書店で販売された。法輪功の組織はすべて解体された。法輪功修煉者はすべて、地元の党委員会と公安部に強制的に登録させられた。遼寧省の錦州（きんしゅう）市では、自筆、指紋、顔写真の登録もあった（二〇〇三年に始まった医学実験で錦州市の公安局が利用した可能性のある資料だ）。

季節は秋となり、中南海での沈黙の集会に関する特集番組がテレビで報道された。四月二五日を汚名の日とし、陰謀が生み出された法輪功のアパートが不吉な様子で映し出された。修煉者の不気味なスローモーションの動き、暗い音響が湧き上がった。唯一の情報として、李洪志が中国を去りニューヨークに住むようになった背後には、中国政府を転覆させるためのアメリカの陰謀があるという暗示があった。子供たちが「邪教」を攻撃するための大きな横断幕を塗っているところで番組は明るく終わる。北京では李洪志に反対する風刺画の懸賞募集があった。中国の国営管理下にあるイスラム教、道教、仏教の僧侶は、法輪功を弾劾した。医師は薬物治療のために修煉者を精神病院に送り込んだ。学生は法輪功の書籍をキャンパスの真ん中で焼き捨てた。労働者は法輪功の資料を下水に捨てた。兵士はいつでも闘いに挑める武装体制をとった。

この明るいエンディングは表面的には正確だった。六一〇弁公室の下で公安部は法輪功の書籍、ＤＶＤ、絵画、ポスターを万単位で破壊した。ほとんどは七月二九日に公共の場で行われた。「ポルノ撲滅弁公室」が制定した憎悪を煽る日にあたる。地元の役人らが講演したあと、法輪功の資料をスチームローラーで押しつぶすことがイベントのクライマックスだった。欧米の教育ある市民が知ったら、ナチスド

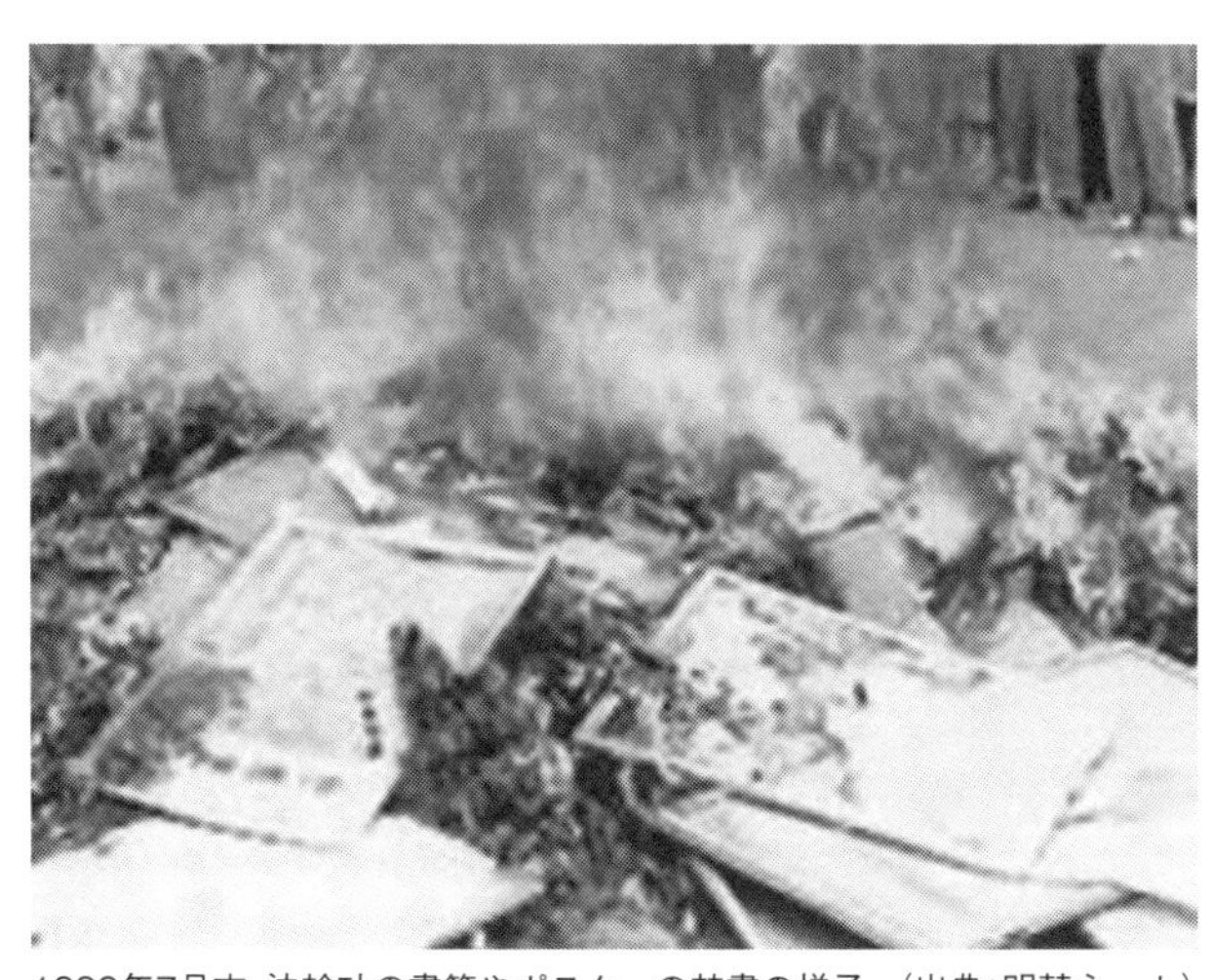

1999年7月末、法輪功の書籍やポスターの焚書の様子。（出典：明慧ネット）

イツによる焚書と重ね合わせたことだろう。しかし、国外の修煉者は荒野の迷い子のように、欧米のメディアに状況をうまく伝えることができなかった。

米国にいる法輪功修煉者は、同時に二つのスクリーンを見た。欧米の報道と中国の報道だ。中国大陸出身の修煉者は中国の報道を常に基準とする。自分たちの願いと感情の焦点だ。「恐怖」で国民を巧みに操る党文化は、彼らに深く浸透している。このため、拷問写真の展示や、善と悪の境界を説くなど、欧米人なら（日本人でも）身を引いてしまうような大陸のプロパガンダ的アプローチを、今も変わることなくとり続けている。

一九九九年、欧米メディアに不慣れな中国人修煉者が引き起こした最悪の失敗は、原稿締め切り直前の記者を前に「法輪功とは何か」を定義づけたことだ。一九九〇年代、公安部からの横槍を避けるため、法輪功修煉者は試行錯誤しながら自己流の三不政策を編み出していた。「法輪功は宗教ではない。政治的ではない。組織ではない」というものだ。一九九九年秋、修煉者はこの三つを欧米の記者の前で繰り返した。この定義は空洞でブラックホールのようなものだった。中国人以外の修煉者はこの空洞を「精神的な気功法」などの表現で埋めようとした。アメリカ社会では単なる気功のために殺されることなどは信じられない。ヨガをして致死的な迫害に遭う者がいるだろうか？　このため、何か裏があるのではないかという印象を与えた。この隙に乗じて、一九九九年一〇月には中国共産党が欧米の記者たちに自分たちのメッセージを植えつけていった。「隠しごとがあるから真実を語らないのです。私どもが説明しましょう。彼らはカルトです」と。

欧米の修煉者は、より中立的に「宗教の一派」のような表現を使う記者がいることを望んでいた。欧米文化の視点からはそれほど悪くない。法輪功の擁護は、宗教の自由、法的権利に値することを意味し、欧米では普遍的に支持されていることだ。しかし中国系の修煉者はこれも否定した。このため端的なカルトの概念が米国社会に浸透した。米下院は公聴会で法輪功修煉者の証言よりも、従来の中国の反体制派、そして、ときには家庭教会の信者の人権に的を絞った。ハリウッドはダライ・ラマに的を絞った。

反体制派のコミュニティは変化や競合を望まない。特に一つのグループが反体制派全体のアイデンティティを全面的に変えようとすることは望むところではない。法輪功は「反体制派」という言葉を否定しただけでなく、現実の敵を認識することすらしない。中国人修煉者は江沢民を憎むが、中国共産党とは友好関係でありたいというわずかながらの期待を抱いていた。ハリー・ウー（呉弘達）のような天安門事件の活動家やチベット人のような反体制派の大物から見れば、法輪功は自己中心的で恐ろしくナイーブで、他のグループとうまく協調がとれない団体ということになる。

このため、欧米での法輪功による無数の記者会見は、無人に等しかった。丹念に準備され、横断幕を掲げ、記者席には法輪功のタグがついた蓮の花が丁寧に置かれた（部屋から出るときには別にお土産をもらえるのかなという錯覚に陥る）。そして記者が一人も出席しない記者会見がダラダラと続いた。対メディアの失敗は続いた。シカゴ法廷で江沢民を人道に反する犯罪で訴えようとする試みや、報道番組『ナイトライン』で社会的通念を非情に語るテッド・コペルの前で、法輪功スポークスマンの張而平（ジャンアルピン）が言葉を失ったことなどが挙げられる。

空き部屋と言えば、ニューヨークの寮や寺院の二階にも苦心して作られた空き部屋があった。古代の海岸線に漂流した木切れのように、これらの空き部屋は「橋渡し計画」があったことを物語る。国際社会が中国の行動に立ち入らないことを法輪功修煉者が認識し、修煉者の孤児、仏教の僧侶や尼僧など多くを救出しようと、修煉者の一部が中国の海岸沿いで小規模な「ダンケルクの撤退」を計画し、多くの人々を収容するために作られたスペースだ。その日は来たが、救出船は出航しなかった。

一〇月末、中国共産党は公式に法輪功をカルトと位置づけた。北京在住の三〇名の法輪功修煉者が、欧米の記者のために内密の場所で一〇月に記者会見を開き反論している。インタビューに立ち合った見習いの記者が、法輪功の窮状に同情を示したところをカメラに収録され、失職した。法輪功クライシス

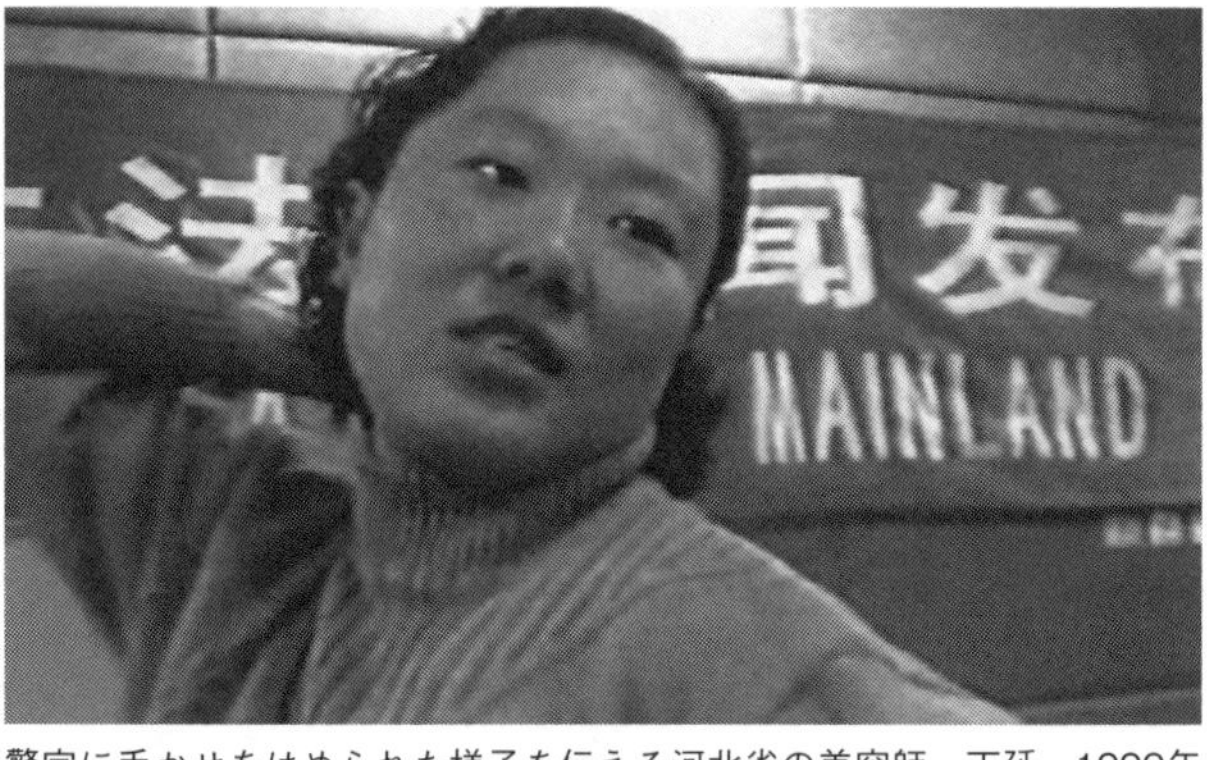

警官に手かせをはめられた様子を伝える河北省の美容師、丁延。1999年10月、北京で開かれた機密の記者会見で。イベントにはニューヨーク・タイムズ、AP、ロイターの記者も参席したが高くついた。修煉者は逮捕。欧米の記者1人は失職。中国全土で報道の自由が失われた。２年後、丁は承徳市の監獄内の水牢で死亡。享年32。（出典：明慧ネット）

に関する欧米の報道は、注意深くバランスをとって書かれ、深く掘り下げられることなく、中国政府の勝手な主張をさりげなく支持するように締めくくられた。『ワシントン・ポスト』のジョン・ポンフレット氏や『ウォール・ストリート・ジャーナル』のイアン・ジョンソン氏のような批判的な記者の調査報道もあったが、後者の記事は中国国内のインターネットではブロックされ、中国のホテルで販売されている紙面版からは、ハサミで切り取られた。欧米社会が否定することをまったく恐れずに、中国のメディアは遺体や葬式の写真を存分につなぎ合わせ、改ざんされた李洪志の声明と歓喜に満ちた信者の姿を添えて、信者を精神錯乱に陥らせるカルトのイメージを作り上げた。

中国の治安局の頭はいかれていた。まず、八月半ばの陳英（チェンイン）の事例がある。高校一年の彼女は移動中の鉄道から飛び降り、合併症で死亡。中国中央テレビ

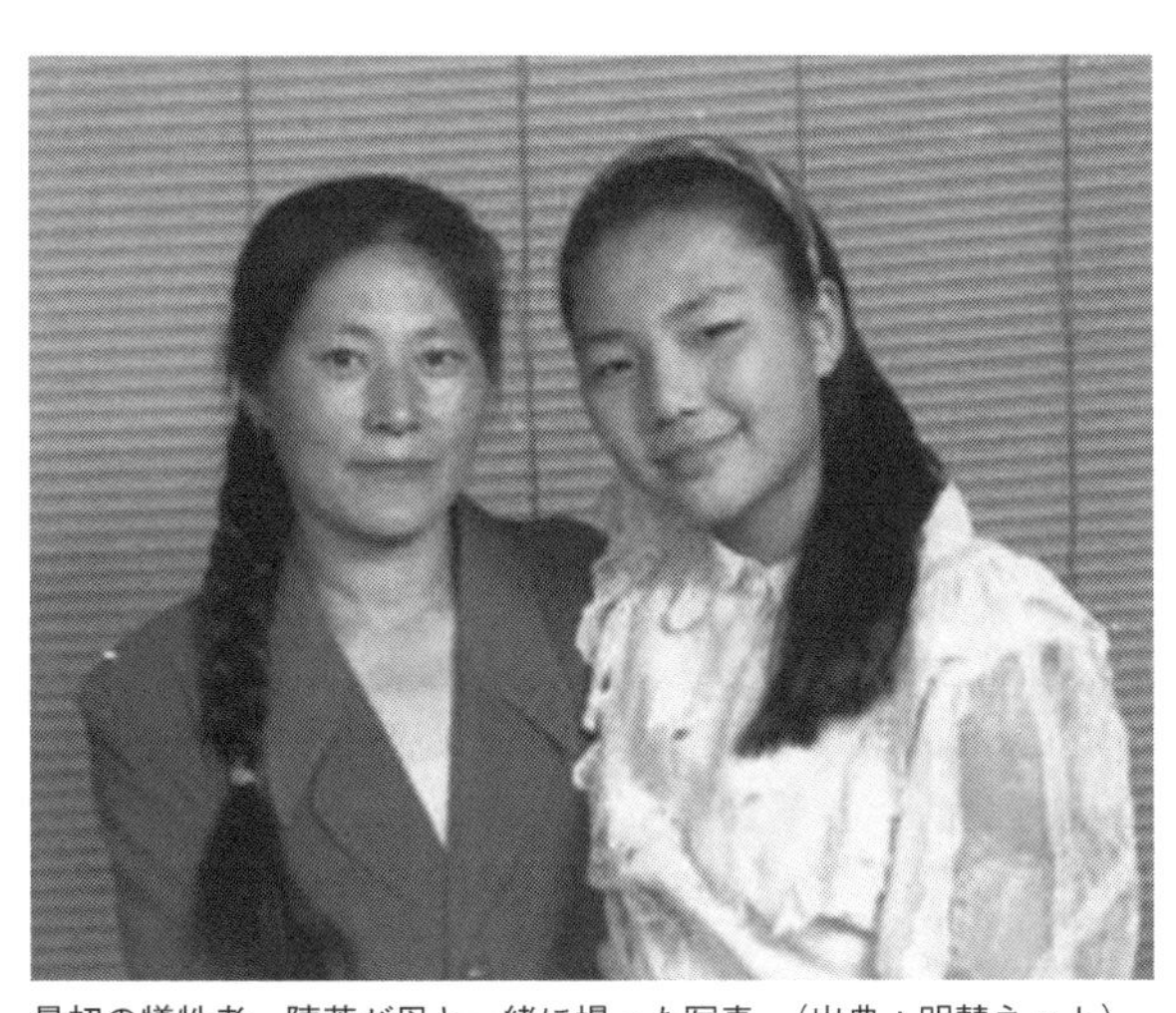

最初の犠牲者、陳英が母と一緒に撮った写真。（出典：明慧ネット）

はこの機会を逃すなと、法輪功による狂気が引き起こした典型的な自殺と報道した。

陳は弾圧の始まった直後の七月二二日に北京に陳情に行った。一旦捕えられたが警官の手から逃れた。再び捕えられ、正式に逮捕され、拘束所でかなり殴打された。何とか逃亡したが、また見つかり逮捕された。警官が彼女の住む黒竜江省(こくりゅうこう)に連行するところを駅で逃亡。数週間のイタチごっこの末、北京で四回目に捕えられる。八月一六日の午後、家に向かう鉄道に乗せられていた。警官にトイレに行かせてもらう。扉は開けておくように言われた。数分後、陳がトイレの窓から飛び降りたことに警官が気づいた。発見されたが、現地の医師は重傷の陳を酸素吸入で生きながらえさせる意味はないと判断した。陳の真意は知る術(すべ)もないが、鉄道から飛び降りても生存する可能性は高い。陳は自殺するために飛び降りたのではなく四度目の逃亡を図ったのだ。だが今回はうまくいかなかった。

疑惑に包まれた死亡のケースは続出する。九月一一日、山東省の小学校教員、董歩雲(ドンブユン)は北京で逮捕され校舎に監禁された。警察によると、彼女は真夜中に窓から飛び降りその衝撃で死亡した。その一二時間後に警察は董の遺体の焼却を命じている。飛び降りたとされる窓は二階だった。

黒竜江省の出身である二七歳の男性修煉者、趙東(ジャオドン)も北京での抗議の際、逮捕された。九月二九日に鶏西(けいせい)市に向かう途中、警官に殴られ、鉄道から飛び降り死亡。遺体は手錠をかけられたままだった。

一〇月七日、錦州市出身の五〇歳の女性修煉者、朱紹蘭(ジュシャオラン)は四日間のハンガーストライキのあと病院で死亡した。法輪功の陳情書に署名したという理由で拘束されていた。

山東省では、中年女性の農業従事者、趙金華(ジャオジンファ)が九月末に農地で作業中に逮捕された。九日間に亘る殴打、電気棒、睡眠剝奪ののち、一〇月七日に死亡。拷問死の最初の事例だ。

最後に一〇月一七日、吉林省出身の王国平(ワングオピン)が北京の拘束センターの窓から飛び降りたとされる。明慧(ミンフイ)ネット（minghui.org）では、拷問を受け便器に頭を押しつけられたことも報告されている。

中国共産党は一九九九年四月二五日に中南海に集まった修煉者の数を逆手に取り、〝脅威〟とした。弾圧が始まってからも一握りの修煉者は動いた。この年の一〇月、北京に陳情に行き逮捕された修煉者は三〇〇〇人と報道されている。しかし、一一月初めの段階で、迫害による死者は六名となった。この数字は法輪功の出したもので、中国側は三名とする。二名は自然死、そして陳は自殺。これらの事例を取り巻く情報は完全なものではないが、迫害死の数を抑えようとする一種のパターンが見受けられる。法輪功修煉者が口にし始めた〝迫害〟という言葉に、毒気が強く伴うようになった。散り散りになった修煉者コミュニティに悪寒が走る。パスポートを所持するものは香港、台湾、オーストラリア、アメリカに逃亡するか、逃亡を真剣に検討した。単に法輪功に首を突っ込んでいただけの者は法輪功をやめ、一切関わらなくなる。同年一二月末までに六一〇弁公室は修煉者の動きを止めた。法輪功の大きなうねりはなくなった。

拒絶された世界に残された修煉者は、感傷という名の独房に入れられ、死に直面する感覚を味わっていた。ジェニファー・ゼンは、かつて一〇〇名の修煉者と一緒に毎朝煉功していた北京の公園に赴いた。風の吹き抜ける入口を通り、朝の通勤者の行き交う場所で、正しいことを主張しようと一人で煉功を行った。足の震えが止まらなかった。

第四章　雪

米国在住の馬麗娟は焦燥にかられ北京に向かう。エンジェルは地方の修煉者を泊めるために七つのアパートを借りる。法輪功の真実を伝えるべく天安門広場に集まった修煉者たちを出迎えたのは警官隊による大がかりな逮捕劇だった。

抗議

入国審査を滞りなく通過し、馬麗娟（マリジュアン）は携帯番号だけを頼りに中国に来た自分が馬鹿だと感じ始めた。彼女に番号を渡した法輪功修煉者の顔すら覚えていない。カリフォルニアでの体験交流会で会った中国大陸からの難民だった。北京の局番で始まるこの携帯電話の所有者は、すでにいないかもしれない。誰も彼の名前を知らない。

最も辺鄙な場所にある公衆電話から電話を入れた。最初のベルで応答があった。

「もしもし」

「修煉者です……この番号だけをもらいました。誰だか知りませんが、この番号だけをもらいました。修煉者ですか?」

「ええ。すぐに切ってください。この番号は使わないでください。安全ではありません。すぐにこちらからかけます」

馬は電話を切った。頭がクラクラした。待った。心臓の鼓動が正常値に戻ってきた。一〇分後、電話が鳴った。

「どこですか？」

「北京空港」

「何人？」

「一人です」

「どなたですか？」

「アメリカから来ました。ソフトのエンジニアです」

「何をしたいのですか？」

「まったく分かりません。今夜、天安門広場に行って煉功したい……」。躊躇(ちゅうちょ)しながら加えた。「できることなら何でも」

「今、三時ですね。真夜中まで時間があります。誰かと交流したい、話をしたいのなら、場所を教えます。どのバスに乗ってどこで降りるかを教えましょうか」

「是非、お願いします」

「今夜、どうすればいいか決めればいいと思いますよ」

指定された場所に着くのは容易ではなかった。三度乗り換えたあと、市営バスで終点まで行く。市街の端をつなぐ、毛沢東政権の末期に設置された典型的なバスの終点地だ。終点で皆が降車していく中、馬は座席に沈み込んだ。落ち着かない。馬は大陸の中国人にしては背が高い。外国製の衣類も目立つかもしれない。貧しい農業従事者風の乗客が降りるのを待ち、重たい鞄とスーツケースをガラガラと押してやっと降りた。誰かが迎えてくれるかと思ったが、村と野原があるだけで、ビニール袋が風にたなびく寒々しい光景だった。朽ち衰えたコンクリート敷きの広場の端に公衆電話があった。

また電話を入れた。すぐに応答があった。

「同じバスに乗って、来た道を戻り、八つ目で降りたところに人が待っている」

通話は切れた。

馬はバスに戻った。突然、意味が分かった。尾行者がいるかを確認するためのものだ。バスに乗り込んだ者は皆、新しい顔ぶれだったのでホッとする。予定通り八つ目の停留所で降りた。中年の男性が電柱にもたれかかっているのが、ぼんやりと照らし出されていた。馬は男を見つめた。男は彼女を見透かすように見つめ返した。馬は近くの公衆電話に行った。

呼び出し音がすぐ声に変わった。電話の声は「電柱の男だ」とだけ語った。

通話は切れた。馬が振り返ると笑顔の電柱の男がいた。このアメリカからの女性への尾行者がいないことに満足したかのように。

無言でオートバイに促された。後部に座席が設けられており、ガソリン・タンクにはスプレーで「タクシー」と書かれていた。

オートバイに乗り込み、見張り塔が目立つ警察の拘束センターの脇を素早く回り、入り組んだ胡同に入り砂埃を上げる。脇道にバイクを停め、歩いて小道の突き当たりまで行く。男は笑顔で大きなグレーのドアを指差した。居間があった。その場しのぎの〝事務所〟も兼ねていた。その場で七人の修煉者に紹介された。深圳、広州、湖北、安徽と中国全域から集まっていた。一人は企業の部長で、もう一人は銀行に勤めていた。残りは学生で、学士課程の者、新卒者もいた。

馬はビニール製の使い古されたソファーに沈み込み、出されたお茶をすすった。自分たちの計画について、そして『転法輪』に書かれた李洪志の言葉の解釈についての白熱した議論が、彼女の到着で中断された。

若手の学生たちと企業の部長から成るグループは、天安門広場で法輪功迫害に対する抗議デモを行うことを支持していた。馬が国外の修煉者で事情が見えていないため、彼女のためにも、皆に現状を語った。わずか二週間前に修煉者の王華晨と趙健は警察の拘留所で殺害された。また一〇万人以上の修煉者が行方不明になっている噂も繰り返した。おそらく強制労働所に連行されたのだろう。実際の数字は誰も知らない。

もう一つのグループは「デモ」という言葉に異議を申し立て、「集まり」という言葉を好んだ。リスクの問題ではないと説明した。修煉者として、どこにいても集まって法輪功を煉功すべきである。しかし、デモの権利は中国憲法で保証されてはいるが、今、天安門広場で法輪功を煉功することは、実に挑発的であり、広報目的と捉えられる。彼らは「法輪功の活動」と呼ぶだろう。法輪功は大規模なキャンペーンを行うものではなく、個人の修煉方法なのだ。正邪の闘いではあるが、沈黙することでも正邪の報いを左右することはできるのではないだろうか？　迫害はひどい。この緊張下で修煉者は政治的になり組織化された宗教になろうとしている。これは李先生の求めるものではなく、中国共産党が求めるものだ。警官がさらに弾圧を強化し、さらに多くを殺害する言い訳になるからだ。

馬は自分の置かれているリスクを考えた。米国の入国管理は、異例にも国外訪問を認めたが、米国の上司からは二〇〇〇年一月二二日を過ぎたら彼女のポストはないと告げられている。あと三週間もない。しかし、会話が続く中で、このような考えは鉄道の窓外の景色のように、次々と消え失せていった。リスクを避けるためにはるばる来たのではない。中国政府に法輪功の真相を伝えるために来たのだ。

天安門広場デモの支持者は反論した。我々は政治には関心はない。誰かと協調するわけでもない。誰が天安門広場に行くのかも知らず、そこにほかの修煉者がいるのかも分からない。しかし、法輪功の修煉者は、衆生の一人ひとりが良し悪しを選択できるように真相を明かす使命があるのではないか？　本当の意味の善ではないだろうか？　中国政府の幹部は、江沢民でさえ、衆生の一人ではないだろうか？　六五〇〇万人の中国共産党員も、真善忍の基本理念に基づいて、自らの立場を決める機会を与えられるべきではないだろうか？　この理念に反すれば、最期の日に天からの報いを受ける。修煉者であればこれが事実であることは分かる。しかし修煉者でなければ法輪功が良いということは分からない。これは威嚇ではなく機会だ。部屋にいるものすべてがうなずいた。対立していたグループ間の壁が目の前で溶けていったようだった。

皆、強い意見は持っている。しかし、誰も自己主張することなく、迅速に意見がまとまった。それは馬にとって印象深かった。「死」が気持ちを集中させた。米国の修煉者はこのような問題に数時間を費やして議論することだろう。中国本土ではそのような贅沢は許されない。誰が電話の声だったのかを考えることはやめて、ボストンの法輪功のグループのような温かさに浸ることにした。

誰かが立ち上がり叫んだ。「天安門に行こう！」。皆が同時に立ち上がったので、馬は目まいに襲われた。汗びっしょりだった。額に手をあてると火照っていた。ソファに倒れ込み、これらの人々に二度と会うことはないと知りながら深い眠りについた。

拠点

北京南部の衛星都市にあたる大興区(だいこう)に不規則に広がる住宅街の小さなアパートが、エンジェルの最後の訪問先だった。自転車を除け、剝き出しの壁についた外灯がぼんやりと照らし出す階段を三階まで上がる。茹であがった麺の温かい湯気にウルムチ酢の香りが漂う。地区別、郵便番号別に色分けされた鍵の中からこの家の鍵を見つけ、錠を外す。小さなテントの街並みのようにきちんと並べられた数々の靴を踏まないように通り抜け、壁に沿って中腰の状態で室内に入る。

天上の低い大部屋の中は金色の光で満たされているようだった。窓にはブラインドが掛かり、向かいの壁にはスーツケースが山積みになっていた。丁寧に四角くたたまれたグリーンとピンクの派手な花柄の掛け布団の前には、厚手の上着を羽織った女性たちが大勢座り、穏やかに話すか一緒に本を読み合っていた。エンジェルがドアを閉め、知り合いの数名にうなずいた。多くの者はエンジェルに寝ぼけたような目を向けた。エンジェルの背後の壁にはポスターが貼られ、李先生が打座して皆を見下ろしていた。その前には仏教の習わしのように果物が供えられていた。

中年の女性がエンジェルのところに駆け寄り、北京なまりで息も切らさず、今朝三名が去り、午後五名が来たことを告げた。だから無駄なスペースはないと笑った。毛布の問題はない。一人は一二歳の子連れの母親だから一緒に毛布にくるまれる。男性は雑魚寝でＯＫと、隣の部屋への入口を指しながら説明した。

そして声をひそめて、この新たに現れたグループは何も持っていないようで、少し長くいたい様子だと伝えた。おそらく一週間、それ以上かもしれない。あまり詮索したくなかった。構わないか？とエンジェルに尋ねた。

エンジェルは分厚い眼鏡をとって、安心させるように笑顔で答えた。「もちろん、問題ないわ」。

エンジェルはほかの者が喜んで滞在費を多く支払うであろうと確信していた。場所に関しては、修煉者は水のようだった。与えられた空間をまんべんなく満たしていく。北京なまりの女性は、この新しいグループの雰囲気は良いと伝えた。「あれ」が聞こえるという。「あれ」とは、『普度（プードゥー）』という音楽のことで、ゆったりとした規則正しい曲で、法輪功のサウンドトラックと思っている修煉者もいる。

多くの修煉者が、耳を傾けるとアパートの中に常にこの音楽が流れていると言う。『普度』が聞こえるという発見は一つの奇跡だった。八月の時点では、芯のある修煉者かどうかを見極める方法がなく、途方に暮れていた。当時は目標も計画もなく、固い決意だけがあった。

八月中を通して、北京の修煉者は法を実証する方法を議論した。七〇人から八〇人のグループのこともあった。何かをしなければ、ということは皆分かっていた。しかし、北京に洪水のように現れる地方からの修煉者にどのように対応していいか見当もつかなかった。北京の修煉者は内を見つめるようになった。「自分の心が動じなければ、自分の周辺も動じない」。地方の農業従事者の修煉者が次々と北京を襲撃する様は、迫害への「人為的な反応」であり、修煉を通してこのような行動や感情への執着は取り除くべきだと北京の修煉者は見ていた。地方の修煉者が無表情に蟻のように一斉に現れる様子を、一人の修煉者は「兵馬俑(へいばよう)」と形容した。北京の修煉者にとって、彼らは皇帝陵を建設しているに等しい。歴史は繰り返す。建設が終われば穴に落とされ生き埋めにされる。

エンジェルは会合に参加する時間より自転車に乗っている時間のほうが長くなった。自分のアパートに滞在すべき市外の修煉者を探して、北京中心を真剣な眼差しでさまよう。多くの修煉者が彼女のアパートを利用した。しかしこの些細な活動でも、二度目の逮捕につながった(彼女のボーイフレンドにとっては最初の逮捕だった)。私服警官に捕まったのだ。じっと自分を見つめる男がいたので、田舎から北京に出てきて驚いている修煉者だと思い助けようとしたら、逮捕されてしまった。一ヶ月に亘る留置所生活では、あらゆるタイプの修煉者が、冷水で身体を洗い、際限なく床をブラシで擦る姿を目にした。釈放された彼女は、現実を見据えるようになった。

北京の修煉者は大きく変化した。迫害当初、北京の修煉者は熱心に働きかけ、飲まず食わずでも空腹感がなく、数時間の睡眠でも疲れを感じなかった。しかし、今は欧米の記者も闇の情報筋を追うことをやめてしまった。秋に極秘で開かれた拷問に関する記者会見の会場も、北京の外だった。北京の修煉者はどうなったのだろう？　神経をすり減らして監視の目を避けた。そして、北京の修煉者の存在に気づく者もなくなった。高齢の修煉者は「文化大革命」で希望を失ったことを思い起こした。中年の修煉者は「北京の春」、若者は「天安門事件」だった。洗練された物腰や意味のない会話で現実の疲労を表面的に隠すことで、忘れ去られた中共幹部が再び現れたかのように、一人ひとりの内面で「恐怖」の芽が成長していった。北京の修煉者は不安を隠しきれずに手をもみ合わせながら、闇で議論した。彼らこそ墓場の兵馬俑だった。

息を潜める北京の修煉者とは対象的に、堅い意志を抱く地方の修煉者は、法輪功を取り巻く政府の安っぽい虚言を打ち砕く鋼球となった。そして一時的にどこかに住むところが必要になった。すべては明確だった。

エンジェルはひそかに一万元を貯金から引き出した。母が大学の費用として用意したお金だ。家から出ることを希望する学生として、通州（つうしゅう）区と大興区の貸家を探した。前金と一ヶ月分の家賃を前払いし、七つの異なる地区に七つのアパートを借りることができた。

一日に何人の修煉者が北京に来るのか、エンジェルは知る由（よし）もなかった。しかし、北京市内で自分とまったく同じ活動が四つあることは知っていた。自分の借りているアパートは常に監視した。各アパートは最低二部屋で、三部屋のアパートもあった。各部屋には少なくとも一〇名、多くて二〇名まで入れる。つまり最低三〇名は滞在できる。通常は男性一〇名、女性二〇名。すべての物件を合わせて、常時二〇〇名以上の修煉者が滞在できた。

物事が意図する通りに運ばないのが現実だ。部屋数は少なすぎた。煉功や交流の部屋にあてがう予定の三つ目の部屋は、ほかの部屋に入り切れない者が常に使っていた。女性の数のほうが多いため、いつも女性の部屋となった。つまり、二五〇名の修煉者が滞在していた。三〇〇名になることも時折あった。修煉者は健康だったが、アパートの収容者数が増えると、インフルエンザがはびこる可能性が高くなる。しかし、ダニ、ケジラミ、シラミがわくことは奇跡的に皆無だった。もしこれらがわいたら毛布を熱湯消毒するつもりだったが、安物の寝具はボロボロになってしまうだろうと思っていた。

一月には貯金が底をついた。しかし、アパートはその時点で、彼女の資金投入がなくとも運営されるようになっていた。「払えるだけのお金を払ってください」とエンジェルはいつも言っていた。入れ替わりが激しく、適切な宿代を計算することはほぼ不可能だったからだ。海外の修煉者からの寄付金には必要なとき以外は触れなかった。この寄付金は時折、不足分を埋めてくれた。

セキュリティは深刻な問題だった。隣人にとってはここが法輪功をかくまう家であることは明らかだった。アパートに手入れがあったが、幸いなことに家主は、警官に尋問されたあとでも、エンジェルとまめに連絡をとってくれた。エンジェルやほかの修煉者のふるまいから、法輪功は基本的に良い人々であると納得していたからだ。家主は代行者としての素質を備えるだけでなく、善良な立場を貫く人間だった。

手入れのあと、エンジェルは厳格な規則を定めた。「アパートの出入りは、常時二人以上にならないこと」「音は最小限に留める」「電話はしない。電話が必要な場合は数キロ離れた場所の公衆電話からかける」。そして地元北京の人間で通常は女性に各アパートの管理を任せ、地方からの修煉者に北京の交通事情を説明したり、スパイを探索する方法も含む諸々の世話にあたってもらった（エンジェルの家に長期に滞在しようとするスパイには、かなりの演技力が求められたと思う）。「鍵は指名された管理者とエンジェル以外は持たない」。例外はなかった。

これ以外の規則はない。あとは地方の修煉者が自由裁量で法輪功を実証するだけだ。中央の指示などは皆無である。アパートは拠点、集結地として利用されるのみで、エンジェルにも滞在者を冷徹に移動させる気は毛頭なかった。

一ヶ月滞在する者も数名はいた。明慧（ミンフイ）ネット（minghui.org）に自分の体験を書いたり、他者の逮捕に関して記録する者もいた。標準的な方法として、三名が一チームとなって天安門広場に向かう。一人は観光客を装い、写真をとる。もう一人も観光客としてカメラに向かって微笑む。そのすぐ背後で三人目が横断幕を広げ、逮捕されるのを待つ。運が良ければ横断幕を広げる姿と逮捕の姿がカメラに収まる。この三人目がもう一度現れる可能性は薄いので、横断幕を掲げる姿は親戚や友人、そして明慧ネットにとって貴重であり、逮捕の写真は国外メディアにとって貴重だ（と信じられていた）。

ほとんどの修煉者の滞在期間は二日だった。少し休み、少し交流し、逮捕される前に息をつく瞬間が必要だった。逮捕のあとに待ち構えていることについて、噂が雑草のように広がっていった。逮捕された者が彼女のアパートに戻れる可能性はわずか五％だった。

エンジェルはアパートを点検しながら、一二歳の少女のことを考え続けた。母親と一緒に電話をかけに行っていた。残念だ。実際に顔を見たかった。セキュリティ違反があることを予期してうまく対処するように、そして精神的に不安定な者がいるかどうか査定するように、エンジェルはこの北京の修煉者を管理者に指名していた。最近は自分のボーイフレンドが問題になっていた。暗黙のルールを無視して珍しい果実を買いに出るようになった。本音を言えば彼は若い。それだけだ。ほとんどの修煉者は二〇歳前のティーンエイジャーだった。エンジェルも管理人の女性もこれより若い者が滞在することは危険をはらむ可能性があることを認識していた。

少女の母が逮捕され尋問を受けた場合、母にプレッシャーをかけるために少女が利用されるだろう。年少の者は関わるべきではない。しかし、一二歳の少女は強制的にここに連れて来られたわけではない。少女の決意には頭が下がる。年少だからこそ貴重だ。一概に否定はできない。エンジェルは二つの思いの板挟みになっていた。

すべての修煉者が自分のしていることを把握しており、アパートを出るときに安定した状態にあることが最も重要であるとエンジェルは管理者に念を押した。次の体験交流のセッションで一二歳の少女の動機を探り、これから立ち向かうことに対して修煉状態が十分であるかを確認する必要がある。

そして二つ目に重要なことは、グループとして外に出ないこと。天安門に行き着く前に逮捕される可能性があるからだ。この点を彼女は一日に何度も繰り返し言っていた。

エンジェルは見回りを終えた。大興区の最上階の部屋は、今夜は大丈夫だ。明日はまた別の闘いの日だ。『普度』の音楽が静かに流れ、滞在者たちは毛布に身をくるみ始めた。

天安門広場

馬は空腹で目を覚ました。病に倒れてから三日経っていた。意識が断片的に戻る状況だった。七名の修煉者は戻ってきていない。この家を賄っている三人の女性が彼女の世話をしてくれた。彼女を笑顔で見守っていた。目覚めて少し気分が良くなったという彼女を見て喜び、蒸しパンとお茶を出してくれた。馬が食べ終えてから、彼女たちは今朝、天安門広場に行くと告げた。懸念して眉をひそめる馬に対して、これまでも逮捕されたと明るく語り、一緒に来ないかと誘った。

「ええ、是非」と馬は答えたが、病み上がりの身であり、少し考える必要があった。

天安門広場は、地方からの観光客、学生、年金受給者で溢れていたが、修煉者が点在している事実は隠せなかった。数百名はいると馬は推定した。天安門広場に行くべきだと主張するグループが言った通りだった。何の協調もなく煉功を始める者、横断幕を広げる者があちらこちらに現れた。サッカーチームのようにまとまって待っている小グループもあった。何を待っているのだろうか？　警官が圧倒される兆候を？　天のお告げを？　それとも一旦停止しているのだろうか？　いや、崖っぷちから飛び降りようとする者が、一歩踏み出す瞬間への合図――内面から突き上げる決意――が現れるのを待つのと同じなのかもしれない。

警官にはそのような瞬間を待つ必要はない。天安門広場は区域別に分割され、私服警官、警官、軽自動車から構成された分隊が常時配備され、自分の区域に現れた法輪功の管理を担当していた。監視カメラが旋回し、分隊に命令が下され、無線による交互の連絡を通して修煉者の制圧にあたった。その使命は、一九八九年の天安門事件のような大量の抗議者を出さないことにあった。

馬は現場の状況をこのように読みとった。熱に浮かされたときの悪夢が目の前に現れていた。三メートルほど離れたところで、ピンクのコートを着た少女が私服警官に取り押さえられた。頭が石にぶつかり、嫌な音がした。カメラは彼女の背後の路上で潰された。プラスチックの破片が少女のかかとに突き

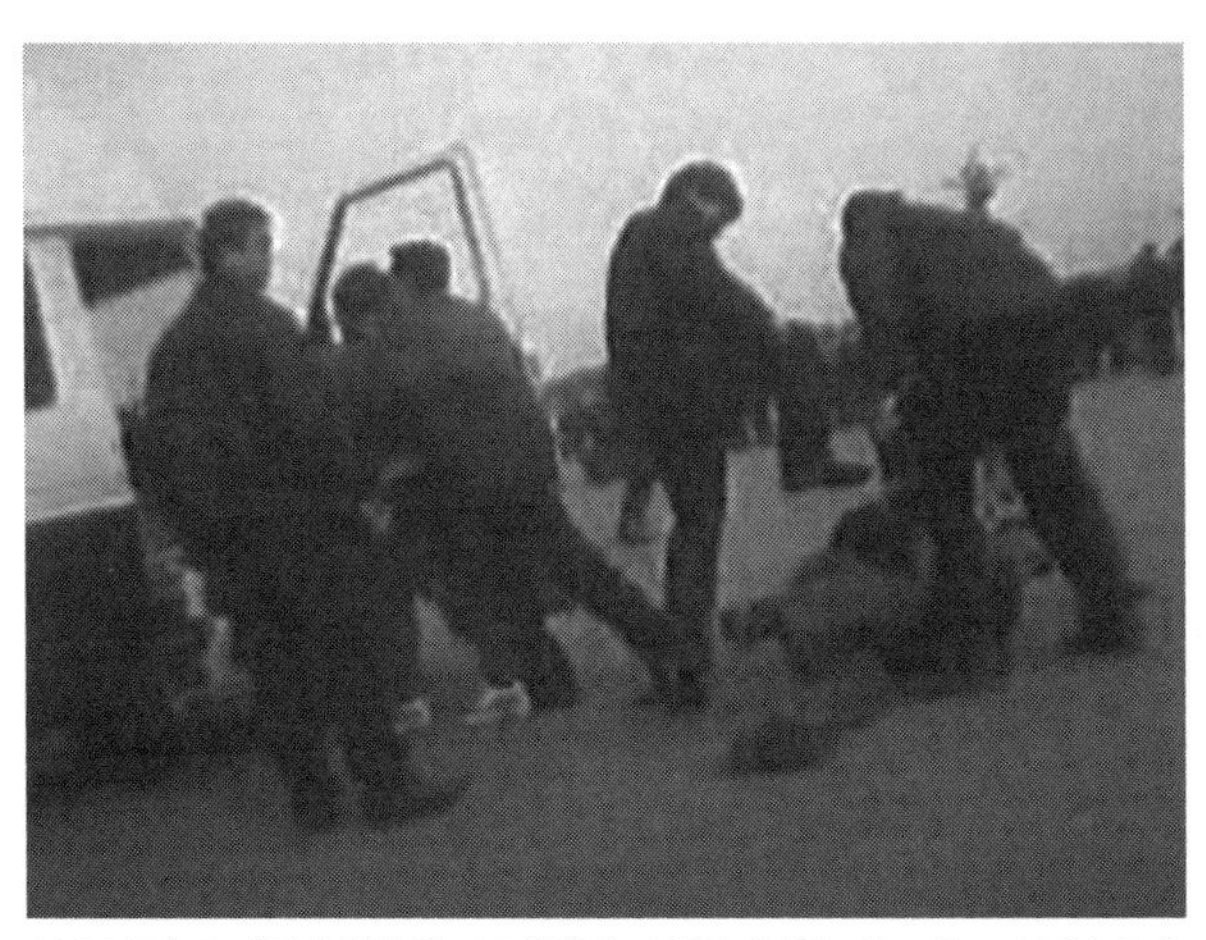

2000年冬の「天安門広場での闘争」を捉えた隠しカメラ。中国から内密に持ち出されたビデオのスクリーンショット。（出典：新唐人テレビ）

刺さった。市に雇われた清掃員が無関心に清掃していた。気違いじみた笑いが、修煉者の「法輪功は良い」という叫び声と混ざり合っていた。この叫び声はサイレンでかき消された。馬は一緒に来た女性たちをすぐに見失ってしまった。老人、家族全員が自動車に詰め込まれて行く様子を黙って見つめていた。横に立っていた北京大学のアメリカ人留学生たちが、この大がかりな逮捕を不可解そうに眺めていた。

「一体誰なんだ？　何か盗んだのかな？　何かの詐欺に違いない」

馬は口をはさんだ。「違うの。良い人々よ。法輪功の修煉者よ」

アメリカ人学生に微笑みかけようとしたが、恐怖で全身が震えていた。一人の警官が会話の様子を見つめていた（おそらくこの警官は、英語は一言も分からなかっただろうが……）。馬はその場から離れた。

無益だ。手を間違った方向に上げただけで逮捕される。呼吸することが難しくなってきた。口の中に唾がたまり、空気が重苦しい。動物の汚臭が漂う。次に何をすべきか途方に暮れた。自分の脇では、法輪功のチラシを配っていた修煉者が、後ろ手に拘束されて車に連行された。最後のあがきとして、まだ動かせる手を使って、チラシの山を空中に高く投げた。チラシは雪のように舞い散った。馬は魂の抜け殻のように、広場をさまよいながら出て行った。

陳情局

三日後、馬は不自然な静けさの中で目を覚ました。雪だ。北京では珍しい。小窓から積雪になると見てとった。ほかの者はすでに外出していた。あのときの感情も今はない。もう少し長く布団にくるまることにした。

中国の市民が中国政府に関して法的に苦情を出せる場所は一つしかない。馬が最初の夜に出逢った七名の修煉者が語っていた。「陳情局」だ。天安門に行くことに反対していたグループの一人は、陳情局に行くことを提案したが、誰も支持しなかった。いったいどこにあるのだろう。一九九九年四月、府右街での抗議のときには誰も見つけられなかった。そして四月の陳情が七月の迫害へとつながった。あのトラウマ、あの否定的な情報の押しつけ。専制政治の産物に過ぎないのだが、中国本土の修煉者はそれを振り捨てることができないようだ。声を上げる場所、中国幹部の目に留まる場所、何らかのインパクトがある場所は、天安門広場しかないと彼らは確信していた。

しかし何のインパクトもなかった。当局はただ法輪功を違法とした。すべてが違法になった。政府の承認のない手紙を高官宛てに書くだけで中国本土の人間は逮捕される。馬は中国本土の者ではない。米国ビザの保有者だ。陳情局とは、政府の説明責任という虚構を裏付けるために設けられた象徴的な圧力弁に過ぎないのだろう。自問自答して結論に至らない自分に気づいた。何はともあれ、最も合法的に陳情を受け入れる正規の場所で抗議することが、政府の偽善を暴露する唯一の道ではないだろうか。

馬は正装し、胡同の小道から飛び出してタクシーを見つけた。ドライバーに陳情局に行くように伝えた。ドライバーはそっけなくうなずいた。

一時間後、安定門駅界隈の小さな店舗の並ぶところに車をつけた。

「なぜここで停まるの?」

「雪」とドライバーはポツリと言った。「あとは歩きで」と曖昧な手振りで告げた。

「特に雪が深いわけじゃないわ。なぜここで停車するの?」

ドライバーは首を振り、無口で通りの向こうを見るように促した。

ベージュ色の建物が目に入った。これが陳情局? 優等の異星人が上陸したかのように、ピカピカのパトカーが多数、斜めに停車して行く手を塞いでいた。古びた北京の町並みには異質な光景だ。馬は一瞬ためらい、降り積もる雪を見つめた。そして、思いを振り切り、タクシーのドアを押し開け、陳情局へと足を運んだ。

突然、五人の男が現れ、彼女の歩調に合わせて歩き始めた。馬は無視したが、突然自分より一五センチは背の低い太った男が前方を塞いだ。彼女は速度を落とした。男は立ち止まり、あごをしゃくって南方なまりで言った。「身分証明書は?」

馬は黙秘を決め込んだ。

「身分証明書を見せてもらおうか」と男は強い口調で繰り返した。

「パスポートならあるわ」

「じゃ、パスポートを見せてもらおうか」

「なぜ私のパスポートを見せなくてはならないの？」

「身分証明だ。今すぐに見せるんだ」と太った男は促した。

馬は笑いを抑えて言った。「いったいあなたは誰？　なぜ私があなたに身分証明を提示する必要があるか教えてちょうだい」

「警官だ」と太った男は言った。

普通の服装の男たちが一人ずつ警察の身分証明を提示した。馬は見慣れないカードに目をやった。湖北省、安徽省、広州市――皆、北京からは程遠い地域だ。

「これで我々の身分証明は見ただろう。さあ、貴様の身分証明を見せてもらおう」と太った男は勝ち誇ったように言った。

馬はパスポートを取り出した。太った男はパスポートを彼女の手からひったくり、最初のページを見て「山西省」と叫んだ。

「山西！　山西！」警官は通りに向かって大声で叫び始めた。一〇〇メートルほど先のほかの警官も叫び始めた。家畜の競り市のようだった。

中年の警官がエンジンをアイドリングにしたままのパトカーにぶざまに寝そべっていた。撮り損ないの映像に憤怒した映画監督のように、車から飛び出し、タバコを地面に踏みつけ、通りで叫ぶ警官を軽蔑するかのように手を振った。そして馬を尋問している男たちに低い声で言った。「山西の奴は今日はいないよ。雪が積もったから欠勤だ」

そして意味ありげに視線を上げ、それから馬を見つめ、ここに来た理由を厳しい口調で問いただした。

「政府と話したいの。とても重要な問題について話したいんです」と馬は答えた。

「どんな問題かね？　法輪功？」

「そうです」

「分かった。分かった」。彼はほかの警官に言った。「行かせろ。中に入ったら出て来れない」

「ほら、パスポートだよ。さっさと行きな」

馬は状況を把握し始めた。警官一人ひとりが異なる省を代表しているのだ。自分の省の法輪功修煉者が陳情局に行かないように阻止している。法輪功の修煉者が文書で苦情を提出したら、その省の恥になるのかもしれない。地方政府に罰則が科されるのかもしれない。彼女の知るところではない。ほかの警官たちは山西の警官を困らせたかったのかもしれない。雪であれ、風邪であれ、二日酔いであれ、山西の担当官が欠勤していたことは神の恵みだ。陳情局への扉が開いたのだ。高齢の女性から用紙を手渡され、書き込み用の机へと促された。受付窓口が一〇個あり、陳情に来た人々が二列に並んでいた。用紙に書き込むために片隅の机に向かった。年齢、生誕地、学歴、来局の目的。五人の警官がゆっくりとやってきて、彼女が何を書いているかを見ようと首を伸ばし始めた。「法輪功だ」と互いに囁(ささや)いていた。そして彼女に「法輪功なんだね」と尋ねた。

「そうよ。私が法輪功だと分かっていて、なぜ私を見ているの？」

警官は、あからさまな冗談を聞いたかのようにニヤニヤ笑い続けた。馬は用紙に記入し続けたが、苛立ってきた。そして彼らを見上げて言った。「そんなに書いているところを見たいの？　読んであげるわ」馬は書き込みながら大声で読み上げた。大学生に法輪功の紹介を講義するかのように。

警官は笑いが止まらなくなった。「時間の無駄だ！　時間の無駄だ！」

「もちろん私は自分の時間を無駄にしているわ。でも中国政府に本当のことを知ってもらいたいの」

卑屈な感じの老齢の警官が、彼女の目線にまで腰をかがめて落ち着いた口調で言った。「時間の無駄だと言ってるんだよ。あの部屋に行きな」

彼は廊下の突き当たりにある扉を指した。

「あの部屋にお行き。時間を無駄にせず早くな！　あそこがあんたの場所だよ」

馬は彼を押し退けて一列目についた。一人の陳情者が二列目につくところだった。若い背の高い青年で、革ジャンを羽織っていた。用紙を手にしていた。視線が合った。そして躊躇した。お互いに目をそらせた。「ハンサムな人」と馬は思った。目からは厳しさと同時に同情的な動きが読み取れた。修煉者だ。

卑屈な警官は馬に再びにじり寄った。自分の命令を無視し傲慢で礼儀知らずの馬に腹を立てて叫んだ。「そこに立たずに、早く部屋に行くんだ！」

「いいえ。私は政府に何が起こっているかを告げなければなりません」

「俺の言うことを聞け。分かっちゃいないな。貴様は時間を無駄にしているだけだ。政府は法輪功を邪教と決めたのだ」

「分かっていらっしゃらないのはあなたです。本当の法輪功を。数百万人の人々が法輪功をやっていることを。中国だけでなく世界中で行われています。私は米国に住んでいます。多くの人が法輪功を修煉しています。アメリカではまったく問題はありません」

卑屈な警官は無意識に一歩引き下がり「本当か？　事実を話しているのか？」と口にした。

「なぜ私が嘘をつくのですか？　なぜ私はわざわざ中国に戻って来たのですか？　中国政府は虚言を吐き、宣戦布告し、メディアを管理しています。国民は何も知りません。ですから戻って来たのです」

警官は真剣に彼女を見つめた。不可思議なプロパガンダの罠であるかを見極めようとするかのように。「欧米人が法輪功をやる？」と彼女の言葉を繰り返した。

「ええ。中国人だけでなく欧米人もです」

「本当かね？　欧米人が法輪功をしていることは聞いたことがない」

「では、何を聞いてきたのですか？」

「すでに法輪功は禁止され、消滅したと。もはや存在しないと」

「違います。中国の国外では、多くの国で多くの人々が煉功しています」

警官はおとなしくなった。彼女の目を最後に見つめた。記憶に留めておこうとするかのように。そして立ち去った。馬は警官が考えていることを察した。プライドの高い経験豊かな警官だ。政府に騙されたと感じているに違いない。

彼女のすぐ前に立っていた老人はこの会話を聞きながら苛立っていた。首を回して目立たないように囁いた。「早く！　逃げなさい！　ここの人たちはあなたを捕まえるのです。すべての法輪功を逮捕しようとしています。早く、逃げて！　さもなければ、逮捕されてしまう」

馬は囁き返した「いいえ。私は米国から来たのです。国の幹部に法輪功の真実を伝えるために」

「分かっているでしょう。殴られるのです。逮捕して牢獄に入れられるのです」

「分かっています」

「怖くないのですか？　死ぬことを恐れない？」

「恐れていないと思います」

老人は首を前に向けた。ぼそぼそと独り言をつぶやきながら。

そして笑い転げていた警官たちが質問してきた。

「どこから来たんだ？」

「米国から？　何て馬鹿な奴」

「米国からわざわざ、法輪功のために来たのか？」

「危険な目に遭うぜ。中国の状況を知っているのか？」

年長の警官が立ち入り、彼女を指差した。

「貴様。列から出ろ」

馬は自分の前にいる老人の頭を見つめた。そして固い口調で語った。

「動きたくありません。警官を探しに来たのではありません。陳情に……」

「聞こえないのか？　列から出なさい」

「聞こえています。でも出ません。なぜ列から離れなければならないのですか？　遠方から来ました。政府と話すために」

馬の声は大きくなった。自分の声を鎮め喉に押さえ込もうとした。警官は情け容赦なく続けた。

「もうたくさんだ！　私に話した。政府に話す必要はない」

「いいえ。私は犯罪者ではありません。何も悪いことはしていません。私は中国市民です」

笑い転げていた若手の警官たちが立ち入り、馬を後ろ手に拘束した。間違ったことを叫んでしまった。「中国市民」と言ったことで国外居住者という目に見えない盾を不注意にも捨ててしまったのだ。彼女を弁護する者もなく、皆に見つめられる中、若手の警官たちに廊下の端にある公安部の部屋まで連行された。振り返って列を見た。革ジャンの男性はすでにいなくなっていた。

監房

部屋の中は暗くて広い監房だった。小軍隊が待機できるほどの大きさだ。背の高い男性でも届かないように、通りに面した壁の高いところにワイヤー入りのガラスがはまった窓が並んでいた。積雪の様子が分かる程度で、日暮れ前の光がわずかに入ってきた。剝げた灰色の床は、かつて黄緑色に塗られていたことを窺わせる。警官の事務室の裸電球の灯りが、黄ばんで傷だらけのプレキシガラスのシートを通して、床を照らしていた。窓口は書類を受け付けるための要塞に過ぎなかった。中国公安部の念入りな設計が窺える。しかし、事務室、仮宿舎、独房への強化扉は、警官がいつでも内部を覗けるように開放されていた。

家具もラジエーターもなく、寄りかかれるようなものは何もなかった。三〇名かそこらの都会や地方からの高齢者、若者を含む修煉者は、足を伸ばしたり歩き回ったり、用紙に何を書いたかを話したり、笑ったり、ほかの地区で修煉者がどのように過ごしているか情報交換をしたりしていた。馬は革ジャンの男性の姿を見つけた。拘束されても恐れないと用紙に明記したと大声で語る老齢の女性を大きな目でじっと見つめていた。馬は部屋の中の一人ひとりを見定めていった。一八歳くらいの若い女性はベテラン修煉者だった。地方政府に行き、逮捕されハンガーストライキをした。これに対して警官はどう対応したかと尋ねたところ、手錠をかけられ「とても残酷な形で」拷問されたと答えた。目の動きから、これ以上は話したくないことを察した。

公安部の者も修煉者に混じり、氏名、出身省、家族などの個人情報を聴取していた。修煉者は明るく協力した。すでに書き込んだ情報をまた聞き出していることは、当局が陳情書を棄却したことを示唆していた。笑い転げていた若手の警官が言った通り、時間の無駄だった。

公安部の者に尋ねられたとき、馬は自分の両親は米国にいると答えた。実際は中国にいた。この虚言は法輪功の真善忍の真に反することを痛感していた。少なくとも多くの修煉者はこのように解釈していた。修煉者は権力に協力しないかもしれないが、嘘はめったにつかない。迫害の始まりの時期とは異なり、当局の質問は率直だった。馬は陳情局の手続きはすべてまやかしに過ぎないのだから、両親が巻き込まれるリスクをとる必要はないと自分を正当化した。

数時間のうちに修煉者が一人ひとり呼び出された。馬は開いたドアの横で彼らの駆け引きを立ち聞きした。公安部の要求する価格に地方警官が合意すれば、修煉者は引き渡されるのだ。値段の駆け引きが大声で何度も交わされた。公安部が記録を残した場合、免許証に傷がつくのと同じで、いずれ市長やそのほかの党幹部の入れ替えにつながる。修煉者の価格は一人につき平均約五〇〇元（約八五〇〇円）。地元警察にとっては避けたい支出だ。道理で馬が陳情局に着く前に警官が立ちはだかったわけだ。私は山西省にとっていくらかかるのだろうとぼんやり考えた。彼女を通過させて山西省に払わせることで、私服警官は公安部から何らかの賄賂を受け取るのかもしれない。

馬は革ジャンの青年と一緒になった。少し緊張しながら、互いに自己紹介した。彼の名前は趙明（ジャオミン）。ダブリンの学生で馬と同様に国外在住だった。柔らかくて低い静かな声で説明し始めた。精華大学の学生のときから修煉を始めた（訳注：第二章「精華大学」の趙明と同一人物）。馬と同様に迫害が始まったときは国外にいた。多くの修煉者の友人は天安門に行ったが、国外在住という立場を利用して請願ができる唯一の法的場所である陳情局に来た。馬と同様に、政府に機会を与えに来た。修煉者間には、法輪功を二度と修煉しないと「保証」する誓約書には何があっても署名しないという申し合わせがあった。今日は、法輪功から得られた利点を証言し、法輪功を政府が禁じることは間違っていると丁寧に用紙に書き込み、警官が馬と口論している間に提出した。治安局の者にパスポートを出したらその場で押収され廊下の突き当たりに行くように言われた。そこで高官と会って話ができるかと思ったが、代わりに「クジラの腹」に入ってしまったと笑った。

馬が出身省について尋ねると、両親がまだ長春にいると語った。彼は用紙に偽りを書くことはなく、最後に母に別れを告げる機会があればと願っていた。馬は明と目を合わせないようにしてすべてを聴いた。法輪功を修めてきて、修煉者に競合心を抱くことはめったになかったが、今回は違った。明にはカリスマ性があった。修煉状態が極めて高い。頭脳明晰で誠実なだけでなく、恐怖も執着心もなかった。

会話を中断し部屋の中央に座った。明がいることで見えない形で保護されているようだった。黄昏が迫る。残された修煉者は一握りだった。街灯の黄色い灯りを反射させながら雪が舞い落ちていた。一時間後、最後の修煉者が呼び出された。国外在住の明と馬だけが残された。馬は部屋の中央に座り、明は部屋の片隅に立っていた。公安部の役人たちは静かになった。この吹雪の中、この陳情局にやってくる地方の警官がいるとは思えなかった。

何の予告もなく、明はゆっくりと煉功の第一功法を始めた。闇と降り落ちる雪に魅せられていた馬は、しばしの間、世界が消え失せ、明とは何も語る必要のない長年連れ添った夫婦であるかのような空想を一瞬ながら巡らせた。

九分後、明は法輪を抱える第二功法を始めた。警官の事務所から物音が聞こえた。「誰かが煉功している」というはっきりした声に続き、部屋に走って向かう足音がした。「来た。明はやめるだろう」と馬は思った。

若い警官が部屋に飛び込み、明の頭を握りこぶしで殴った。明は部屋の隅に飛ばされた。仰向けに倒れ、手足は激しく床に打たれ、頭は馬の方向に向いていた。

明は死んだと彼女は思った。それから、明は床の緑のペンキが剝げていない箇所を数えているように見受けられたが、次の瞬間、彼は立ち上がった。

超人的だった。身体を引きずることなく、静かに立ち上がった。まるで何もなかったかのように。自分が立っていたところに戻り、警官に背を向け、腹部で法輪を抱える第二功法のポーズに入った。明より一五センチは背の低い警官は、口をぽかんと開けて立っていた。そして明を殴り始めた。今回は計画的に。倒そうとするのではなく、歯、腹を狙い、明の急所を膝で蹴り上げた。明は倒れ、警官は横腹を蹴り始めた。頭を踏みつけ始めたとき、馬は目をそらした。

何をすべきかは分かっていたができなかった。死ぬことは怖くないと語ったが、あの老人には嘘をついたようだ。顔が濡れていた。口の中は塩辛かった。沈黙が流れる。空っぽの部屋にかすかなこだまが聞こえ、自分では知らずに唸(うな)っていたことに気がついた。部屋の片隅に目を戻した。

明は立ち上がった。安定した声で警官に理を説き始めた。「何も悪いことはしていません。煉功したただけです。私は修煉者です。学生として勉強していないときは、煉功し『転法輪』を読みます。私は部屋の隅にいます。あなたの仕事を妨げてはいません。煉功をすることのどこがいけないのでしょうか？」

そして明は元の場所に戻って、振り返って警官に微笑み、彼に優しく触れて軽い口調で言った。「こういうことをするのは、あなたにとって良いことではありません」

「また私に触れたら……」

「悪気はまったくありません」

「もしもう一度触れたら、おまえは悪魔だ。懲らしめなければならない」

警官はまた明を殴り始めた。

馬は助けられなかった。前後に身体を揺り動かしながら、殴る音を耳に入れないようにした。肉体が脆弱に感じた。コンクリートは固い。小便をしたくなった。汗の臭いが部屋につくようになった。明の身体が床に倒れるのを聴いた。さらに殴打は長く続いた。そして沈黙。馬が三度目に振り返ると、趙明は第二功法のポーズを再びとっていた。警官から数センチの場所だった。

馬は衝撃を受けた。何か裏の手があるに違いないとも思った。警官は息切れをしながら、部屋を立ち去った。警官のことも恐怖のことも小便をしたいことも考えずに馬は立ち上がり、明の隣に立ち、彼と一緒に法輪を抱えるポーズをとった。

一分後、事務所から声が聞こえた。「まだ煉功してるって？　おまえは本当に間抜けだな」

第二功法を終える前に、長春からの私服警官二人が部屋に入り、明に手錠をかけた。

「次にいつ会えるのかしら」と馬は静かに言った。

「心配しないで。また会うよ」と明は腫れ上がった唇を曲げて微笑みながら語った。

山西省は、山西省出身の馬を北京に送り込んだことで課された罰金を公安部に支払った。その三日後、二度と戻らないという文書に署名した馬は、カリフォルニア行きの飛行機に乗り込んだ。

第五章　龍山での出来事

龍山に設立された強制労働施設である「労働教養院」に収容された修煉者たちは電気ショック等の拷問を受け、特に女性は性的虐待を受ける。ハンガーストライキをする者に対しては医師が口をこじ開け、歯を折って強制給餌した。

横断幕

明は、陳情局訪問の翌日にダブリンに戻るフライトを予約していたが、乗ることはできなかった。馬麗娟と別れたあと、次の殴打がいつ起こるかと思っていたが、殴打はなかった。

北京の陳情局の外にパトカーが駐車していた。明は、中にいた毛皮姿のおしゃべりな二人の女の間に押し込められた。長春の警官たちの北京のガールフレンドだった。ホテルに着いた。スイートルーム二部屋が、長春の臨時交番というわけだ。北京での勤務から離れた瞬間、警官らは突然親身になった。スイートルームに向かう途中、警官の一人が明に出所を軽く提案した。

「これ以上抗議はしないと一筆書けば出所できる。保証書だよ。誤って導かれてしまったと書けばいいんだ」

「誤って導かれたわけではありません。法輪功は教育のない人々の健康促進法に限りません。知識人もやっています。中国政府のプロパガンダに誤って導かれているのはあなたのほうです。中国の憲法は明確に……」

警官はあきれ顔で明を見た。これ以上、話を続けることはあきらめた。今夜はゆっくりする。明が国家にとって問題ならば、別のときにほかの者に託してしまおう。中国の法規では特定の理由なく拘束できる期間は三八日間に限られており、多くの修煉者は署名せずに釈放されている、と明は耳にしていた。修煉者が法輪功を棄却し、自己の過ちを告白し、自分に戻れたことを党に感謝するという強制転向は、この時点ではまだ義務づけられていなかった。明は正しかった。少なくともこの点に関しては。一回きりの殴打の数週間後、明は長春で釈放された。家族や旧友と再会したが、当初の目的からは大きくずれてしまった。

明はパスポートを取り返そうと試みた。パスポートなしでは中国を出られない。北京で彼を殴った警官が善意で明にこっそり伝えた。「殺人者のパスポートなら取り返す可能性はあるが、法輪功のパスポートを今、取り返す？　まず無理だね」

一九九九年二月に彼は中国からダブリンに向かった。ちょうど一年前だ。しかし、中国から脱出し、各地域の連帯を図り、欧米の文明と自由、アイルランドのロマン主義が混在するトリニティ・カレッジで、広場の古めかしい石の建物に根を下ろし、データ管理と工学専攻の学士を取得する夢は、これまでの努力にもかかわらず、まだ始まっていなかった。一九九九年四月二五日を起点に、明は、法輪功の動きを追うオンライン・モニターの世界に入っていた。六月にはパリで開催された法輪功の体験交流会に参加した。出席した中国人修煉者は、これ以上、本土を注視していくことに堪えられないと語っていた。パリから戻った明は、トリニティのオライリー研究所で、飲食もせず、トイレにも行かず、八時間オンラインに釘付けになった。法輪功の関連サイトを更新し続け、暗号化されたチャットや注意深く書かれた私服警官に関する情報を解読した。本土の修煉者に電話を入れたが、電話の相手は何も話そうとしなかった。七月二〇日の悪颪以来、親交のあった大連の高秋菊（ガオチウジュ）、蘭州の袁江（ユアンジアン）、そして北京のすべての補導員は完全に姿を消した。残された修煉者の抗議の声が高まり、頂点に達したが、煉功場や町、大学などで次々にショートし、最終的にすべての市が暗闇となった。

明は欧州在住の法輪功修煉者のために抗議文を草案した。八月、ダブリンの中国大使館前でデモを行い、数千人のアイルランド人から署名を集めた。その秋、明慧（ミンフイ）ネットの欧州版サイトClear Wisdom（clearwisdom.net）の立ち上げを助けた。本土から内密に持ち出された文書を公表することで、世界中の修煉者を精神的に支える生命線となったサイトだ。しかし、多くの修煉者が師父（李洪志）の言葉を受け身で当たり障りなく解釈していることは、国外に滞在する明にとって堪え難かった。皆が敗北を受け入れていることに明は当惑した。「師父は迫害の始まり直後から沈黙を守っている。この沈黙を正しく解釈する必要がある。一九九八年に北京電視台で抗議した修煉者は正しかったと師父はおっしゃったではないか。一九九九年以降、何が変わったと言うのだ？　真実は汚されるものではない。地に足をつけ、この修煉方法を守るべきだ」

中国に戻り陳情局に行くことで、明は表面上、自分の立場を明らかにした。中国政府との大きな葛藤で騙されたというわけではなかった。最初の殴打はひどかった。犯罪者のように手錠をかけられ鉄道に乗せられもした。しかし、拘束は無意味だ。中国に戻って伝えたいことが誰にも伝わらない。

焦燥感を抱くのは彼一人ではなかった。二〇〇〇年初頭、明は数名の修煉者と北京に赴き法輪功の交流拠点を設けた。（隣近所には聞こえないように静かに）次に何をすべきかを討議する場だった。時間をかけておおまかな合意が生まれた。

天安門広場で自己を犠牲にした修煉者の数は多すぎる。修煉者が撤退することはない。天安門を去ることもない。しかし、事実は政府の幹部に明確に伝える必要がある。後押しが必要かもしれない。すべての修煉者が天安門広場に集まったら、一九八九年に起こった学生と労働者のデモを遥かに超える数となるだろう。修煉者すべてが同じ日に天安門に集えば、中国幹部は対話を始めてくれるだろうか？　二〇〇〇年四月二五日。すべての修煉者が精神的そして歴史的な意義を見出している日だ。呼びかける必要もない。渡り鳥のように、皆が現れるだろう。

この日、明と仲間は分散し、八方向から天安門広場に入った。明には計画の流れが見えた。護衛のいない入口はない。逮捕者用の潜行バスと文字の書かれていないワゴン車が広場を巡回している。非公式の検査場に私服警官がいた。法輪功コミュニティに侵入したスパイたちが事前に動きを通報しているのだろう。チェックは入念だ。広場に実際に辿り着けるのは一握り、一〇〇人くらいだろうと明は推定した。しかし、彼らの行く手を阻む要素は警備だけではなかった。空気だ。まったく動かない。

毒気が漂う。黄色く、むかつくような、不快な空気だ。微粒子が感じ取れる。巨大な赤ん坊が、安いスポンジのマットレスをバラバラにしたかのような粉塵が漂う。このどんよりとした霞に包まれ、修煉者は自分たちの居場所を把握しようとしていた。保安員に引きずられる修煉者が叫ぶ「法輪功は正しい！」の声は、遠くダブリンでの叫びのようだった。この重苦しい静けさの中で、法輪功の横断幕は垂れ下がり、地に落ちる。

明は自分の横断幕をシャツの下に丁寧に収め、電柱の脇に座った。打ちのめされた気持ちだった。白のワゴン車がブレーキを鳴らして止まった。中の二人が明を挑戦するかのように見つめた。公安部の目だ。修煉者であるというシグナルが提示されるのをじっと待っている。不適切な興奮状態、何かを企んでいる様子、恐れを示す動作……。明は、けだるい笑みを見せた。心底、無関心な表情だった。しばらくしてワゴン車は広場から出て行った。突然、明は衝動的に立ち上がり、ワゴン車が進んだ方角に向かった。天安門の計画は心から支持しているわけではなかった。食肉処理施設の子羊になるだけだ。皆が避けてきた論点が浮かび上がった。一人ひとりの顔、広場の隅々、濃厚な色彩が、状況の厳しさを語っていた。地方からのお上りさんのように苦笑いしながら、明は天安門広場を立ち去った。

北京の西にある巨大なショッピングセンター行きのバスに乗った。家族連れや子供たちがスナックを食べながら笑い、叫び、走り回っていた。明は人混みの多い広場のど真ん中を選び、大道芸人のようにシャツの内側から黄色いシルクの横断幕を優雅に取り出し、「法輪功は正しい」という言葉を頭上に掲げた。道行く人々の目を見つめながら。

女性が公共の場で胸をさらけ出したかのように、道行く人は黙って立ち止まった。そして囁きが始まる。是非を論じる声、疑問を投げかける声、不穏な声……どれも悪意に満ちたものではなかった。老夫婦が目の前の若者の勇気を大声で讃えた。自転車の少年が明に近づいた。

「大丈夫？　法輪功は悪いんじゃないの？」

「大丈夫。悪いことなんかない。政府が皆に嘘をついているだけで、とても良いものなんだ」

少年は恥ずかしそうな笑顔を見せた。この話を何度も語ってくれることだろう。明は立ち止まれないと思った。ショッピングセンターの端にある高架道路が目に入った。人混みをかき分け、高架道路まで走った。走りながら片手で横断幕を掲げた。彼の走る勢いから横断幕はたなびいていた。

路に上がり、横断幕を高く掲げた。そよ風に吹かれてパタパタと華やかにたなびいた。数百人、いや数千人の北京のドライバーが目にしている。車内の人々は横断幕を指差してスピードを落とし始めた。彼が横断幕の向きを変えるだけで、別の交差点の車のスピードが落ちた。熱帯魚の水槽に光をあてるかのようだった。水槽の底、つまり橋の下の高速道路に、パトカーが一台、車線を横切っている様子が目に入った。彼を追いかけようと人混みをかき分けているのだ。交差点で渋滞する自動車を抜けるのにどのくらいの時間がかかるかを冷静沈着に計算し、明は坂道を駆け下りた。その場にいたタクシーに乗り込み、横断幕をたたんでシャツの下に入れた。

タクシーの中で修煉者へのメッセージが頭に浮かんだ。「政府への呼びかけは停止しよう。政府には機会を与えた。今、停止する。人民に呼びかけよう。無敵の戦略だ。我々はあらゆるところにいる。

だから我々はあらゆる人民を虚言から救える。彼らが我々すべてを破壊することは不可能だ。我々は人民なのだから！」

修煉者をかくまう家までタクシーで行き、この新しい戦略を論じる記事を明慧ネット（minghui.org）のために書き始めた。すぐに実践する者がいたわけではないが、記事は幅広く読まれた。天安門広場での抗議は、機械のように作動し続けた。北京の修煉者の家に寄宿することも続いた。しかし、多くの修煉者に対して、明は実践的で地元に則した抗議方法を正当化した。長春ではすでに計画が温められていた。五月には、中国人修煉者は一軒一軒にチラシを配布していた。『法輪功—その真実』という両面新聞も作成され、明は「修煉者の監獄でのジョーク」欄の編集にあたった。

自分の行動が何かを変えたとは思っていない。種をまいた。それだけだ。成長を見る機会はなかった。一八日後、中国社会科学院の寮にいる友人を訪れていたところを私服警官に捕えられた。矯正施設への修煉者の殺到状況は、ピークに達するところだった。最低でも一〇〇万人はいただろう。短期の留置所も闇監獄も、物理的にこれ以上収容できる状態ではなかった。刑務所、精神病院、薬物中毒者のリハビリセンターに中国全域の修煉者が送り込まれた。最も多い人数が強制労働所に送られた。明のレジスタンスは、彼の計画とはまったく異なる環境で展開されることとなる。

龍山での出来事

一九八二年、韓広生（ハングアンシェン）は大学を卒業し、教鞭をとることよりも法の執行に携わることを望んだ。韓は良い教師になったことだろう。背が高く満州人らしいがっしりとした体格で、銀縁の眼鏡は技術者を思わせる。落ち着きがあり系統的に物事を捉える。私とのハルビン風の食事の席で、この労働教養院の元院長は、現代中国の政治について語ってくれた。自分の責務について時折苦しそうな表情を見せながら。

韓は素早く私を見定めた。サバイバルへの嗅覚が発達していたのだろう。カナダで難民申請中だった。生きるために闘っていた。カナダの入国審査官が彼を中国に送還したら「国家機密を暴露した」罪で処刑も免れない。「中国のシンドラー」と彼を呼ぶことは敢えて避ける。ありがたいことに、対話の席では、私と私のリサーチ・アシスタントの程度に合わせて、わかりやすく語ってくれた。

貧困家庭で育った韓は、制服とピストルの道を選んだ。当たり前のことは何一つない。昇進は奇跡で

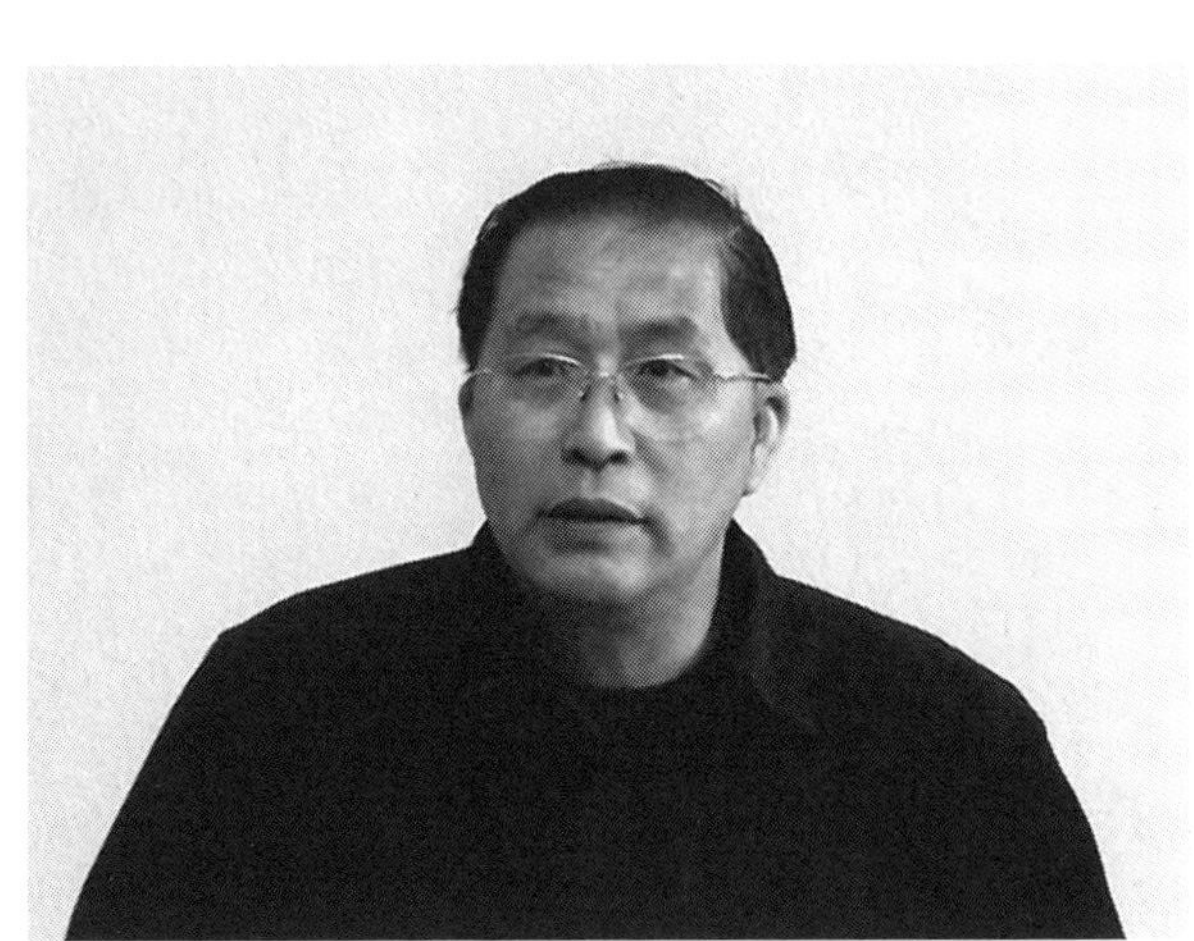

龍山労働教養院の元院長、韓広生。2006年12月、トロントで。（撮影：大紀元）

あり、恥ずべき過去からの脱皮だった。人生とはでこぼこしているものだと考え何でも受け止めた。一九八九年、自分の隊が天安門広場での抗議者を包囲するために使われたときは、自己を騙す力の限界に達していた。自分が信じてきた「人民のため」というスローガンは、「人民に反して」露骨に使われた。機密を保持し、反体制派を抑え込み、弾圧が終わると頭を下げ、できるだけ賢く自分の権力を利用する――自分の性格とは相容れなかった。どの職場でも「人民に奉仕し人民を保護するためには、どこにいても悪漢を捕まえ正義を貫く」と達筆で書かれた言葉が、自分の机の上に掲げられていた。一九九四年には、瀋陽市公安局の副局長にまで昇進した。遼寧省北東部の都市で、二番目に権威ある地位に就いたのだ。

通常、中国共産党の省別の管理構造は、五部門ある工場に喩えられる。異なるステップを異なる部署が担当する。そして逮捕された個人は次の三つに振り分けられる。①再教育して釈放、②無期限の監禁、③処刑。

最初のステップは公安局の作業だ。対象者を調査・逮捕・尋問する。次のステップは検察院だ。公安局の作業を確認する。承認は留保して公安局に再調査を強要するか、承認して法廷で対象者を公に起訴するかを決める。刑の量定も含まれる。三つ目のステップは法廷だ。弁護士に対象者を擁護する役割が与えられる。法廷では刑に関する公式決定が下される。四つ目のステップは司法局だ。拘束するかリハビリするかはここで決まる。五つ目、最後のステップは国家安全局による監督だ。国内犯罪でなく、外国のスパイ摘発や反党活動のような、国際的か注目度の高い事例が対象となる。これらの機能すべてが「政法委」と呼ばれる機構を構成する。前線に立つのは公安局だ。

一九九六年、韓は前線の公安局から離れ、四番目のステップの司法局に移りたいと希望した。混沌として蛇の落とし穴をしかけるような公安局の世界とは違い、書類と秩序のイメージを重視する部署だった。学卒の履歴と穏やかな性格はこの職務に向いていた。しかし、どこに行っても蛇はついて回った。

法輪功撲滅運動が一九九九年夏に起こってから、突然この流れ作業に六つ目の部署が出現したのだ。六一一弁公室だ。六月一〇日に設置された北京の六一〇弁公室の翌日に設置されたので、六一一となった。瀋陽の党委副書記が司り、五部署の代表と党委の役人から構成される。六一一が加わってまもなく、これまでの流れ作業は大幅に乱れた。より高い権威レベルから不可解な指令が下る。韓はその指令を目にすることもなく、現場の任務を与えられる。北京に向かう法輪功修煉者を阻止する役割だ。拘束し洗脳し強制労働施設に送り込む。公安局は前線にいたが、このような戦時体制で柔軟性はほとんどなくなった。拘束には三つの形態がある。一つ目は浮浪者、二つ目は犯罪者。そして三つ目は特殊事例だ。法輪功は特殊事例に区分される。留置所不足は明確だった。修煉者を各地区に留め、北京への上京を阻止する命令が中央から下った。ある程度の修煉者が抜け出すことはやむを得ないが、規定人数を超えた場合は、省が罰金を支払う。長期的に修煉者を監禁するために、これまでの流れ作業は見る影もなく合理化された。武力行使により政権が奪われたようだった。

韓には法的にもほかの手段でも、抵抗する術はなかった。彼が法輪功の存在に初めて気がついたのは、一九九九年四月二九日だった。瀋陽市にある遼寧省の事務所の前に数名の修煉者が集っていた。特に印象に残らなかった。気功に関心はなかったし、公安部を離れスパイ活動もしないで済むようになった。好きにさせておいた。女性上司の朱錦（ジュジン）が彼を呼びつけるまでは、法輪功との関わりはなかった。しかし、法輪功の女性修煉者のための労働教養施設の設置を朱錦に命じられたのだ。

朱は当初、一握りの修煉者を対象とすると言っていたが、韓にはプロジェクトが大きくなることが分かっていた。このような施設の所長の究極の役割は脱走者を阻止することだ。法輪功は非暴力的だから拘束は容易だ。しかし信念を抱く者は扱いにくい。重罪を犯した者は、自分の罪を意識している。このため素直だ。殴られても自分の過ちのために入所していると受け止め、警察の言うことを聞く。宗教犯は抵抗する。まず、心の中で。そして読んだり暗唱したり祈ったり、煉功の動作をしたがる。強制労働所ではこのようなことは許されない。中国で極悪人間を扱うことには慣れている。普遍的で動かざる規律は「俺が何を言ってもおまえは従うのだ」というものだ。法輪功？　彼らは「何も悪いことはしていません。ここにいるべきではありません」とだけ答える。さらに悪いことに、警察も彼らがここにいるべきでないことは分かっている。

韓は上司にうっかり口をすべらせた。

「私の部署で彼らを扱うべきではありません。法輪功は拘束すべき犯罪者ではありません。監禁はできません。本当の犯罪者に力を注ぎましょう」

「韓、これはトップ命令だよ。問題があったらおまえの責任だよ」

韓はうなずいた。しかし彼は上司を裏切った。法廷に上司を訴えたのだ。

「このようなことに賛同できません。労働教養施設は法輪功修煉者を監禁する場所ではありません。このような人々を逮捕することはできないという書類を発行してください。そうすれば法廷が監禁を禁じていると言えます」

法廷の役人は同意した。一週間後、韓のもとに一通の書類が届いた。「逮捕しても良い」と書かれていた。命令は江沢民から下ったものだった。

韓は考えた。「洗脳センターを設置しなければならないのなら、少なくとも遠方に設置しよう。こうすれば私の管理下となり、ほかの場所よりも少しはましな環境になる」

瀋陽からさほど遠くないところに丘に囲まれた隠れた谷がある。そこに男性用の「再教育センター」がある。龍山（ロンシャン）と呼ばれていた。女性用の施設を建築するだけの場所はある。「待て。離れたところが必要だ。時間も必要だ」「女性を再教育するなら、拷問などでハードに責めるより、家族を使おう」と韓は思った。孤独にさせておき、母性本能を利用する。これで人民を抑え込むことなく「人民のために奉仕」できる。

一九九九年一〇月、修煉者が到着した。建物には「龍山強制学習班」という看板が掲げられていた。韓は最初の日に修煉者に次のように伝えるよう看守に厳しく言った。「あなたは犯罪者ではありません。私たちはあなたを犯罪者として扱いません」

龍山労働教養院でまず数夜を明かしてもらってから始めよう。韓は抜き打ち検査のため、自ら車で乗り入れた。特に夜が更けてから、男性の看守らが女性の監禁所から離れた場所にいることを確認したかった。韓は女性修煉者が閉じ込められている部屋の一つに入った。挨拶をして寝台に腰をかけ、質問を始めた。

「なぜ法輪功をやるのかね？　子供がいるだろう？　家に帰って面倒を見るべきじゃないか？　両親がいるだろう？　夫がいるだろう？　なぜ家で面倒を見ないんだ？」

「韓さん、分かります。でも法輪功を始めたら、まったく新しいレベルに引き上げられたのです」

「私を見てください。持病がすべて治ったのです。薬を飲む必要もありません。今、ピストルを突きつけられても、撃つぞと脅かされても、怖くないのです」

「私がピストルの引き金を引く？　そんなことはとてもできませんよ」

自立した精神性に囲まれながらも、韓は二つのことに気がついた。一つは、農業従事者、労働者、教授、学生にかかわらず、グループの結束力が強いということ。もう一つは、基本的に皆、善良であること。多くは明らかに高学歴の家の出身だ。通常の犯罪者には、これほど柔らかい口調では話さない。韓は、「女子組一号」の監房にぶらりと立ち寄ったわけではない。事前に拘束者のファイルに目を通してきた。乳飲み子を残して来た女性もいる。子供たちを家に残して、とるものもとりあえず北京に陳情に来たのだ。逮捕されることは知っていた。母性本能を刺激すれば転向するという彼の理論が危うくなってきた。

韓の理論が試されることはなかった。環境が常に変化していたからだ。瀋陽の強制労働施設は定員五〇〇人と言われた。しかし、当初合意していた定員数は雀の涙に思えた。龍山に送致された女性は天安門広場かそこに向かう途中で連行された者が主だったが、春節の休暇中に龍山に修煉者を送り込みたいとほかの労教施設から要請もあった。

龍山は、欧米市場向けにクリスマス・パーティ用の帽子を生産する契約を結んでいた。納期内に数をこなすには、手先の器用な囚人が必要だった。韓には静かな自分の時間が必要だった。しかし代わりに、ノミ、伝染病、詰まった下水道に追われ、時間の概念も失くなってきた。現在の収容過剰を改善するには、回転率を上げるしかない。最初のグループは一刻も早く法輪功を捨て「三つの保証」（党が要請する一連の約束と法輪功の棄却）に署名して、次のグループのために場所を空ける。こうしなければ、二人用の収容スペースを一〇人以上で使用することになる。このように詰め込まれたら、普通の囚人だっ

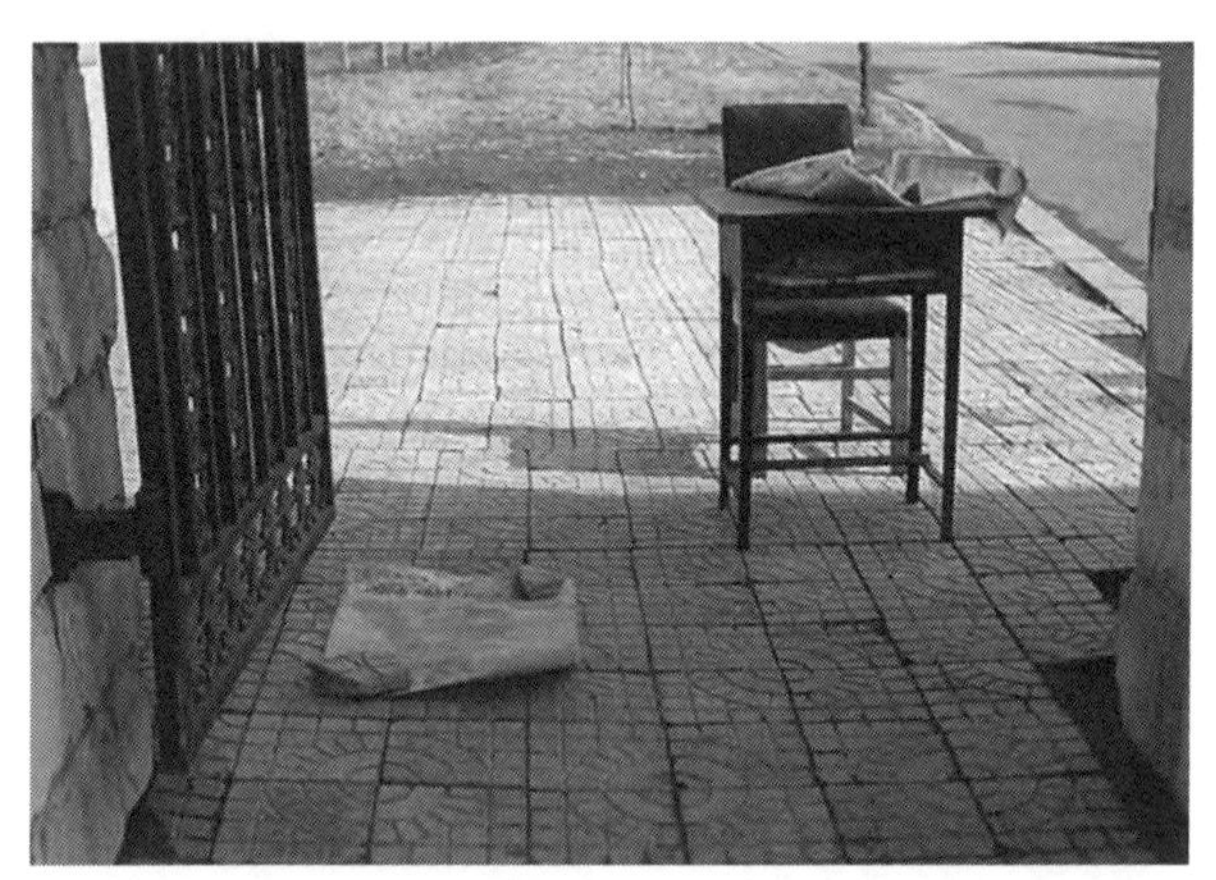

龍山労働教養院の入口。床に置かれた紙は法輪功の創設者である李洪志のポスター。訪問者や家族はこの写真を踏まない限り、中に入ることを認められない。（出典：明慧ネット）

たらけんか腰になりかねない。しかし、修煉者の場合は絆を深め、原子炉の炉心のように臨界状態で一定の状況を維持することだろう。

電気棒

瀋陽と龍山の強制労働所は遼寧省にあり、修煉者の死亡率は高い。法輪功弾圧の始まった最初の四～五年に、確認できただけで三四一件の拷問死が記録されている。過小な数値であることに疑問の余地はないが、少なくとも従来の拷問死では、中国の三三省（行政区）の中で遼寧省は三番目に危険な省とされる。

労働を通して自身を改造し、生まれ変わることを強制する「労働改造制度」のもとに、長期的な拘留所、刑務所、監獄、闇監獄、監護・薬物中毒者リハビリセンター、避難所、精神病院、労働教養所がある（二〇一三年一一月、労働教養所は憲法違反として廃止されたが、再教育収容所、解毒センターがこれに代わっている）。法輪功の法的手続きにはムラがあり拘束期間はまちまちだ。修煉者は労働教養所を恐れる傾向にある。裁判なしで三年間入所の可能性があるからだ。遼寧省の労改制度は確固たるもので、特に修煉者が忌み嫌う機関がいくつか存在した。大連労改営、瀋陽大北監獄、張士（ジャンシ）労働教養院、そしてそれらの中でも悪名高いのが馬三家労働教養所である。

馬三家が恐れられる理由はある。大量の修煉者を収容するだけでなく、九〇％という高い転向（法輪功棄却）率を誇る。韓は到底これに打ち勝つことはできない。馬三家と異なる点は、龍山の修煉者は暴力的な犯罪者とは一緒に収容されておらず、ほかに比べてソフトなことだ。党の見解では、「統計的に妥当な範囲の下限にある」と言えよう。転向率ではなく、拷問の話だ。

最初の一連のオリエンテーションが終わり、「龍山では電気棒を修煉者に用いない」と一九九九年一一月二五日に韓の補佐が発表した。

しかし、下記の証言は納得のいくものだ。一九九九年一〇月から二〇〇〇年一〇月（龍山教養院の初年度）に女性修煉者六〇人のうち一六人が高電圧の電気棒でショックを与えられ、皮膚が焼けただれたと報告している。この四人に一人という割合は、看守の間で信じられて来た修煉者の大まかな内訳と合致する。女性の七五％は李洪志に利用された犠牲者であり、二五％は自身がミニ・カルトのような不動の修煉者であるというものだ。この説明には賛同できないが、ほとんどの修煉者は転向可能であり、約二五％は様々な理由から痛みに耐えることができ、少なくともとりあえず「転向不可能」と見なされるという私の見解と合致する。龍山での事例のほとんどは、電気棒を顔、特に口にあてられていた。乳首の場合もあった。肛門を公に狙った事例も少なくとも一件ある。三件の事例は、性的な興奮状態の中で行われた性質を明示する。女性の修煉者に自分にフェラチオするふりをさせ、同時に修煉者の背中に電気ショックを与えていた。同じ看守が二七歳の女性に尻を突き出し性行為の動きをするように強要していた。

龍山の男子監房では、性的行為を強要することはなかったが、痛みと傷は与えていた。男性修煉者の潘宇（パンユ）は、当時の遼寧省長の薄熙来（はくきらい）を訴えようとした。この行為のため看守は四万ボルトの電気機器で潘宇に電気ショックを与えた。ニュージーランドから購入したものらしい。潘宇は瀕死の状態になったと言う。またハンガーストライキへの組織的な対応では、龍山は馬三家に匹敵した。馬三家の看守は喉の奥にビニール管を入れることを好んだが、龍山では腕のある医師を呼び入れ、二本のスプーンで口をこじ開け、食べものを流入した。

　韓院長の意図した母性本能を刺激して家族を利用して転向させる方法は、失敗に終わった。女性たちが特に冷酷であったとか動揺しなかったというわけではなく、警官による家族への悪質な嫌がらせが原因だった。家族全員が苦しめられ、恥をさらされ、異端児扱いされていることが逐次報告された。この報告は、良心に従い抵抗する行為に拘留者を駆り立てた。看守の前で敢えて法輪功の本の一節を暗誦したり煉功動作を行うようになり、この規律違反に対して警官は電気棒で対応する。修煉者がハンガース

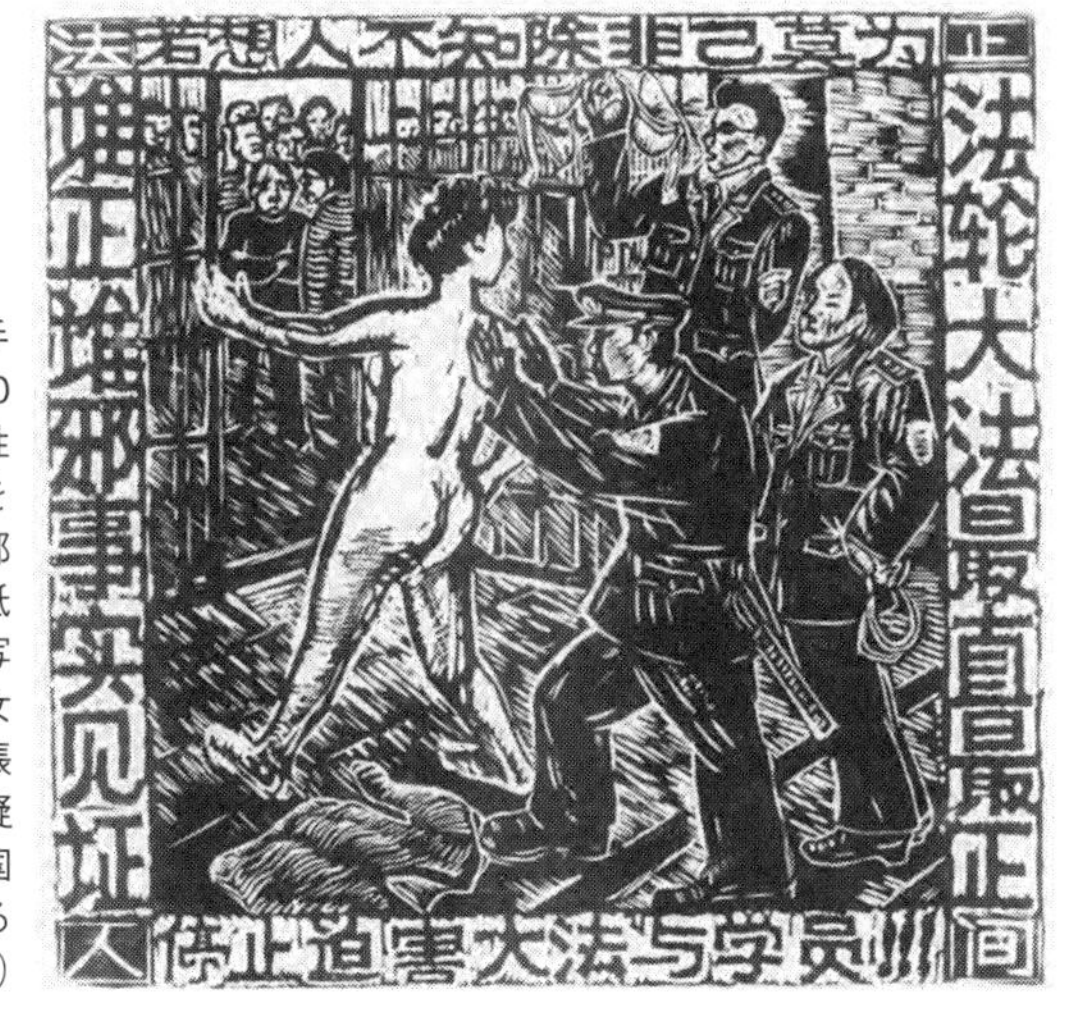

中国から持ち出された手紙によると、2000年10月、馬三家の看守は女性の法輪功修煉者18名を裸にして男性受刑者の部屋に入れ強姦させた。抵抗メッセージ入りで描写された木版画。龍山の女性修煉者が男性のみの張士教養院に送致された疑惑もある。韓院長が中国を出てからのことだろう。（出典：明慧ネット）

トライキをすれば、看守は「医学的な方法」で歯を折ってでも食べものを流入させる。螺旋式な悪循環に陥っていった。初年度の終わりには、一部屋に二〇名の女性が、業務用スプーンのように重なって寝た。欧米では二名しか収容しない空間だ。食事は汚れた塩水と汚い粉で作ったパンだけだったので、食べる気もしない。ハンガーストライキに駆り立てやすい。二〇〇一年の夏、龍山では下痢の症状が多発した。法輪功修煉者が調理を肩代わりするようになってようやく収まった。

龍山労働教養院の入口には「精神療養院」という看板が掛けられた。

馬三家

韓広生は遼寧省司法局の副局長から電話を受けた。「馬三家労働教養所の一〇名の修煉者は馬三家には適さない。龍山に移動させるように」とのことだった。

韓は電話を受けて笑みを浮かべた。一九九九年秋以来、韓もほかの遼寧省、いや中国全域の労教所の所長も、皆、馬三家を転向の手本とするように言われてきた。五万元（約八五万円）の奨励金まで獲得している。馬三家に倣ってすべての労教所の転向率を二〇〇二年には九〇％にするという、ハードルの高い目標も掲げられた。しかし、一体、誰が本当の転向率をチェックするのだろうか？　転向した修煉者が、釈放と同時に真相伝えの資料を配り始めたら、転向したと言えるのだろうか？　とにかく、すべての所長は馬三家から学ぶようにということだった。韓は自分を補佐する張憲生（ジャンシエンシェン）を送り込んだ。

張は次のように報告した。

「馬三家では転向させるために一つの方法だけを用いているように見受けました。電気棒です。私たちも同じことができます」

「張、精神的な問題は殴打では解決しないんだ。電気棒の使用は禁じる」

張の報告は実に凡庸だった。馬三家の輝かしい評判が何に基づくものかは皆の知るところだった。馬三家の金寶林（ジンバオリン）副政治委員が召集する会合と同じだ。役人たちは、瀋陽、大連、鞍山（あんざん）など、都市の大きさ順に丸テーブルに腰掛ける。そして会合が始まる。「法輪功修煉者の先期の転向について報告するために集まってもらった。体験を交流し、どのように前進させていくかを話し合おう」との金寶林の言葉を皮切りに、馬三家の所長が口を切る。「馬三家では厳しく管理し、厳しく要求し、転向を実践しています」。つまり拷問だ。韓はプレッシャーを感じた。いつもほかの所長が自分より先に発言を求められる。法の執行における長年の経験も、牛追い棒を手にした若い新入りの前では、何の価値もなかった。

韓は修煉者との非公式なミーティングでも頭を悩ました。彼らは「修煉者が死んだら、自殺とせよ」という江沢民の言葉を重々しく引用した。修煉者を殴打する最中に一握りの警官がそう言うことはありうるだろう。しかし公式な通知としてそのような引用は目にしたことがない。いずれにせよ、江沢民も羅幹（らかん）もほかの高官もこのようなことは言わないだろう、と韓は思った。このようなことは中国にとって世界への恥さらしだ。馬三家から学ぼう。すべては問題ない。

馬三家は韓の元に不良品を送りつけた。転向不可能な者たちだ。馬三家の手法を和らげ、所長の鼻っ柱を折る機会が見え隠れする。彼はある日の夕方、収容所に出向き、趙（チャオ）と任（レン）と呼ばれる二人の修煉者と会った。三〇歳くらいの平凡な容姿の女性たちだった。握手して語った。

「ここに座って。話そう。馬三家で苦労したんだろう？」

すぐに涙ぐみ始め、拷問の数々を話し始めた。風呂場で何時間も中腰状態を強要されたこと、雪の上を裸足で歩かされたこと等々。韓は警官に紙とペンを持って来させ、二人にすべてを書き出すように言った。

その夜、韓は家に車を走らせながら、悪いものがすべて彼に覆い被さったかのように感じた。心が

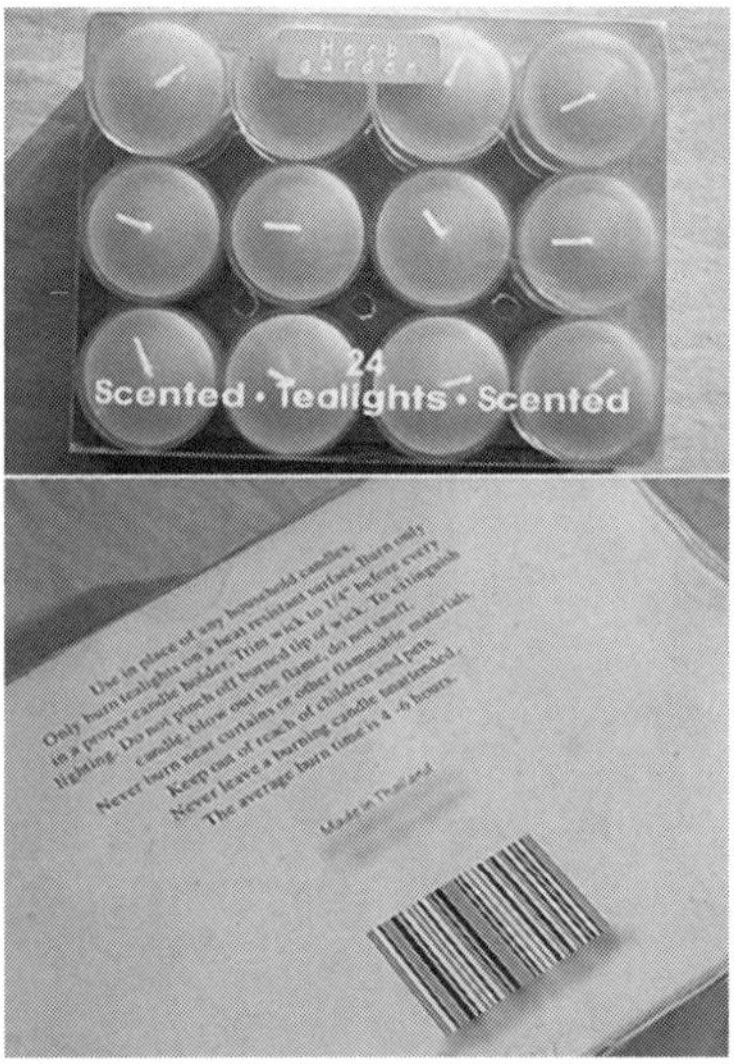

芳香キャンドル。「タイ製」とあるが龍山労働教養院の韓院長の下で2001年7月にロウの加工とキャンドルの箱詰めを請け負った。箱を密閉する透明の糊は毒性だったと収容者たちは語っている。（出典：明慧ネット）

重たい。「人民に奉仕するというが、なぜこのような仕打ちができるのだろうか。馬三家はあまりにも邪悪な場所だ」。一週間後、韓は趙と任から厚い紙束を受け取った。読みながら怒りがこみあげた。「馬三家はあまりにも非人間的だ!」。法輪功撲滅運動のすべてに苦情を申し立てても何も起こらない。「この二人のために少しだけ行動しよう」と思った。韓はこの修煉者が書いたものに「法輪功修煉者からの供述書を二つ提出します。是非お読みください」と説明書きを加え、すべてを遼寧省司法局長に送りつけた。

この説明書きは「馬三家で起こっていることは私には管理できません。あなたたちが管理すべきです」という意味を含んでいた。その効果は?　結局、「遼寧省司法局長は私に不満を抱き、私だけ休暇用のボーナスをもらえなくなりました」

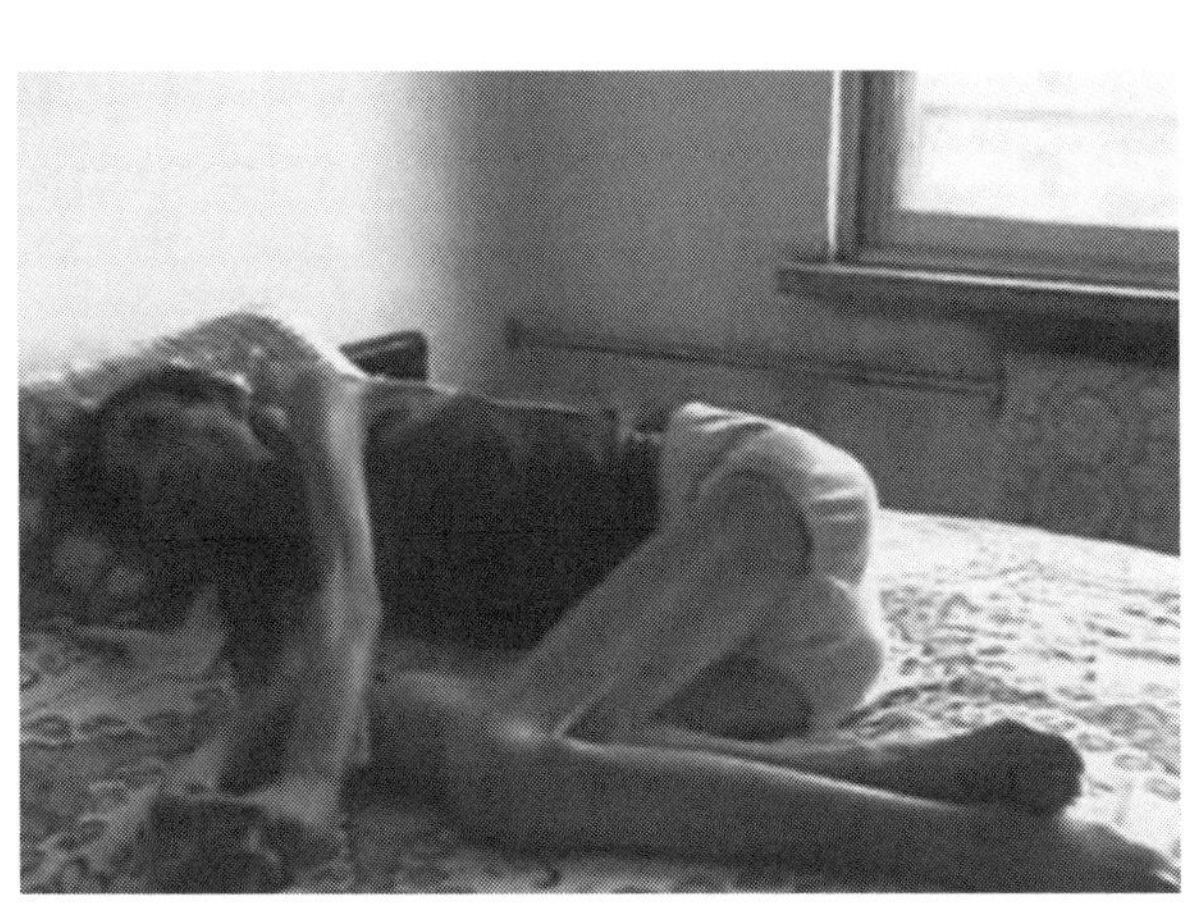

龍山製造のロウソクは大箱に詰めて出荷区域に運び出す。2004年12月、任淑傑(レンシュジエ)は釈放直後にベッドで「1日に40箱運んだ」と語った。9ヶ月後42歳で死亡。中国から持ち出された映像より。(出典：新唐人テレビ)

ハンガーストライキ

韓院長は憤った。二〇〇一年の夏、龍山で四〇名の女性修煉者が飲み食いを断っていると使用人が告げに来たのだ。韓が絶食の理由を追及すると「一五歳の少女・保証書への署名拒否・電気棒による拷問のあとで監房に戻される」。事情を呑み込み、韓は怒り心頭に発した。「一体、何日前に起こったんだ?」

龍山に向かう車中、韓にはすべての制度が実にバカらしく思えた。この知らせが命令系統上、彼に辿り着くまで六層の役人を通さなければならない。軍部と同じだ。それだけではない。子供をあやすかのようだ。「ほかの人のものを盗ってはならない、喧嘩してはならない」と教えても、一人の子供が誰かから何かを盗み、喧嘩を始める。正直に言ったら盗んだものを取り上げられるので、敢えて言わない。他人の口止めをする。電気棒は教養院にある。中国の拘束所の常備品だ。ピストルもある。しかし、警官が遊びに使うためのものではない。韓はこの点を明確にしてきた。おもちゃは取り上げなければならない。

龍山に着くと韓は真っ先にハンガーストライキをしている修煉者のもとに行った。「自己批判したい。あなた方の前に立ちふさがることはしない」

ハンガーストライキをしている修煉者は二つの要求を出した。

①電気棒は用いない。
②副院長の白素霞(バイスーシャ)を解雇する。

「すぐに両方実行します」

韓は自分のデスクに戻り、白素霞を修煉者のいない別の教養所に移動させた。そして電気棒は倉庫に戻すよう内部命令を下した。

拷問

一五歳の少女、韓天子(ハンティアンツ)に関しての詳細が上がって来た。どうして未成年者が労働教養所の尋問室に送り込まれたのか、納得のいく説明はなかった。北京に抗議に行ったと言う。おそらく陳情局だろう。龍山の看守たちは少女の実際の年齢を把握していた。感化院に送り込むと公に脅していた。同じ尋問室にいた修煉者は天子を、転向不可能の手本と描写している。保証書に署名する様子は皆無で、同じ言葉を繰り返していた。「法輪功は正法です。師父の汚名を晴らし、拘束された修煉者すべてを無条件に釈放してください」。電気棒を警官が持ち込んで彼女を連れ出したときでさえ、この態度を貫いたと言う。

天子は警官に、自分は未成年であるから法的に保護されるべきであると言った。警官は彼女の早熟な嘆願を無視し、自分の勤務時間の残り三～四時間を使って、電気棒で彼女を拷問した。警官の怒鳴りつける声と少女の叫び声と唸(うな)りは、女子棟全体に明確に聞こえた。天子が突然静かになったとき、多くの修煉者は不安にかられ気が狂いそうになった。天子は死んではいなかった。単に気を失ったので、警官は彼女を部屋に戻した。彼女の身体の状態は目に余り、その夜、食事を口にするものは誰もいなかった。この少女に対する虐待が、女性四〇名の同時ハンガーストライキを引き起こし、韓院長の異例な介入となったのだ。その後、韓天子がどうなったかは不明である。

韓院長による龍山での「是正」事件の一ヶ月後、新しい事件が起こった。五七歳の佟春時（トンチュンシ）が強制的に流動食を流入され、食道が完全に損傷した。佟は合併症で二〇〇六年に死亡した。

二〇〇一年八月二二日、龍山の看守は三九歳の「転向不可能」な王紅（ワンホン）を釈放した。家族は「遺体をとりに来い」とだけ命令された。王は生きていたが、身体は黒と紫の痣で覆われていた。九日後、急性腎不全で亡くなった。

出国

芳しく香るティーキャンドルと雪の結晶の形をしたデコレーションの生産が、龍山の長期契約の請負作業だった。しかし需要の高い季節は限られている。二〇〇一年八月、新しいビジネスを獲得しようと、韓は米国に行った。

「龍山に監禁されていた王紅という名前の女性修煉者が釈放の九日後に亡くなった。殴打されたのか私には分からない。とにかくとても悲しかった。現場にはいなかったが、私は院長だったのだから」と韓は当時を振り返る。

二〇〇一年九月半ば、韓は再び国外に出る。国際法に関するカナダでの交流会に参加するためだ。韓が参加者に選ばれたのは理由がある。中華人民共和国と英国の間で人権談話が交わされた際、英国代表団の団長が韓に龍山の視察を申し込んだ。英国人たちは良い印象を受けて帰っていった。ほかの労教施設の責任者たちは韓をへっぴり腰と見ているかもしれないが、党の上層部は労改制度の大使として使える奴だと見定めた。韓はこの時期、中国を永遠に離れるべきか否か自問自答していた。しかし、自分で決める必要はなかった。九月二九日、法輪功の明慧ネットに、天子の拷問事例における韓の役割が掲載されたのだ。一五歳の少女が電気棒で拷問された話は、欧米の主流メディアが取り上げれば（取り上げられることはなかったが）、中国の国際社会でのイメージダウンにつながる可能性が大きい。しかし、弱腰の院長が頭のいかれた女性の囚人たちの言いなりになっていることが党内のプロパガンダに及ぼす影響は否めない。特にこのサイトでは法輪功の勝利はすぐ目の前だと主張している。この事件がどのように龍山から漏れたのかまったく分からない。それなら、王紅の遺体にもメモが付けられていたかもしれないが、今となってはどうでもいい。これは韓のキャリアを左右する記事となった。中国には二度と戻ることはないだろう。

龍山の院長としての最後の一年に関して、私の質問の多くに韓は答えられなかった。敢えて目をつぶっていたのかもしれない。彼の管轄の最後の年に、転向率はわずかだったのに、なぜ九〇％の修煉者が龍山から出たのだろうか？　どこに行ったのだろうか？　強制給餌の際になぜ医師が立ち会ったのだろうか？

韓はこのようなデリケートな質問に対しては身を引いた。無理もない。祖国を失った韓にとって、強制的に大量の人間が行方不明になっている理由を憶測することにどんな利点があるというのか？

大物である馬三家に比べて、龍山は残酷さの意味では中程度の労教施設だった。彼が龍山を離れてから、龍山の看守たちは高蓉蓉（ガオロンロン）に対するようなおぞましい迫害を修煉者に行っている。自分の在職中は、修煉者に強要しない方針をとったという韓の主張は信用できるものだろう。

しかし韓は、完全に自分の思いを断ち切ることができなかった。限られた範囲での龍山の出来事と自分の指揮下で亡くなった修煉者に潜在的に取り憑かれていた。彼は我々の面談の空気を変え、史上の一大事に慈悲を求めるかのように、内面にこもっていた罪悪感を共産党に転化させた。共産党側は用いない「迫害」という修煉者の表現を意識的に使い、次のように語った。

「中国共産党下で管理職になるには、一つの前提条件があります……人の心や良心があれば、長期間このような仕事に携わることは不可能です……最初

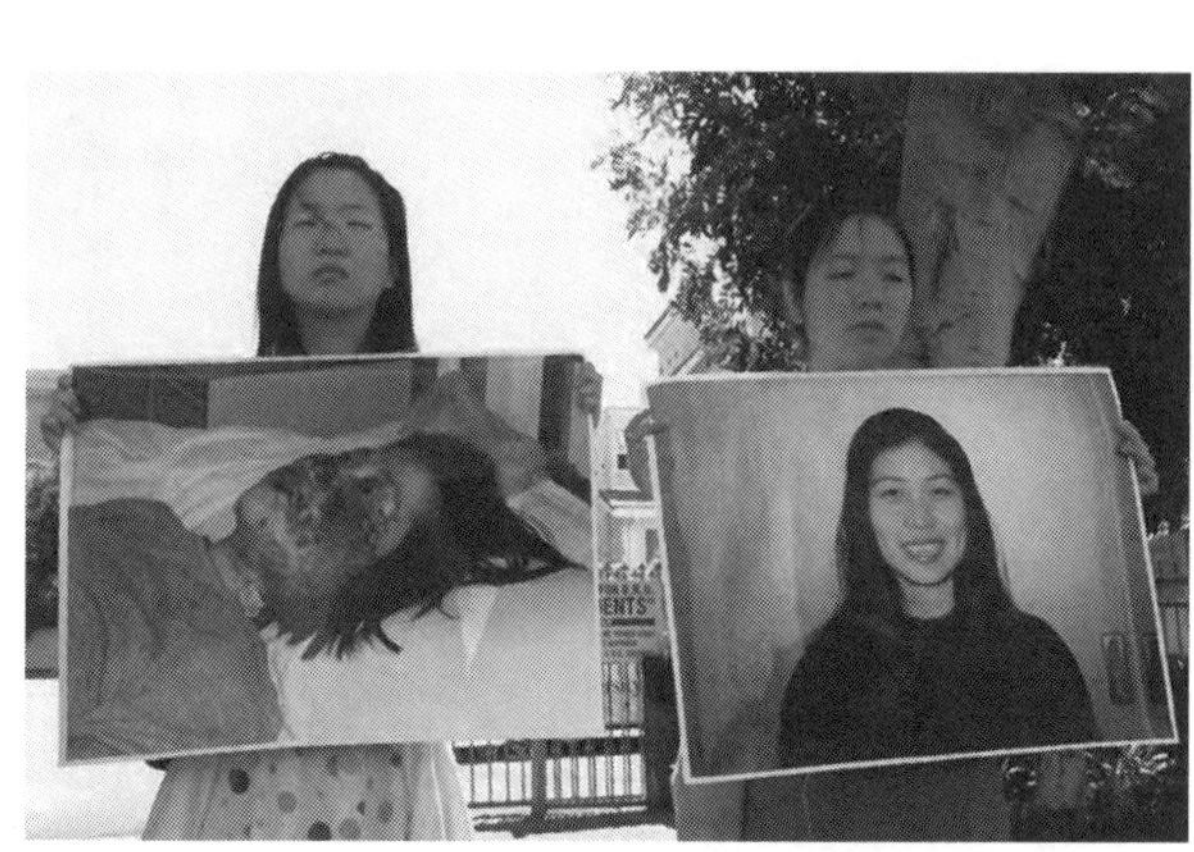

龍山で拘束されていた高蓉蓉は、2004年5月に高電圧の電気棒の衝撃を受けた。１年後に死亡。欧米社会で法輪功弾圧を効果的に示す最初の写真となった。迫害前と迫害後の写真を掲げる修煉者。米ロサンゼルスで。（撮影：大紀元2005年12月）

は、多くの人々は私のように正直で実直になろうという気持ちを抱きます。人民のためにベストを尽くしたいと。しかし、一度管理職に就くと、川に飛び込んでしまったかのように、流れには逆らえないのです。うまく流れに乗れば、昇進が待っています……空は真っ暗で落下寸前です。しかし、それを支えることはできません。自分の範囲だけは保護したいと思い傘を広げます。自分の管理下の人々がずぶ濡れにならないように。しかし、それも不可能です。傘は小さすぎ、風雨から守ることはできません。阻止はできない。自分を破滅させていくしかないのです」

二〇〇一年末、龍山労働教養院は報奨金として四〇万元（約六八〇万円）を授与された。

看病

二〇〇〇年、郝鳳軍（ハオフェンジュン）は、天津の六一〇弁公室の特権をすべて享受していた。一八の地方公安部を指揮下に置き、惜しみない予算と最新のコンピュータをあてがわれた。国家警視庁のものより遥かに優れた、極めて洗練されたソフトが搭載されていた。法輪功の修煉者は何年にも亘り、組織のない漠然とした世界で守られていると思っていた。会員名簿も管轄者も上下関係もない世界だ。しかし、監視されていた。スパイに侵入され研究されていた。一九九九年以前、法輪功修煉者がインターネットを利用して組織化を図ることはなかった。しかし、孤立化させられ、散り散りになった今、政府の迫害政策を変える組織的手段として、修煉者はオンラインに飛び込む。隠語を用い、特定の文字は避けて、手短に伝達する。しかし、暗闇の家で猫がネズミの鳴き声に耳を傾けるかのように、六一〇弁公室の「ネットスパイ」部は、彼らの居所を把握していた。郝によると、山東省公安局と米国の大手ハイテク企業とのジョイント・ベンチャーがこれを可能にした。六一〇弁公室が保管する法輪功名簿を含む包括的な個人情報のデータベースだ。他省に即座に配信するラップアラウンドの監視システム、「金の盾」と呼ばれるそれを郝は日課として使った。「金の盾には、オンライン上のチャットやメール、IP認証、個人のコミュニケーションの記録すべてを監視する能力があり、家庭や職場でコンピュータが使われると個人の位置情報を把握することができました。そして修煉者の逮捕となるのです」と郝は説明した。

郝の仕事は「網から逃げた魚」の追跡だった。六一〇弁公室は様々な集会でカメラに収録された個人情報で溢れていた。高度な顔認識技能を備えたリアルタイムの監視カメラとの照合が可能だ。これらの情報を「単位」として、記録された個々の経歴と連携させる。「ビデオカメラが捉えていれば、我々のシステムから個人情報を割り出すことが可能でした」と郝は語った。彼の責務はターゲットを捕えるところまでで、修煉者を尋問する過程にはほとんど関わっていなかった。通常の中国人とは異なり、郝には、どのようなサイトにも自由にアクセスできる特権があった。海外の法輪功サイトに次々と上がる拷問の犠牲者の写真を精査し、巧妙な偽造だと結論を下していた。

二〇〇一年初頭のある夕刻、尋問所で修煉者に問題が生じたと上司から電話があった。降雪がひどく、やっとのことで尋問所に辿り着いた。暗い建物の中で、尋問室だけは煌々と灯りがついていた。担当の警官は表情もなくそこに座っていた。テーブルの横には工事現場で使われる三〇センチほどの溝つきの鉄棒が置かれていた。

「郝鳳軍です。六一〇弁公室から引き継ぎに来ました。お引きとりください」

警官はうなずくと部屋から出て行った。郝は小柄な中年女性と二人きりになった。足は金属性の椅子に縛りつけられ、顔は横に傾いていた。照明を避けるかのように髪が目をふさいでいた。突然、追いつめられた動物が逃げ口を探すかのように頭を持ち上げ、郝と目が合った。

母だった。

「名前は？」

「孫媞（スンティ）」

錯覚だった。郝は突然身体を動かした。悲壮な目ではあったが、親近感を覚えた。母と年齢や体格が似ていただけだった。郝は、指導書通りの尋問を始めた。

「怪我は？」

「背中がひどく痛い。見て欲しい」

「婦人警官に見てもらいましょう」

孫の服はほとんど脱げていたが、彼女はシャツを引き剝がし始めた。

「婦人警官を呼びますから」

「私はもう年をとっているから、見られることは構わない。彼らの仕業を見せたいだけさ」

「引きとらせてください」

「いいから、いいから。こちらに来て。見てちょうだい」

肩に一〇センチほどの切り傷があった。黒い血が膿み出ていた。腰まで腫れていた。皮膚は灰色でも茶色でも紫でもなく、ただ真っ黒だった。照明が当たっている状態でも真っ黒だった。皮膚の色が黒や紫になるまで殴られた修煉者の海外で発表された写真は見たことがある。しかし、法を執行するためのキャリアで、どんなにひどく人を殴りつけても、このような色になることはなかった。

「何で殴ったのですか？」

「あの鉄棒だよ。今日の午後」

「誰が殴ったのですか？」

「そこに座っていたあの警官だよ」

「すぐに病院にお連れしましょう」

孫を自分のパトカーに連れ込み、凍りついた道路をゆっくりと走り、夜中の一時頃に病院に着いた。夜勤の医師が傷の手当をした。傷口が炎症を起こし始め、発熱が予想された。郝は孫を尋問所に連れ戻した。

その夜、発熱がひどくなり、翌日には病院に戻された。郝は病院を訪れた。翌日も行った。毎日見舞いに通うようになった。最初、孫は法輪功のことしか話さなかった。郝は最初、不気味に感じ、それから退屈し、数日後、まあ聞いていてもいいかと思った。孫も、次第に郝を信頼するようになり、法輪功をしていることですでに投獄されている夫のこと、そして「きれいで頭の良い」一四歳の娘のことについて触れるようになった。今はホームレスで孤独な生活を送っているようだ。孫は郝に法輪功の迫害をやめるように嘆願した。親子を切り離すようなことはせずに「ただ人間になって欲しい」と頼んだ。彼はうなずいたが自分には何もできないとも言った。日に日に孫の熱は下がっていった。回復すれば、八年間の投獄生活が待っている。

郝に変化があった。孫には少しもおかしなところはない。普通の人間だ。孫と目が合った瞬間、自分が普通の人間ではなかったと認識した。亡命したいという細菌が体内に入り込んだ瞬間だった。しかし、この感染が発症するまでには四年の歳月を要した。

第六章　極寒の大海で

また走り出す。ダウンコートの中で汗がしたたる。隠れる場所はない。「いつ、立ち止まれるのか？」。今まで自分を騙していた。真実を伝える者として意気込んでいたが、実際は極寒の大海にさまようホームレスだった。

逃走生活

王玉芝（ワンユジ）はどちらの目で私を見ているのだろう。公安部の尋問で片方の目が傷ついたため視点が合わない。これまで面談した修煉者の中で最もタフな部類だ。胸部から響く声。労働教養所から出所したばかりの写真では柳のように痩せていたが、現在は農家の娘が初めてトラクターを目にしたかのような闊達さに溢れる健康体だ。あまり笑顔は見せないが、笑顔になったときは彼女の寛容な心に呑まれてしまう気がする。「これは差し歯。海外で買ったの」と率直に語る。看守が強制給餌をしたときに歯が折れたのだ。

王の家族は中国北東部のハルビン市で一旗揚げた。彼女自身もハルビン東方エレクトロニクスというコンピュータと事務用品の店を立ち上げ、年間一〇〇万元（約一七〇〇万円）の利益を上げていた。

法輪功のおかげで健康改善だけでなく、夫や一〇歳の息子との関係も良くなり、店の評判にもつながった。店主が正直であることを意味したからだ。

数日に亘り、王は正確な事実のみを語ると言っていた。人を茶化すところはあるがドラマチックな性格ではない。涙は流さない。不要に過去にこだわらない。執着もない。常に前進する。だから生き延びたのだろう。こんな彼女が夢の話を始めたとき、矛盾を感じた。事実だけを語るタイプではなかったのだろうか、と。

文化大革命のとき、王は少女だった。国外とのコネがあるとして父は紅衛兵に責められた。告白文

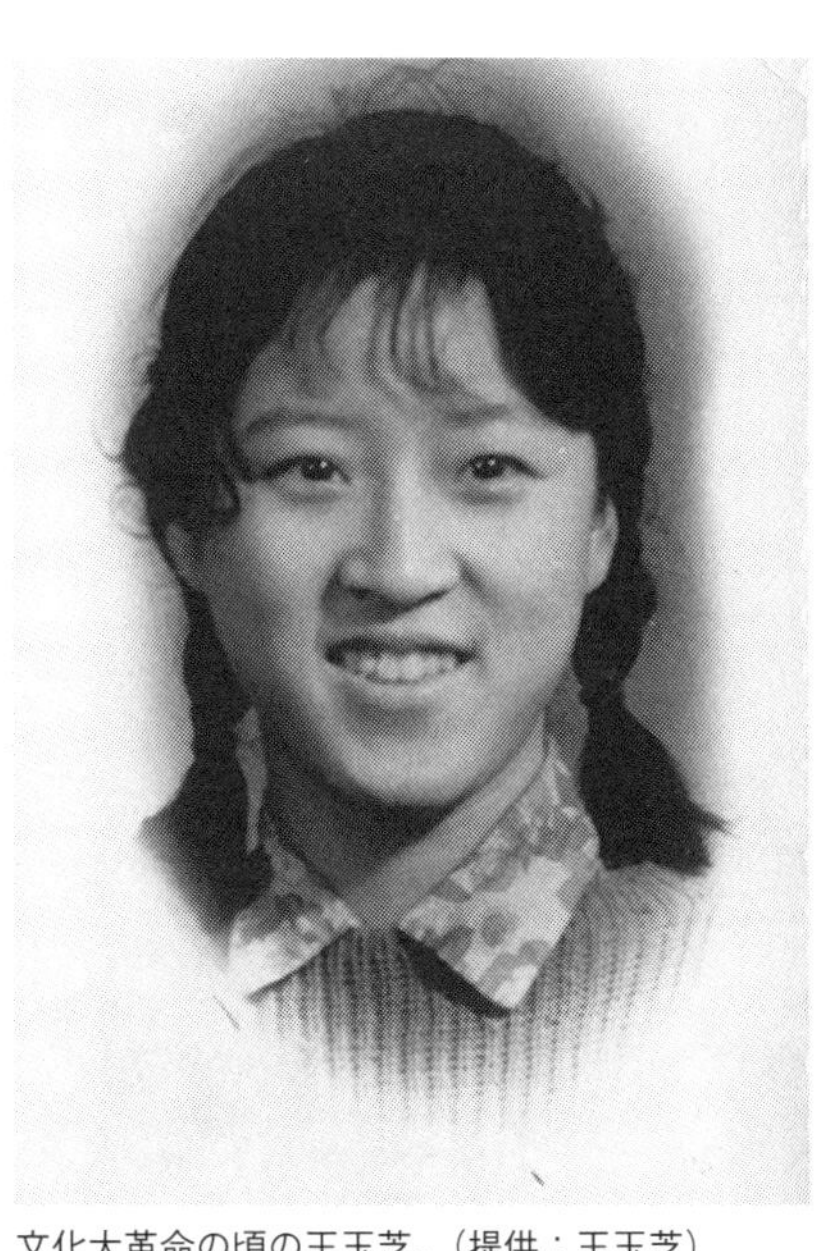

文化大革命の頃の王玉芝。（提供：王玉芝）

への署名を拒否した父は長期に亘り獄中生活を送る。幼い王は、わずかな時間だけ父を訪れることが許された。初めて刑務所を見た。父が連れて来られる寸前に、看守が、王から数センチ離れた鉄格子に向かって一人の囚人を頭から投げつけた。父は動ぜず、娘に安心感を与える思いやりに満ちた表情を保っていた。

法輪功の迫害以前は、この出来事につながるような痕跡も、政府に抵抗するという血筋が潜在する気配すらなかった。一九九九年七月二一日、王は、ハルビン市の駅で北京行きの列車に乗り込もうとして逮捕された。最初の監房に入ったとたん、警官が突然、一人の修煉者を格子に投げつけた。「デジャブ」だった。まどろみのようなこれまでの人生から、突然目覚めた。

その後一二ヶ月に亘り、釈放と逮捕が繰り返される。比較的自由な自分の状況を利用して、ハルビン市のいかがわしい地区で地下のアパートを借りた。コンピュータと業務用プリンタを詰め込み、大量の「地下出版」を始めるためだ。法輪功用語では「真相伝えの資料」と呼ぶ。しかし内容がない。オンラインの法輪功情報は分散しているだけでなく監視されている。コンピュータ・サイエンスを勉強している学生から、匿名で伝達する方法と封鎖ネットを迂回する方法を段階的に教えてもらった。迫害に賛同しない共産党幹部の数を載せたチラシを一〇万部印刷し、二〇〇〇年一〇月一日（中国の記念日）に江沢民を攻撃する。チラシはハルビン市だけでなく黒竜江省の周辺都市に行き亘り、学校や労働教養所近くの居住地区、公安部職員の親戚に配布された。その夜、疲労と至福に満ちた王は、印刷工場の床で寝てしまった。

王は日が沈んだ方角を眺めていた。夕日が深まるにつれ、遠くから男たちがゆっくりと近づいてくるのが見えた。最初は数名だったがその数は増え、目前をふさいだ。警官だ。銃を持っている。殺しに来たのだ。王は逃げた。隠れた……。

真夜中に目が覚めた。この部屋のどこに隠れることができるか。汗が出ていた。逮捕され殴られることや、印刷機が取り押さえられることを恐れた汗ではない。夢のメッセージは明確だった。チラシの配布に対する当局の王への報復は、王のチラシの配布同様に包括的だった。当局は一刻も無駄にすることなく、ハルビンの修煉者を逮捕、尋問、拷問していた。王が眠りの中で夢を見ている間に、彼女の名前と写真がオンラインで拡散され、ハルビン市内の電柱に貼りつけられていた。彼女の逮捕に結びつく情報には五万元（約八五万円）の賞金がついていた。

翌朝、地下のアパートの入口をノックする音が聞こえた。王はアパート裏手の石炭の搬入口からこっそりと忍び出た。警官だった。夢に出て来たほどの数ではなかったが、彼らの動きは夢の中より敏捷だった。ハルビン市内を抜けて駅まで王を追ってきた。映画の一コマのように、プラットホームに白い煙をもくもくと吐き出す車両が停まっていた。王は煙の中央に立ち、時折、首を突き出して新鮮な空気を吸い込みながら、警官が構内を捜査する間、煙が流れ続けることを祈った。車両が動いた。手すりにつかまり、最後部の車両に飛び込んだ。まだ鍵のかかっていないドアから中に入り、固い座席に身を投じた。

王は大海の浜辺を歩いていた。日の光が海に反射していた。砂は温かくしっとりしていた。足跡がついていた。自分の前に多くの者がここを歩いていたのだ。しかし、何かが違っていた。靴の木型がセミの抜け殻のように暗い浜辺に積まれていた。木型は、あてのないスズメバチの大群のように、激しく浜辺に打ち寄せられた。突然、何かが間違った方向に行き、大海に呑み込まれる恐怖に襲われる。大波が彼女めがけてやってくるのが目に入った。その波のすぐ後ろに、異様に大きな波が押し寄せていた。波の動きに踊らされ、木型はカタカタ鳴った。走り出そうとしたが、低い唸り声を上げながら自分の足は砂に沈み込んでいった。

王は目を覚ました。身体がべとつく。少しめまいがする。「何かが起こる。引き下がれない。この大波には呑まれない。前進しなければ」

一ヶ月後、ハルビン市に戻った。数時間のうちに自宅に忍び込んだ。息子の頬にキスできるかと思った矢先、パトカーのサイレンが耳をつんざき、サーチライトが窓の外で点滅した。裏口から出て警官の配備を迂回した。湿った猛吹雪の中、王は市街を素早く立ち回った。バックパックとダウンコートだけの姿だった。王は自分の銀行のすぐ近くにいた。息子をハルビンから出さなければ。親戚か私立学校に預けられないだろうか。金が要る。口座には一〇〇万元以上あるが銀行には踏み込めない。

日が昇る。警察の目に入りやすい。

また走り出した。バックパックが背中で窮屈そうに上下する。ダウンコートの中に汗がしたたる。

隠れる場所はない。友人の家に行ったらすぐに見つかるだろう。動物のように息を切らし、王は開店前の店の軒下にうずくまった。湿った雪がズボンに染み込む。裏地の化学繊維がじっとりと肌にくっついた。「明日になれば鉄道の切符が買えるだろう。北京、瀋陽、広東と動ける。しかし、今夜はどこで寝て何を食べるのだろう？」。これ以上は頭が回らなかった。「いつこの迫害は終わるのか？」「いつ、立ち止まれるのか？」。今まで自分を騙していた。実際は極寒の大海にさまようホームレスだった。

焼身自殺

北京駐在の記者たちの話や修煉者との面接調査から、二〇〇一年まで中国の一般市民の半数は中共の反法輪功運動には無関心だったと私は推定する。法輪功を支持する態度を見せることには危険が孕んでいたので、修煉者の正確な数は分からない。専門職の間では形式的な法輪功批判のセッションが設けられたが、職場に中共が「非人間」とする者（法輪功修煉者）がいても気づかないふりをした会社もある。隣組、特に学童は、反法輪功運動に何らかの形で参加する義務があった。修煉者を捕えるだけでなく、中国社会のすべての者が何らかの協力をするように仕向けられた。苦情を言う者は、中共が好む「虚言」「偽善」という言葉で責められた。

北京での自分の専属ドライバーの言葉を引用することは実に卑しく、ジャーナリズムにもとる行為であることは承知だが、彼が幾度も「法輪功の弾圧は実に間抜けだ」と繰り返したことは印象深い。私が当局に通報しないことを知っての本音だろう。特に私に媚びるわけでもない。当時の私は、米国商工会議所の政府関係委員会の代表だったので、中国人と会話する際は、デリケートな中国問題を口にして罠に陥ることを避けていた。この運転手のように本音を語る者は中共にとって厄介だ。「法輪功は危険なカルトだ。李洪志はヒトラーである。修煉者は自殺を図る。天安門広場でも自殺を計画している」と煽動する言葉が数ヶ月に亘り繰り返された。国営メディアにとって反法輪功運動はマンネリ化が進み、「元修煉者」の付玉斌に白羽の矢が立てられた。彼は悪魔となって自分の父を殺害した過程を、耳が遠い猫のように首を傾げながら、ほくそ笑んで証言した。お膳立てされたやりすぎの演出に「党は何を恐れているのだろう?」「なぜこの人たちに構うのだろうか?」と多くの中国人は疑問に思った。

二〇〇一年一月二三日の事件は、法輪功による行きすぎた演出に思われた。五名の抗議者(火をつける前に阻止された者を含めて七名とされる)が天安門広場に入り、ガソリンを身体にかけ焼身自殺を図ったのだ。火傷した犠牲者のおぞましいインタビューが数週間、報道された。「修煉者」の一部は回復し一部は死亡したと言われている。この事件は一般市民に浸透した。私の運転手も例外ではなかった。五〇%の潜在的な法輪功支持者率が、一週間で一気に一〇%に落ち込んだ感触があった。六一〇弁公室にとって「焼身自殺」は成功だった。投獄された修煉者を不当に扱う当局を懸念する声は消え、死者数と大量の行方不明者数に入れ替わった。これで法輪功は消滅する。

ほとんどの修煉者は、この事件のすべてが捏造であると確信していた。暴力を禁じる法輪功は、自己への暴力にあたる自殺も禁じていたからだ。焼身自殺を図った者は、法輪功の煉功をしていたとされているが、動きや姿勢は軍事訓練のそれに見えた。中国メディアは事前に地盤を固めていた。数千人の自殺要因に法輪功があるという報道だ。根拠のない数字であるし、一般平均より修煉者の自殺率が低いことは数字で示されていた。しかし、今回はこのメディア報道を人々は一蹴しなかった。弾圧の中で李洪志が以下の文を発表していたからだ。「実のところ、これは最後の執着を放下する（訳注：捨てる）時期が来たのです。修煉者として皆さんは（人体への執着も含む）世間への一切の執着を放下することをすでに分かっており、これを成し遂げることもでき、生死を放下する中から歩んできたのです」。この文の解釈は修煉者によって異なる。文化大革命以来、公安部最大の弾圧に抵抗する「鬨（とき）の声」とする者もいれば、拷問死する同修（訳注：同じ修煉をする者）のことを思う悲しみへの慰めととる者もいる。また、俗世間の痛恨の中で、より高い精神水準に達する哀願とする者もいる。これらのすべてがあてはまるのかもしれない。しかし、焼身自殺事件では「生死を放下する」という部分だけが李から修煉者への指令として、皮肉な響きを持って官営メディアで報道された。中共のプロパガンダに則ったこの暗い解釈に傾倒した修煉者も一部いた可能性がある。迫害のため、公に法輪功仲間の議論や考え方に触れることができなくなったからだ。中共が強気で推し進める焼身自殺の話を反証するには、その日の事実を追っていくしかないだろう。

中国の官営新聞はこれまでにないスピードで焼身自殺者の氏名、略歴、動機を二時間以内に報道した。新聞としては異様な速度だ。これとは対照的に、中央電視台は事件の録画映像を当初、一切流さなかった。しかし一週間後に、劇的に編集された映像が流された。中国本土でテレビ報道の経験があるシモネ・ガオ（現在は新唐人テレビのアンカー）は、天安門広場の一定区間ごとの監視カメラの存在は十分認識していた。しかし、ズーム映像に首を傾げた。アップされたカメラの角度は、中央電視台の新年の特別番組のように、事前に演出されていたことを示唆する。ありそうな話だ。六一〇弁公室の当時の副室長（のちの室長）のステファン・グレゴリー李東生（リドンシェン）には、法を執行した経験はなかった。『エポックタイムズ』（『大紀元時報』の英語版）のステファン・グレゴリーによると、弁公室に赴任するまで、李は中央電視台で、ニュースマガジン風の人気番組に七年間携わっていた。天安門広場がくまなく監視されている事実を隠そうとしたのか、客観的な映像であると指摘したかったのか、この映像は米国CNNからのものであると中央電視台は主張した。

香港の安全な場所で、CNNの元北京支局長レベッカ・マッキノンに当日の話を聞いたところ、紛れもない事実があった。皆、つまり中国公安部から天安門広場に詰めていた警官まで、さらには欧米のほとんどの大手メディアに至るまで、この旧正月の前夜に、何らかの重要なデモがあることを事前に把握していた。二〇〇一年までには、法輪功内部の情報はスパイによって筒抜けだったことと、身体に火がついてから一分以内に警官が消火器を振り回していたことを考え合わせると、少なくとも、中国当局は何が起こるかを認識しており、止めることはしなかったと言えるだろう。

五人が炎上したとき、CNNのカメラマンは天安門広場の反対側にいた。通常の方法で取材を開始した。五秒撮影し、現場に向かって走る。ビデオテープを引っぱり出して身体に隠し、別のテープを入れる。また五秒撮影し、引っぱり出して隠し、新しいテープを入れる。広場に五〇メートルほど入ったところで警官に取り押さえられテープは押収された。しかし股間までは検査されなかった。そのテープがCNNで流された。燃えた指が映るかなり遠方からの映像だった。CNNのカメラマンが現場に近づくことはできなかった。

つまり、中央電視台が流した天安門広場の映像が、米国CNNからであるとする主張は、中共の最初の愚行だった。誇大宣伝があとに続く。中央電視台のレポーターが、マスクもつけず消毒もしない細菌だらけのカメラマンとともに、すべての犠牲者が入院する病棟になだれ込んだのだ。病棟の患者が天安門広場で焼身自殺を図った本人であったかの証拠もないが、交叉感染を引き起こさせたいかのように、仲間と同室で療養中だった。コメディー映画『モンティ・パイソン』の一場面さながら、カメラが担架を丹念に捉える。全身にギブスをはめたかのようにガーゼでぐるぐる巻きにされた一人の犠牲者が横たわっていた。実際の火傷にこのような手当をしたら感染が急速に進み、死に至りかねない。一二歳の少女がようやく中央電視台のインタビューに応じた。歌まで歌い、実に痛ましい。気管切開をしたばかりと報道されていたが。欧米のジャーナリストがこれらの「生存者」にインタビューすることは阻まれた。

しかし、『ワシントン・ポスト』のフィリップ・パン記者は、中央電視台のごまかしを超えて、真実を暴露した。

中国の一般市民にとって焼身自殺の焦点は、修煉者が炎上することではなかった。仏教の僧侶が抗議のために焼身自殺することは中国史上存在し、最近のチベットでも例があった。市民の関心は、劉(リウ)

春玲（チュンリン）が一二歳の娘、劉思影（リウスーイン）に火をつけたことだった。劉思影がその場にいたのかは疑わしい。CNNのカメラマンは、子供は見なかったと主張している。衝撃的な中央電視台のビデオには、救急車に運び込まれる少女が母を呼ぶ声が収められている。しかし、これだけでは十分な確証ではない。パン記者は、開封市（かいほう）に足を運んだ。母親が何年も住んでいた場所だ。パン記者の地道な聞き取り調査によると、劉春玲は娘を殴る母であり、カラオケ・バーのダンサー（つまり売春婦）として知られていた。彼女が法輪功の動作をしているのを見た者はいなかった。彼女が法輪功について語っているのを聞いた者もいなかった［※3］。

多くの疑問が残された。ほかの「修煉者」も本物だったのだろうか？　なぜ自分に火をつけたのだろうか？　脅迫？　金？　すぐに消火されることを条件に、ハリウッドのスタントマンは日常的に自分に火をつけるという話で説得されたのだろうか？　中国本土では調査ジャーナリズムは失われてしまったかもしれないが、中国人読者のために真実を探った著書の発行が待たれるところだ。結論が出るまでの間、以下の私の見解は理に適（かな）うと思う。①警官は何が起こるか把握していた。②天安門広場で法輪功の母親が子供に無理矢理火をつけたことは、まったくの捏造である。

［※3］Philip Pan, "Human Fire Ignites Chinese Mystery—Motive for Public Burning Intensifies Fight over Falun Gong," Washington Post, February 4, 2001, p.1 より

逮捕

焼身自殺事件を知った王玉芝は、二日間、寝床で泣き続けた。

法輪功は邪教であり、建物から飛び降りたり自殺させたりすると共産党は流布している。そしてこの事件。これで何を言っても誰も信じなくなる。事実は分からないが、私には口が一つしかない。すでに二回逮捕された。自宅は包囲されている。チラシの作り方は知っている。印刷機を手に入れる方法も知っている。ハルビンに限られたことではあるが……。

王はハルビンに戻った。しかしそこは自分の知っているハルビンではなかった。王の知る修煉者はすべて逃亡したか職を失ったか拘束されていた。残されたものはホームレスとなり、公安部により家族は崩壊し、その日暮らしの生活を余儀なくされた。王はチラシの生産を再開した。眠らなかった。前回より三倍の規模となった。果敢な行為だった。しかし資料の印刷で資金が底をついた。印刷機も借りものだった。二〇〇一年七月半ば、王は賭けに出た。銀行に行き、引き出し用紙に記入した。銀行の幹部職員が王を事務所に呼び入れ、柔らかな口調で口座が凍結されたことを告げた。王が立ち上がりかけたところを、警備員に背後から押さえつけられた。その一分後、警官が立ち入り、王に逮捕通告を出す。何の容疑かと尋ねたところ「国外勢力との連携」という答えが返ってきた。文化大革命で父親に課せられた罪だった。逮捕状も書類も裁判も弁護士もなかった。警官は王をハルビン市の第二看守所の尋問室に連行し、椅子に鎖で縛りつけた。役人たちの尋問が始まる。

「王。誰にチラシを渡した?」

「おまえがチラシを作ったことは知っている。これだ。なぜ知っているか分かるか? ほかの修煉者が教えてくれたのだ。だからおまえはここにいるんだ。彼らはおまえを裏切ったのだ。分かるか? おまえが仲間の名前を教える番だ」

「質問に答えろ。真善忍を実践しているんだろう? 真実を言わないのかい? ここで何も言わないことは『真』の実践だろうか? 誰にチラシを渡したんだい?」

「王。聞いてくれ。言わなければ、拷問することになる。馬鹿なまねはするな。ここから逃れられると思うな。ハルビンから瀋陽、あらゆる所までおまえを追跡してきた。おまえのすべての親戚に会った。皆、話してくれた。おまえを捕えるのに一〇〇万元(一七〇〇万円)かかっている。ハンガーストライキは助けにはならない。先日は妊娠七ヶ月の修煉者を天井から吊るした。夫の前で。夫は泣き叫び『これ以上、彼女を叩かないでくれ』みたいなことを言っていた」

「あなたがたのやったことはすべて知っています。そのことはチラシに書き、街頭で配布されています。名前は言いません」

翌朝、王は早く目を覚まし、スプーンのように横たわっている他の収監者たちの身体に触れないように体をくねらせながら動き、コンクリートの床に座って打坐の煉功を始めた。

人々が祝福し合い、幸せそうな世界が見えた。天上の音楽が聞こえた。映像も音楽も薄れていった。神々が監房の中に入ってきた。西洋の神々だった。白のローブをまとった四〇代から五〇代だった。王を見下ろした。一人目の神は王に花束を授け、もう一人の神は王に葱の束を授けた。

この光景が消えても、半分開いた手を頭上に掲げたままだった。左手には花束、右手には葱の束を持っているかのように。この授かりものは指令だ。中国語の葱は「急ぐ」という意味の「匆」と同音なのだ。明確に「急げ」というメッセージだった。転向はしない。保証書への署名もしない。残された唯一の道はハンガーストライキだ。

強制給餌

一三人の男性が早朝にやってきた。寝ていた彼女を連れ出し、木板に縛りつけスプーンで口をこじ開け小さな管を押し込んだ。ここから彼女の抵抗が始まる。金属製のスプーンを力強く歯で曲げた。また一からやりなおす。今度はクランプを使う。これで喉が収縮しても作業は続けられる。しかし王は耳をつんざく唸り声をあげた。ガソリンの吸引に使うような太く長い管がとり出され、口に押し込まれた。舌の奥に当たったたが、吐き出せる状況ではなく、痙攣（けいれん）するのみだった。彼らはしばらく待って何も出ないのを見て、管をさらに奥まで押し込んだ。流動食が用意されていないことを互いに責め合った。挽き割りトウモロコシを塩水で溶いたものだ。これを管に注ぎ込んで下降させ、ほかの者が胃の底を管でかき回した。このとき、彼女の身体がくねった。激しい吐き気が襲いすべてを嘔吐した。流動食、痰、胃液、血液、欠けた歯が、喉につまり、鼻に入り、管の周り、そして彼らの顔にへばりついた。彼らは「あばずれ」と罵り、管を荒々しく抜いた。血にまみれていた。そこで王は大声で「法輪功は正しい！」と叫んだ。労働教養所の者すべてに聞こえるように何度も何度も繰り返した。今度は鼻から始める。小さめの管を挿入し、流動食を注ぎ込む。拒否反応が起こる。この間、彼女は叫び続けた。「顔を見てるよ。誰か分かるよ！　世界が知るようになる！　国際裁判所で裁かれるよ！」

しばらくすると、一三人のうち何人かが顔を覆うようになり、医師もこれ以上は続けなくなった。

偽りの難民

二〇〇一年、郝は中国国内でのメール交信や海外とのメールを傍受することはできたが、国外での送受信は読めなかった。学生、ビジネスマン、国外の居住者が中国国外での中国共産党の目となり耳となったのだが、中共幹部にとっては、これまでの防衛的なスタンスから脱するためには不十分な体制だ。そこでグリーン・アーミー（訳注：一九九七年に結成された中国初のハッカー集団）やそれに続く中国紅客連盟といった愛国的なハッカーが興隆したとき、中共幹部は抑えつけることなく誘導していった。ウェブサイトにはハッカーたちの空威張りそのもののような自己紹介が掲載されていたが、実際は中国当局が手綱を握っていた。台湾、インドネシア、日本との象徴的な小競り合いがあったときや、ベオグラードの中国大使館が爆撃された直後に米国政府の重要サイトが書き換えられたときだけは、当局は手綱を緩めてハッカーたちの好きにさせていた。二〇〇二年、ハッカーたちが米国のネットワークに大掛かりな襲撃を計画していることを国家安全部が掌握した際、中共幹部によりこの動きは一時的に閉鎖された。当時の中国は、まだ米国と対峙する準備がなかったからだ。しかし、法輪功は別問題だった。

欧米の修煉者は戸惑っていた。切実な思いから、中国人ではない若い修煉者たちが、無駄骨とは知りながら果敢な行動に出た。三五名の非中国人修煉者（ほとんどが北米在住）が天安門広場に集まり、法輪功の横断幕を掲げ、手荒な逮捕を静かに待った（私のリサーチャーで、翻訳者でもあるリーシャイ・レミッシュもこの一人だった。公安部の尋問で暴行を受けた後遺症から、今でも天候の変化で右あごの関節がうずくらしい。私の調査に同行しながら雨を予報してくれた）。欧米の修煉者には文書と数字を好む傾向がある。彼らは静かに数えていた。拷問死した修煉者、行方不明になった修煉者、監獄名、拷問した者の住所・氏名、そのほか、中国政府が法の下で裁かれるときに必要なすべての情報だ（中国共産党を明確に批判した『九評共産党』の発行によって、法の下で正義を糺す概念は、法輪功の弾みとなった）。これらの修煉者には技能がある。一般のメディアからの支援は希薄だ。ほとんど資金はない。というわけで、すべての情報をウェブサイトに上げることにした（郝が最初に精読し否定したサイトもこの手のものだった）。中国国内での法輪功の闘いが長引く中で、国外の修煉者は、実証された事実と拷問の生々しい写真を着々と掲載していった。国際的な法曹界の注目を集める画像だ。中共は撲滅運動を真剣に広めていくしかなかった。郝によると、中国国外で幅広く行われてきたネットワークをダウンさせるサイバーアタックの対象は、ペンタゴンやウォール・ストリートではなかった。「サービス停止」に至らせる長期に亘る中国初の襲撃は、北京と深圳（しんせん）のサーバー発信で、北米のサーバーがホストする法輪功修煉者のための明慧（ミンフイ）ネット（minghui.org）に向けられた。ウェブサイトのバンド幅をパンクさせて、最後には利用不可能とする手法だ。署名情報から発信元を洗ったところ、初歩的なハッカー群によるものだった。まもなく、発信元は北京の公安部のアドレスと判明した。

郝によると、二〇〇三年六月二六日、国内の六一〇弁公室が国外の国家安全活動とつながった。天津では、国外の法輪功と中国の民主化擁護グループを弱体化させるために、二機関合同による三ヶ年計画が設定された。郝は国際的な諜報活動に直接従事することとなった。最も大切なことは、「偽りの難民」作りだ。若い警官に法輪功の行動をまねさせ、労働教養所での拘束日数を確定する資料を作成した。「オーストラリアとアメリカの政府がどんなに賢くても、法輪功の本物の難民と警官との違いを見分けることはできない」と郝は語った。

法輪功とほかの反体制派グループとの摩擦を生み出すために、「偽難民」は国外、特にニューヨークとシドニーで、反体制派のためのメディア・センターを設置した。最終的にこれらのスパイ行為は露見したが、法輪功内部のネットワーク・セキュリティはかなりの打撃を受けた。

二〇〇五年までシドニー領事館の一等書記官を務めていた陳用林（ちんようりん）が、突然、オーストラリア政府に保護を要請した。一年半後、郊外にある彼の自宅を訪れて話を聞いた。注意深い性格でメディアに通じていた。オーストラリアの地には一〇〇〇人以上の中国からの課報員がいると証言してくれた。課報員のほとんどは軍事技術を盗むためではなく、メルボルンとシドニーの法輪功とほかの反体制派グループ（中共の五毒：ウイグル、チベット、法輪功、中国民主化の活動家、台湾独立擁護者）を監視するために雇用されていた。中国国内の闘争は、国外の移住者にまで及んでいた。中国人の血筋である者すべてを、事実上、中国共産党の支援者にすることが目標だ。

米国、カナダ、オーストラリア、英国で面談した目撃者の言葉から判断すると、中国人移住者を対象とする闘争はすでに展開されていた。米国の課報員コミュニティはテロでかく乱された。さらにウイグル人のジハードのようにまばらで分類不可能な情報であるにもかかわらず、中共の軍と課報部が時折、テロ監視ネットワークに協力してくれることで、米国側は安心し切ってしまった。阻止する者もなく、二〇〇四年、中国のハッカーたちは「サービス停止」襲撃に成功し始めていた。軍事請負業者、国防総省、国務省、アメリカ航空宇宙局（ＮＡＳＡ）を標的とした二〇〇五年のいわゆる「タイタン・レイン」襲撃、世界の政府施設を見事にハッキングし、ダライラマの亡命政府にまで及んだ二〇〇七年から二〇〇九年にかけての「ゴーストネット」攻撃に対して、何の明確な措置も制裁もとられなかった。

「オーロラ作戦」（訳注：二〇一〇年にグーグル社が最初に公表した中国のハッカー集団による一連のサイバー攻撃）や最近の本土からのハッカー攻撃に、米国政府は驚きや怒りを表しているが、私の見解ではもう遅い。米国課報部は過去の話だと片づけようとするかもしれない。しかし、中国でハッカーが栄えた理由は、国外の法輪功を妨害するよう党に命じられたからではなく、このような違法攻撃に直面しながらも調査に消極的だった米国政府に起因することを、郝や陳は証言する。

郝鳳軍（ハオフェンジュン）は二〇〇五年にオーストラリアに亡命した。米国政府から証言を求められることはなかった。

抵抗

どんなに葛藤がグローバル化しても、法輪功の中国国家に対する抵抗の基盤は、労働改造制度内で鍛錬される。天安門広場で数十万人の法輪功が抗議し、趙明（ジャオミン）は市民に訴えるように呼びかけたが、実際は、監房と尋問室で真の抵抗が行われる。何もなかったかのように淡々と見過ごせる場所ではない。合法性、政治的な意味合い、無関心で洗脳された中国市民が抱く見解などは二の次だ。頑強な意志と痛みに耐えられる力だけが求められる。

刑務所での抵抗は真実のために立ち上がることだとする修煉者もいる。また、仲間を失望させたくないだけという修煉者もいる。刑務所が過密状態になれば迫害の停止につながると信じる修煉者さえいる。しかし、拘束されても何も考えない一握りの修煉者がいる。明はその一人だ。彼にとってすべては実に簡潔だ。修煉者は自分の心を偽って信念を捨てることはできない。中共の重圧がこの信念を捨てさせようとする。できる限り純粋に威厳を示しながら、重圧に抵抗することが修煉者としてあるべき姿だ。目にすることはできない高尚な世界——無力の力だ。当時の明は労働改造制度の中でもおそらく際立っていたことだろう。中国人として、そして外国居住者としての抵抗を持ち合わせていたからかもしれない。

明は逮捕されたあと、一連の施設を点々とする。各施設の収容期間は平均二週間だった。海淀（ハイディエン）区拘留所で最初のハンガーストライキを行った。乱暴な拘束者が無理矢理に食べさせようとして殺されかけた。当局が立ち入り、点滴による栄養補給に切り替えた。長春市の大廣（ダーグアン）拘留所では、明の父親を利用して保証書に署名させようとしたが無駄だった。長春市の葦子溝（ウェイズゴウ）にある薬物中毒者リハビリセンター（現在は実際の中毒患者はおらず、法輪功修煉者だけを監禁）での収容は、珍しく身体を回復させる機会となった。北京市看守所では、ハンガーストライキを再開。受刑者が彼の口に食物を押し込もうとした。北京労働教養所転向センターでは、裸で中庭を歩かされ、初めて電気棒を体験した。

北京の団河（トゥアンホー）労働教養所での拷問は本格的だった。これまでのものは手足にタコやマメを作る程度のものだった。睡眠剥奪（午前三時就寝、午前五時起床）と絶え間ない転向目的の講義が二週間続いた。効果がないと見て、警官は明を「野蛮牢房」と呼ばれる部屋に連れ込んだ。一六人の筋金入りの囚人たちが、どす黒い悪意に満ちた顔の小柄の男に率いられていた。

「野蛮牢房」では、飛行体勢、しゃがみ込み、ケツ蹴り、つまずかせなど、様々なゲームで明はもてあそばれたが、明の叫び声、喘ぎ、少女のような痙攣、一人で何度も倒れるのを眺めることに、彼らは飽きた。小柄な男が明をベッドの下にかがみ込ませ、顔を膝につけるように命じた。そして一人ひとりの囚人がキャンプベッドにドサッと腰を下ろした。それからベッドに立ちジャンプし始める。この方法でほかの修煉者が殺されたことは知っていたが、パニックに陥らないようにすることが明の挑戦だった。ハンガーストライキのおかげで痩せていたため、この圧迫から生き延びた。囚人たちは明の息の根が止まっていないことを見てまた苛立ち、殴打を命じた。始まりと終わりの予想がつく拷問では、法を暗誦するなど気を紛らわせる方法があったが、このような予測のつかない暴行の際は、頭の中を真っ白にした。眠っているかのように。霞の中で、明は彼らが自分の上半身には触れていないことに気づいた。顔に傷をつけたくなかったのだろう。ベッドの下での拷問のあと、明は這うことすらできなかった。トイレでしゃがむことなど到底できない。二週間耐えた。「野蛮牢房」の囚人たちはほかの修煉者に関わっている間、明を放っておいた。ほかの修煉者は皆、折れて署名した。そのうちの一人は幾度も性的暴行を受けた末の署名だった。三週間後、看守がまた明を拷問し始めた。今回は理詰めで党の理念を繰り返す方法だった。「中国政府は信念を放棄すべきだと言っている」「これは法規だ」などのアプローチだ。明は冷徹に論理的に答弁した。午前四時、看守の堪忍袋が切れ、電気棒が現れた。電気ショック、対話、電気ショック、対話が繰り返された。

明の自信が揺らいだ。声明文に署名した。それは法輪功を直接棄却するものではなかった。拘束されたことを正当化し、法規を破ったことを明が認めるものだった。数日後、明は新しい文書を出し、前の声明文を棄却した。山から岩石がなだれ落ちるように、ほかの修煉者も突然明のやり方に倣い、自分の声明文を棄却した。皆、振り出しに戻った。うまくいかなかった。警察はナーバスになった。気違い沙汰の拷問と性的暴行は違法だ。「野蛮牢房」の小柄な男の行為はやりすぎだ。さらに悪いことには失敗に終わった。簡素化すべきだ。警察は修煉者を一つの階に集め、中央で拷問を管理することにした。修煉者を一人ずつ選んだ。体力のなさそうなひ弱な者が最初に選ばれるのが常だった。数名が信念を捨てた。二〇〇〇年末、団河労働教養所にはさらに修煉者が到着した。その中の数名は法輪功を捨てたことがなく、痛みに耐えられる力を備えていた。明と同じ場所に収容された。

団河労働教養所に収容された修煉者は最終的に転向する。その割合は九〇％に上るだろう。そのうちの半数はすぐに法輪功に戻る。釈放された瞬間からチラシを配り始める。明とその友人たちは、労働改造制度の中で長期的に抵抗することが可能であるという生きた象徴となっていった。実に苛酷な道のりだが、この可能性は団河のみならず中国の労働改造制度全体に広がっていった。感染を防ぐためには隔離が必要だ。転向の気配を見せない明を含む六名は鎖につながれ、それほど遠くない新安（しんあん）の女子労働教養所に護送された。

明が思った通り、穏やかなアプローチに変わった。男性のティーンエイジャーが使っていた監房だった。転向のための集団セラピーが採用されていた。単純なプロセスだ。①拷問、②署名、③学習してさらに信念を棄却する、④労働教養所すべての者の前で棄却する、⑤国民の前で棄却する（通常はビデオだが、生放送のこともある）。

女性の修煉者にはこの段階的な方法が功を奏するようだった。第二段階の署名のあとには、ヒステリックな笑いや、泣き叫んだり、許しを乞うなどの興奮状態がよく現れる。危険な瞬間だ。超常現象が起きるかもしれない。扱いを間違えると、さらに過激な修煉者を生み出しかねない。北京で修煉者のためのシェルターを営んでいたエンジェルは、このような転向過程で、彼女を担当する党員に強い母性愛を抱くようになったことを数時間かけて語ってくれた。犯罪被害者が犯人と長時間過ごすことで犯人に過度の同情や好意を抱くストックホルム症候群と似ている。

修煉者によっては、演じたり、大げさに降伏したり、服従したりすることは特に危険だ。

新安女子労働教養所は、信念の喪失やギャップを利用する革新的なアイデアを実践していた。拘束者に愛情を注ぎ、新たな使命を即座に与える。転向を強化するためにほかの転向者と関わらせる。単に共犯者になるだけでなく、ほかの者を転向させる責務を負わせる。そして棄却するという言葉を撮影する。照明、カメラ、アクションだ。明は思った。「これはごまかしではない。人々が信じるような声明を出してしまう。邪悪の仲間になるということだ」

明は特別な時期に新安に送り込まれた。元修煉者の「ミスター華」がちょうど到着したのだ。教養所のすべての者が彼の演説を聞くために集まった。カリスマ的な性格だった。法輪功にとって馴染みの深い一連の教えに、修煉者風の言葉で、実際は中国共産党の目的に準じるものであるという彼の解釈を加えていった。難民の温床のような環境で、女性たちは精神的なものに飢えていた。同時に疲労と拷問から逃れることのできる説明を求めていた。華の説法の間、女性たちは立ち上がり、泣き叫び始めた。明には衝撃的なことだった。この日、九〇%の女性が転向したと一部の看守が言っていた。労働教養所での華の講演ツアーの転向率は五〇〜八〇%というフレコミがあった。華による奇跡的な転向のあと、所長たちは六人の転向不可の修煉者を、新たに転向した女性たちのいる訪問者センターに連れ込んだ。明は躊躇(ちゅうちょ)なく会話を始めた。

「私を転向させることに熱心ですが、なぜ法輪功を始められたのですか？　どんなことをお考えだったのですか？」

「病気を抱えていたのです」

「どんな？」

「乳がんです」

「法輪功から第二の人生を授かったのですね。そして今、ご自分の生命を否定される」

答えはなかった。法輪功への思いは変わっていないことをほか人に知られることを恐れたのだ。多くの者が同様だった。法輪功が良いという確信は明確だが、これ以上の拷問を恐れたのだ。

彼を転向させようとした女性の中にジェニファー・ゼン（曽錚）がいた。府右街に参加した若い北京のキャリアウーマンだ。ジェニファーは高い教育を受けた女性として明に接した。法輪功を棄却するように勧めながらも、警察のために行動しているのではなく、何かを秘めていると明は察した。ほかの者がトイレ休憩に入ったとき、ジェニファーは「ここから出てこれらのことを世界に伝えたいの」と明に囁いた。これ以降、明は注意深く十分に計算された眼差しを、時折ジェニファーに送るようになった。ほかの者に気づかれないような微妙な眼差しだったが、この柔らかさにジェニファーは救われる思いだった。

不思議な出逢いだった。「過去の抵抗の精霊」と「未来の抵抗の精霊」との出逢いだった。ジェニファーは、自分は外に出て本を書くために転向した、と思った。しかし、明が女性たちの声の波を受けて岩のように立つ姿を見て、深い罪悪感に襲われた。実際、何年にも亘り世界中の修煉者がジェニファーの転向に批判的だった。明の偉業を躊躇なく賞賛し、明には知らせずに匿名で、明の抵抗に関する読み応えのある記事を明慧ネット（minghui.org）に寄稿していた。

ジェニファーとは何度も話す機会に恵まれた。この記事は彼女にとって大切な一歩だったと察する。明の抵抗の姿は、彼女が自己嫌悪に陥った危うい時期から立ち上がる助けとなったに違いない。ほかの多くの修煉者に比べてジェニファーが受けた拷問数は少なかった（看守は「睡眠剝奪」で十分だとした）が、彼女の著書『Witnessing History』（歴史の目撃者として）は、法輪功難民が記した労働教養所の回顧録として、最もインパクトがあると思う。

明にも助けが訪れた。まったく予期しないところから。

転向不可能な明は団河労働教養所に戻された。その時点で二〇〇〇人以上の修煉者を収容していた。二〇〇二年三月初頭、明は所長室に連れ込まれた。多数の看守がいた。彼らは明に署名を要求した。明は拒否した。突然、板の上に縛りつけられ、複数の看守が同時に電気ショックを与え始めた。三〇分後、足が痙攣し、これ以上は続けられないと感じた。「署名する」と言い名前を書いた。団河労働教養所の所長は、明にダブリンに戻るよう通達した。

アイルランドでは、すでに外務省の確固たる圧力により中国政府は趙明を釈放することに合意したと、外務大臣が一月に公表していた。ダブリンの街頭デモ、トリニティー・カレッジの屈することのない決意が成した賜物だった。この最後の拷問と署名はアイルランドとの合意に反するものだ。中共の最後のあがきだろうか。団河の所長が恥さらしにならないための最後の行為だったのかもしれない。いずれにせよ、単に騒動を眺めるだけの欧州列強と異なり、小国アイルランドは中国から縁あってやってきた養子を見捨てることはなかった。

自白

何事につけても正しく対処してきたロータス（王輝聯（ワンフイリエン））は、中国共産党の党員資格を失っただけでなくパスポートも失った。二〇〇六年、ビルマとの曖昧な国境線を賄賂を使って越えた。二人の修煉者と泣き叫ぶ赤ん坊とともにオートバイに乗ってタイに着いた。私は難民申請中の彼女とバンコクで面談した。

ロータスは公安部に拉致され、四回、違法拘束された。拘束から逃れてタイに着いたのだ。

二〇〇〇年、法輪功弾圧が緊迫する中、ロータス

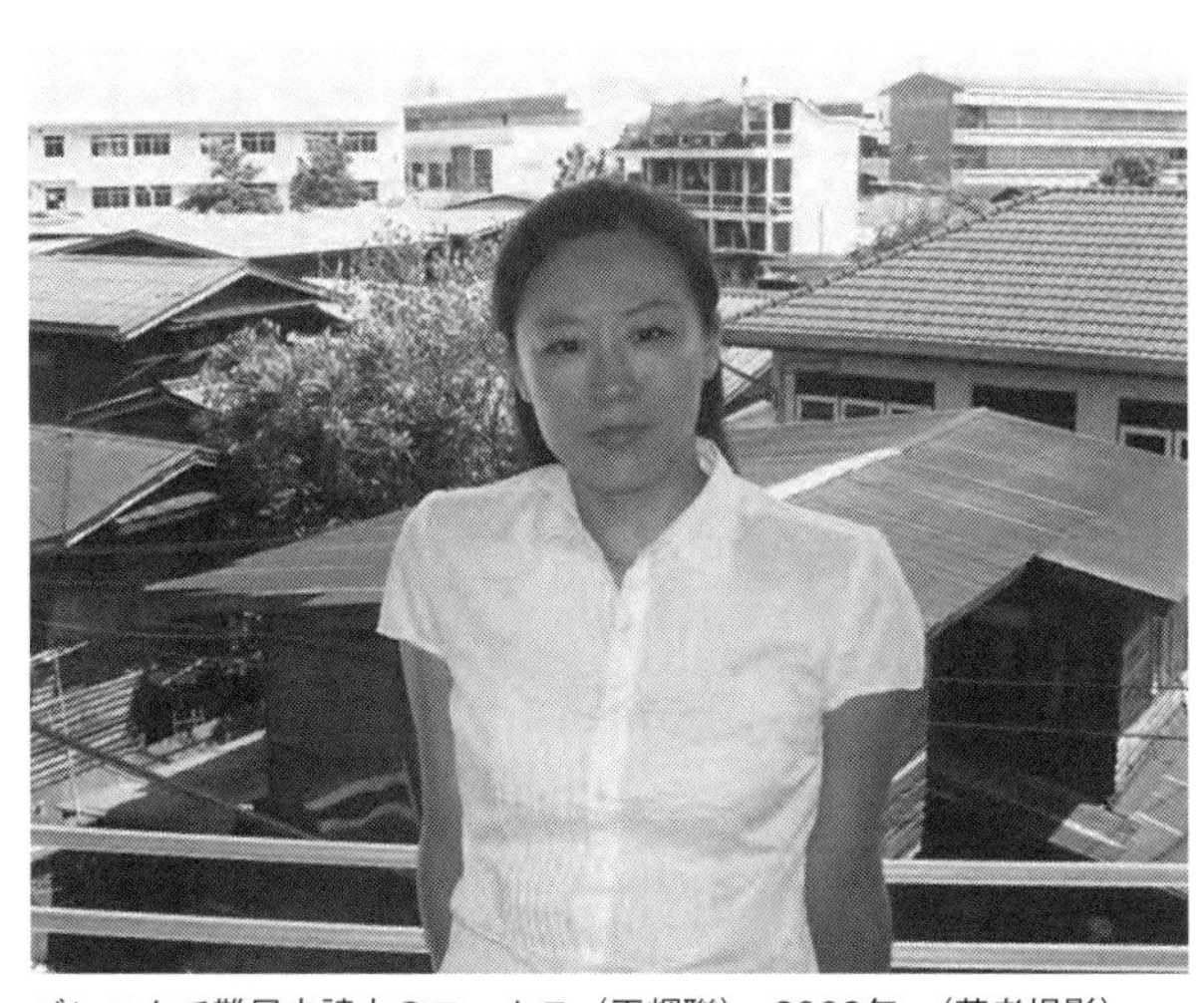

バンコクで難民申請中のロータス（王輝聯）。2008年。（著者撮影）

は抵抗グループの組織者として、長春の修煉者を煽り、活動に参加していない他省の修煉者を煽動して統合された勢力を形成することで、法輪功を陽の当たる場所に出そうとした。彼女の活動は長続きしなかった。広州からの帰途の鉄道駅で捕まり、三ヶ月拘束された。彼女の態度は賞賛に値するものだった。どんな情報も、自分の名前さえも漏らさなかった。自分の体験を記述した紙を、定期的に拘束と出所を繰り返す修煉者に託した。それらは二〇〇一年三月、明慧ネットに匿名で発表された。記事の内容からロータスが書いたものであるとすぐに警官は把握したが、数日間は何もしなかった。

土曜の朝、突然、警官が来て、車に連れ込まれた。手かせ、足かせをつけられ、頭にバケツをかぶせられ、後部座席の下に放り込まれた。二時間ほど走行し、ひんやりとした部屋に連れ込まれ、バケツが頭から取り除かれた。二〇人の男性の私服警官と二人の制服姿の婦人警官に囲まれていた。狭苦しく、粗野で、扉が開け放たれているにもかかわらず、異様に静かだった。棒、ロープ、見たこともないような器具がきちんと壁に掛けられていた。かなり人里離れたところにいるのだろう。男性たちは二グループに分かれていた。半数はこのために別の地区からはるばるやってきたという。

「何があったんだ?」「何をしたんだ?」「誰がしたんだ?」

皆、同時に叫んだ。

ロータスは押し黙っていた。二人の私服警官が手慣れた様子でロープを彼女の手錠に縛りつけ、入口のフックにロープを掛けた。もう一本のロープが足に巻きつけられ、グイと引かれると足が宙に浮いた。凍てつく風が開け放たれた戸口から吹き込んできたが、すぐに汗が滴り落ちた。八つ裂きにされる感覚、激痛は、考えの及ばない域のものだった。きつすぎる手錠、殴打、平手打ちなど、これまでの体験とは異次元だった。喘いだ。震えた。意味のない言葉を口走った。涙と汗が引き締まった腹をつたわり、床に滴り落ちた。

ロータスは精神を高揚させようと詩を暗誦し始めた。気持ちを集中させるためだ。口をめがけて棒が振り下ろされた。この一撃であごが外れ、折れたと思った。同時に別の警官がロープをさらに引き、天井から吊り下げられた。板の上に寝そべるかのように身体は水平だった。目を閉じた。自分の身体からほとばしる滴は見るに耐えない。突然、意識が明晰になった。生き延びられないかもしれない。自分はここで死ぬ。抑制の利かない状態で叫び声を上げた。こだまのように遠方で犬の遠吠えが応えた。警官はロータスと犬を数分鳴かせておいてから彼女を床に下ろした。

「叫んでも無駄だよ。誰の耳にも届かない。犬だけさ」と警官がおどけたような口調で言った。

腕と足を鎖で縛った。重りがつけられていた。目の前のテーブルには明慧の記事が乗っていた。

「我々が何も知らないと思うのかい？　この記事がどこから来たかすべて分かっているんだよ。多くの者に尋問したからね。皆、吐いたよ。あんたが闘う必要はない」

ロータスは答えなかった。警官たちは肩をすぼめて、また天井から吊るされるよ、と示唆した。しかし、休憩時間となった。職場の誇りとしてか、これまでの公安局の尋問で使われた道具を彼女に見せ始めた。テレビ画面くらいの大きさがあるワイヤーネットのついた電気棒。身体の広い面積に亘り電気ショックを与えるものだ。直径一五センチほどの照明もあった。これをあてられると目潰しに遭うが、警官たちは彼女のわずかな表情や気分の変化を明確に読み取ることができる。

何も見えなくても彼らのやり方を理解することはできた。まず、恐怖に陥れる。ロータスにとって最も衝撃的だったことは、痛みではなく、回復の見込みなく肉体が永久的に障害を負うことでもなかった。実際に死ぬという感覚だった。しばらく経ってから降ろされ、回復したあと、座らせられ話をした。また宙吊りにされた。眠りにはつかせない。何も変わらない。それが三日続いた。

質問をする。次の質問も決まっている。ときに警官同士が目配せし、話し合いのためにその場を離れる。あるとき、戻ってきた婦人警官が突然、思いやりを示した。

「痛かった？　どこか痛む？」

「大丈夫？　そんなに黙りこくらないで。話はできないの？」

「家族が恋しくない？」

「名前は？　苗字は？　漢字で何文字？　家族はどこに住んでいるの？」

ロータスには彼らの目論見が分かっていた。ここ三日間の彼らの目的は名前を言わせることだ。また宙吊りにされることは脳裏に焼きついている。犬の遠吠えと自分の汗の臭い。もはや使えない四肢のことよりも、恐怖から心が痛む。

あまりにも苛酷な拷問と睡眠剝奪から、忍耐が消え失せていくのを感じた。感謝の気持ちで婦人警官を見た。ペースを落としてくれるのではないだろうか？　ロータスと内面では通い合っているのだが、ほかの者には悟らせたくないのかもしれない。

真夜中の静かなひとときで、看守の一人が「これは我々にとって重大なヘマなんだ」と打ち明けた。拘束中の囚人の手紙が持ち出され、明慧ネットに投稿された。上層部から責任者を見つけよと命じられている。

彼は冷静に、ロータスが同僚であるかのように言った。「このように手紙を持ち出させることが可能なら、将来、上流階級のホワイトカラー犯罪で、収監された者が手紙を持ち出せたら、公安部の役割はどうなる？　まったく無意味じゃないか？」

最後の防御が崩れた。この警官の態度、わずかながらの自分への尊重から、ほんの少しだけロータスは彼らのことを一瞬、理解した。そして言った。「道理にかなっている。なぜ自分をこれほどまでに拷問するのかが分かった。名前だけでも言おう。大したことではない。名前を言うことでどうなるものでもないだろう」

三日目の夜、ロータスは自分の名前と職場を明かした。「今日のところはこれで終わりだ」と警官は答え、彼女を眠りにつかせた。

翌日、今度は一緒に逮捕された者の名前に焦点があてられた。自分の名前を明かすことを拒否していた男性だった。まったく同様の拷問がさらに五日間続き、ロータスは口を滑らせた。「王宝鋼（ワンバオガン）」と。

転向、保証書への署名、法輪功の中傷をするくらいなら、死んだほうがましだと常に思っており、その理念を貫いてきた。しかし、王の名前を告げたことは彼女の汚点だ。だから私に打ち明けてくれたのかもしれない。

王宝鋼は長春の労働教養所で三年受刑していた。ロータスは長春の黒嘴子(ヘイズイズー)女子労働教養所に一年半送り込まれた。公安部の尋問所内で死なせる可能性は低いが、殺される一歩手前だったというロータスの現状把握は正確なものだったろう（王自身は、複数の消息筋によると、すでに労働教養所に収容されていたが、名前は明かしていなかった）。名前を明かさないと、縄や鎖や電気棒よりひどい運命が待っている。

ロータスにはすべての事情は分からなかった。分かっている修煉者はおそらくいなかっただろう。心が揺れた瞬間、二つの名前を明かしたわけだが、実際はこの二つの生命を救ったのかもしれない。

開く扉

王玉芝は、母の家の扉の前に立っていた。これまでの夢では何度もこの扉まで進もうとしたが、家の前には犬が群がり、近づくと唸(うな)り、噛(か)みつき、彼女を連れ去る気配だった。今回は犬はいなかった。老人たちが微笑みながら母の家の入口に立っていた。そして扉を開いてくれた。

目を覚まして王は考えた。「なぜ、まだ生きているのだろうか？」。数ヶ月に亘って強制給餌されたが、近頃は他の修煉者ほど過酷に拷問されなくなった。最近、女性修煉者が小便を含んだモップを口に押し込まれた。しかし、彼女も容易には折れなかった。しかし、全体的に何かが変わったと王は感じた。王は労働教養所の問題児となった。彼女の叫び声は伝説化されつつあった。

殉死は中国史の切り札だ。中共の指導者たちは、修煉者の息の根を止めることと転向させることの板挟みにあった。一人の修煉者を殺害すれば、世界に報道の機会を与えてしまうため、国家が勝ち得ても壊滅的な汚点となる。

このようなシナリオは党の望むところではない。王のような女性は、有害廃棄物だ。埋めるのは難しい。その辺に放置しておくには危険だ。釈放すれば問題を起こす。中国政府の立場の曖昧さから、瀕死の状態まで拷問した修煉者を突然釈放することがよく起こるようになった。シシリー島のマフィアが村の入口に生首を置いて見せしめとするようなことは、当初は効果的であったとしても、現在は明慧ネットのようなグローバルサイトで報道され、中共批判につながる。共産党が求めるものではない。

どの教養所にも死者の上限枠があったことも、自分が生存できた理由だと王は指摘する。しかし、天安門での焼身自殺事件以来、この数値が徹底されたかどうかは定かではない。別の理由として、王の転向に一〇〇〇元（約一万七〇〇〇円）かかっていることを警官が意識した可能性もある。しかし、一三人で山分けするとして、一人七〇元（約一二〇〇円）のために王を毎日嘔吐させるだろうか？やはり殉死を避けることで説明がつく。家族が国外にいる。国際的に知られる殉死となる可能性がある。看守でさえも中国史上の突発的な革命と崩壊の繰り返しを認識している。将来、法輪功が中国社会で復権し拷問を加えた看守が検挙されたらどうなるか？　王は七五％の警官は単なる邪悪と見ている。ただ彼女が死ぬことを望んでいる人間たちだ。しかし二五％は、これらの迫害や撹乱は党が生み出したものであることを認識している。党の陥落を望む警官すらいる。中共が陥落したら王は殉死者として祀り上げられるだろう。そして邪悪の看守は投獄される。

看守所は王玉芝をあきらめた。

「万家(ワンジア)」と呼ばれる売春婦、泥棒、麻薬中毒者を主に収容する労働教養所がある。一〇〇〇人以上の女性修煉者がそこに拘束されていたと王は見ている。万家に入れられたとき、新しい建物のために党から予算が割り当てられていることに気がついた。万家労働教養所医院の一部として最新設備が整っていた。医師と看護師は一階のフロアに勤務し、巨大な監視室が二階にあった。二階の病棟のほとんどの患者は、ひどく拷問を受けた法輪功修煉者だった。三階は長林子(チャンリンズー)労働教養所から移された男性の修煉者でほとんど埋まっていた。

ある日の夢の中で、王は自動車を走らせていた。労働教養所から出所したのだ。

これ以上、夢のお告げを待つ必要はなかった。万家に足を踏み入れた瞬間、食べものを拒否した。強制給餌のサイクルがまた始まった。身体は隅々まで衰弱していたが、毎朝の日課のおかげで喉は強くなり、筋肉の制御も正確になってきたため、彼らが王の口から管を入れることは容易ではない。管を無理に押し込もうとするとき、彼女は抵抗しながら、宇宙のすべての邪悪な勢力を絶滅させることに気持ちを集中させた。

また別の夢で、王は万家病院の院長に会った。実在の人物であることは知っていた。夢の中では一対一だった。背後に何かがあった。巨大な黒い犬のような動物が彼を操っていた。この野獣は巨大だった。部屋全体を埋め尽くすかのようだった。野獣が話し始めた。最初は恐ろしかったが、耳を澄ませて言葉を聞き分けるようにした。「何をしているか分かっているよ。何をしようとしているか」。沈黙のあと、責め立てる口調が弱まった。「今日からは何もしない」外に出られるという、明確な予言だった。

長期に亘るハンガーストライキのため、院長が身体検査を命じたことも特に気を留めなかった。瀕死の状態であることは分かっていた。弱々しい声で医師をからかった。「何で身体検査なんかするのかい？　労働できるかチェックするってわけだ」。死んでも自分に勝ち目があることを王は知っていた。彼らは王のハンガーストライキにかなり手こずっていた。一人のために人材を費やしすぎた。私を出所させたいに違いない。

医師は彼女の言葉を無視して、血液検査、心臓の検査、尿検査を行った。そして医療チームが彼女の身体をあちこち押し始めた、股間、眼、頭部。脳波を測定しているのかと思った。病歴があるか尋ねられたので「ある」と答えた。彼女の血液型がＡＢ型であることが話し合われていた。さらに身体検査をするために別の場所に連れて行かれた。王は医療スタッフが「こいつは使えない」と言っているのを何度も聞いた。さらに身体が検査された。医療チームは王を四回検査した。検査内容にほとんど変化はなく、一回の所要時間は一時間から二時間だった。

最後の検査で気づいたことがあった。

別の部屋に移動中、突然、知り合いの修煉者の横を通ったのだ。皆、彼女同様、患者用のガウンを身にまとっていた。医師たちが彼女の反応に気づき、すぐに彼女を引き離した。医師たちは恐れていたと王は見てとった。王は使いものにならない。しかし、王が病院で見た多くの修煉者は男性だった。健康で体格の良い男性だった。

六一〇弁公室の二人の役人を眺めていた。彼らの身体から何かが二つ落ちた。二つの肉塊だった。手も足もない、ただの肉塊だった。

心不全の寸前で王は病院から出され、自由の身へと解き放たれた。

あなたのために……

黒嘴子女子労働教養所では格子のはまったバルコニーへのドアは一年間開けられたことがない。三月末のある一日のことだった。大雪の重なった二〇〇四年の冬が開け、温かい風が吹き込んできた。氷が溶け、ロータスの監房全体に春めいた空気が漂った。看守らはいつになく気持ちが盛り上がっているようだった。隠しごとがあるかのように時計を何度も見ていた。そして突然監房の端から端まで歩き、巨大な鋼鉄の門の鍵を開け、解き放ったのだ。陽光が監房全体を照らし出したかに見えた。修煉者も囚人も、皆一様に、自分の持ち場から離れ、長い間忘れ去られていたバルコニーに出た。床は埃(ほこり)にまみれていた。コンクリートの壁が腰の高さまであり、その上は鋼の格子がはまっていた。すべての囚人が七つの監房から同時に外に出た。静かだった。

大海、草原、ヒマラヤの空気の残留を呑み込むかのように、皆、ただ息を吸っていた。監房棟や看守塔の向こうでは、大きな雲が水平線に広がり、草が喜びに満ちた様子で空に向かって揺れていた。固い土を貫いて頭をもたげた小さな白い花が黄金の光に輝いていた。

皆が一体だった。すべての修煉者が。多くの顔には電気棒の傷があった。性器に何度もショックを与えられ、失禁状態の者もいた。筋金入りの犯罪者、麻薬中毒者、売春婦、看守の命令で修煉者にお決まりの罰を与えてきたギャングらも混ざっていた。自分たちが行くことのできない世界を目前に、彼らも看守代理の表情をほぐして微笑んだ。温もりの陽射しを浴びながら、女性の囚人の中には美人がいるんだなとロータスは思った。

ロータスの監房にいた孫淑芬(スンシューフェン)という修煉者は舞台に立っていたプロだった。最初は柔らかく、そしてよく通る高い声で、歌い出した。

〝千の山 万の水を越えて
何度でも何度でもあなたのために来ます〟

法輪功の祝歌だった。ロータスの監房から四人の修煉者が声を合わせた。孫の抑揚は高まり、低音を出すときに声を震わせた。別の監房の修煉者も歌い始めた。

〝あなたのために愛情を持って〟

七つの監房の修煉者が全員、声を合わせた。コーラスになった。

〝大切な中国の人々。私の心からの声を聴いてください。
法輪大法は素晴らしい。法輪大法は良い〟

ほかの囚人たちも声を合わせた。三〇分前には歌を歌ったことの罰として、修煉者に飛行機の体勢をとらせていた囚人たちも声を合わせた。歌詞を知らないので音に合わせてハミングした。

〝虚言の裏の真実を見抜いてください。
暴行と危険にさらされながら……〟

一節を終え、繰り返しの節をクレッシェンドでまた大きく歌った。そして次の歌詞に差し掛かる。

〝何度でも何度でもあなたのために来ます。
あなたのために愛情を持って〟

嗚咽が聞こえた。そしてすべての者が泣いた。七つの監房すべてに広がった。
「分かった。分かった。中に入れ」看守が言った。皆、中に入った。看守は鋼鉄の門に鍵をかけ、二度と開けることはなかった。

第七章　電波ジャック

フランスのエッフェル塔、英国のビッグベン、米国の議会議事堂の前を法輪功修煉者がパレードする映像が流れ、世界に法輪功は普及しており、ほかの国では歓迎されていることを説明していた。「テレビはどうなっちまったんだ」

管理統制

二〇〇二年、〝ビッグブラザー〟が統制管理する中国のネット事情について、私は最初のレポートを発表した。欧米企業が中国公安部に主要技術を譲渡しているという実情を報じるものだった。これらの技術は反体制派の検閲・追跡に使われる可能性があり、主な標的は法輪功修煉者であることを指摘した。

これらの技術は錬磨され、付け焼き刃のグレート・ファイアウォールから洗練されたゴールデン・シールド（金の盾）という、すべてが完備されたオンライン監視の世界へと転換されていく。私は当時、大学、公聴会、一般公開のセミナーなどによく招かれ、調査内容を講義した。回数を重ねていくうちに、質疑応答で一蹴されることがあった。相対主義者、インテリ、自称革命論者などが「中国だって？　アメリカと変わらないよ！」と言い放つ。裏付けとして「愛国的な行動」とか「ブッシュとチェイニー」といった言葉が相次ぎ、米国の図書館ではポルノや爆弾製造法の検索が許されないという例が引き合いに出される。

世相は変わる。エドワード・スノーデン（訳注：米国家安全保障局〈ＮＳＡ〉で情報収集活動に従事し、その手口を主要メディアに告発）以降の世の中では、私の調査活動は奇妙に映るようだ。意見を述べたがる者の多くが「アメリカと変わらないよ！」と一蹴する。私の友人や同僚にもいる。米国家安全保障局の監視が私たちのライフスタイルを脅かす可能性があるとしたら、米国に中国が息づくことの証拠ではないだろうか。我々は討論し、責任を問う。エドワード・スノーデンやジュリアン・アサンジ（訳注：内部告発と情報漏えいに関する情報を伝えるウィキリークスの編集長）を英雄化する。しかし、中国の世界的地位はそのままだ。中国のインターネットは検閲・監視を基準に出現した。ネット上の活動だけを理由に人々が逮捕されている。デジタル・フォーラムでは世界最大の中国のブログ・ウォッチャーの声は、無意味な雑音や義憤で終わっている。内部検閲がすべてを骨抜きにしているからだ。というわけで「一蹴する者」にはこう答えてきた。元来、創造性に溢れた中国文化が、デジタル上で隷属化されている現状を「アメリカと変わらないよ」と否定される前に、実際の情報にあたって現状を把握し、冷静に判断してもらいたい。

もうかなり前のように感じるが、中国政府のデジタル統制を打破するためのシステム開発に米国務省が熱を入れていた時代があった。二〇一〇年一月、クリントン米国務長官は、グローバル・インターネットの自由化のためには、どのような投資も責務も厭わないと演説した。「政治的動機による検閲を回避し、表現の自由を可能にするツール」に五〇〇〇万ドル（約五五億円）を出すというものだ。口で言うほど生易しいことではない。結局、このシステム開発をやり遂げたのは、法輪功と呼ばれるグループだった。

米国務省がニューヨーク・タイムズを読めるのは「グローバル・インターネット・フリーダム・コンソーシアム」のおかげだ。このコンソーシアムは基本的に法輪功修煉者のコンピュータ・エンジニアたちから構成される。彼らは革新的なウェブサイトのシステムを生み出した。（ちなみに「法輪功」という言葉を発するだけで、中国の役人は落ち着きを失い不快感を漂わせる）。これによって、グレート・ファイアウォールを超えて数百万人もの中国市民がサーフできるようになっただけでなく、イランのグリーン革命（訳注：二〇〇九年イランで起こった民主化の動き）で、欧米がほとんどの市民報道にアクセスできるようにしたプラットホームでもあった。

二〇一〇年五月までの期間、米国務省は、法輪功修煉者との接触は避けるという長年の禁忌を破って、「グローバル・インターネット・フリーダム・コンソーシアム」に一五〇万ドル（約一億七〇〇〇万円）を提供する、と報じられた。

このシステム開発は奇跡的にも、中国の「不快感を漂わせる落ち着きのない役人たち」に阻まれることはなかったようだ。このネット解放グループには先駆者がいた。この先駆者は、前述の米国務省の決定を報道した『ワシントン・ポスト』の記事が出る直前に獄死した。ハリウッド映画のようなハッピー・エンディングとはいかなかったが、一部の法輪功修煉者はこの報道を「善の報い」と受け止めていた。

電波ジャック

あらゆる活動家には（たとえスマホに頼る活動家でも）、「昔々、ある簡素な場所で」のような漠然とした伝説がある。しかし、獄死したこの男は、ノーベル賞こそ受賞しなかったが、実在の人物だ。二〇〇二年、欧米の中国専門家たちは一律に、彼の行動は失敗だったと決めつけていた。しかし、彼が指揮したプロジェクトは、当時の中国本土での法輪功修煉者による最も成果ある行動だった。北京のテレビ放送の電波を大量にほぼ一時間、乗っ取ったのだ。経験も資源もない一握りの者による行動であり、当時の法輪功修煉者の行動とは対照的だった。中国共産党の情報管理に対抗する洗練されたシステムが、その後何年にも亘って開発されていく動きの原動力となった。当時のテレビのハブはインターネットのルーターに替わり、ゲリラ戦は技術オタクの遊撃戦となり、警官と強盗はバーチャル上へと舞台を移した。そして喧騒の領域は中国国内からアトランタ、テヘラン、米国務省へと広がった。これらすべては、長春市の梁振興（リアンジェンシン）を発端とする。

次ページに掲載した梁の最期の写真は二〇〇二年三月半ばのものと推定される。あごは人為的に嵌められ、視線も焦点が合っていないように見える。頭部背後の壁にはシミが六つある。左のこめかみの血痕を指摘する者もいる。いずれにせよ、使命を果たしたことを語る姿だ。

梁は自分の写真が欧米に渡るとは思いもしなかったことだろう。中国警察が「見せしめ」としてオンライン上に一時的に流したものだ。一人の法輪功修煉者の写真を出しても欧米のメディアがわざわざ記事を書くわけがないと確信してのことだ。

梁はこのあと八年間、耐え続け、二〇一〇年五月一日、警察に拘束中、公主嶺（コンジューリン）中央病院で死去した。死因は殴打・電気ショック・睡眠剝奪・強制給餌による肉体的衰退。法輪功修煉者の迫害では標準のリストだ。苦しみに耐えかねた梁が、収容所移動の際に階段から飛び降り、脳出血を起こしたとも考えられる。八年という歳月を生き延びたことは感慨深い。最後は口のきけない状態だった。明慧（ミンフィ）ネット（minghui.org）のような法輪功関連のサイトは梁の死亡は伝えたが、特に追悼記事を促すような気配はなかった。潜在的に躊躇（ちゅうちょ）するものがあったのだろう。梁の行動は物議をかもした。梁は修煉者の枠から少

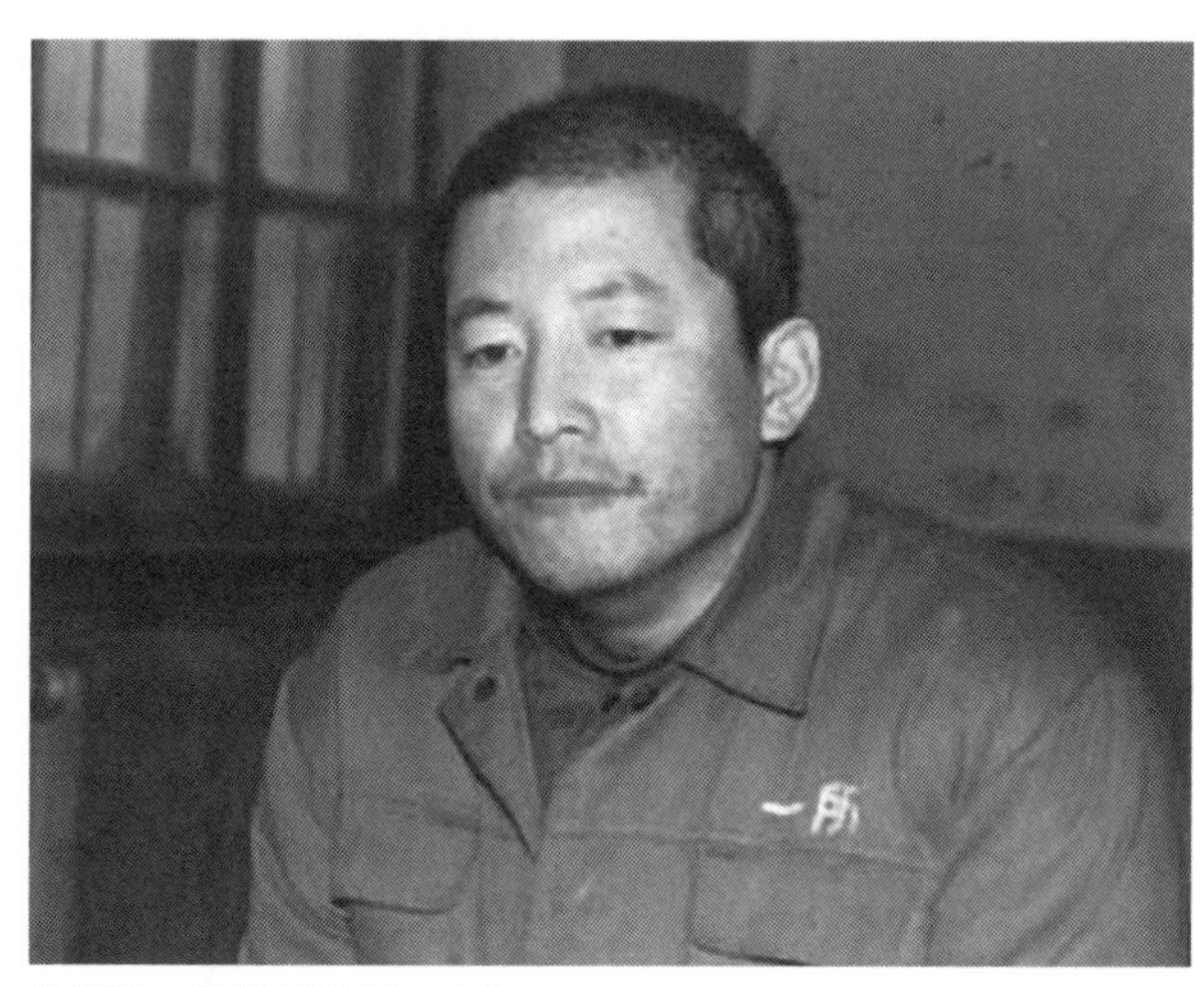

梁振興。（出典：明慧ネット）

し離れた存在だった。ホレイショ・アルジャー（訳注：米国の小説家。貧困から富へのアメリカン・ドリームを描く）の主人公のように、不動産売買を手がけ、言葉巧みな行動派だった。プレイボーイでもあった。ある時点で突然、法輪功に転向し、飛び出しナイフを十字架に持ち替えた。つまるところ梁は長春が生んだタフガイだった。

第二章の初めで、中国北東部の中心にある、自動車の行き交う砂利の多い街を紹介した。勝利公園の南、解放大路の北にあたる文化広場には、勝利を切望し腕を高く上げる男の裸像がたたずんでいる。李洪志は、一九九二年、ここからわずか数ブロック先に住んでいた。つまりこの広場が法輪功の発祥地だ。

梁は解放大路を渡り、数ブロック離れたところにある住み心地のよい家屋に居住していた。まだ薄暗い冬の早朝、この立像の足元でダウンコートに身をくるみミトンをつけた多くの人々が、法輪功の煉功で同時に腕を動かす様子を眺めていたに違いない。一九九六年の極寒の朝、目を覚ました梁は、コートを羽織って群れの中に入っていった。彼の太鼓腹（脚を組む姿がおかしかったという）、無作法な話し方、そして妻の猜疑心に満ちた様子などから、当初、修煉者たちは梁に不信感を抱いた。しかし、ひと月もしないうちに、家族、不動産関係者、公園で出逢ったインテリ、場末のクラブで知り合った労働者などを次々と連れて来るようになった。まもなく梁は、煉功を教え、法を学ぶグループを自由裁量で設置できる補導員となる。梁の学習量や経験のなさを影で口にする修煉者もいたが、陰口には慣れていた。法輪功の素晴らしいところは、三ヶ月の修煉で権力などどうでもいいと思うようになることだ、と友人に語っていた。

しかし、共産党政権にとっては、権力などどうでもいいという気持ちさえ、十分な数の人間が抱けば、闇の物質となる。国家の敵を引き寄せ、共産党員までもその軌道に乗せてしまう隠れた引力に見えるのだ。こうして法輪功への迫害は始まった。三年後の一九九九年七月二〇日、北京で修煉者たちの逮捕が始まる。その三日後、早朝に梁は自室から文化広場を見た。そこには警官だけが立っていた。

二ヶ月が経過した。梁は最初の尋問室で知り合いができた。すでに長春から多くの修煉者が逮捕され、収監されていた。梁は公の場で活動することをやめた。法輪功を伝え出した李洪志の故郷であるため、長春での監視レベルが異様に高かったからだ。代わりに梁はほかの一〇〇名ほどの修煉者とともに、一〇月一日の国慶節に北京の陳情局に行く計画を立てた。多人数による動きはすぐに把握され、列車に乗車する前に警官に囲まれてしまった。

留置所で梁は、法輪功を批難する書類への署名を拒絶し、共謀者の名前も明かさなかった。警官はこれに対して（中国全土で同様に行われていたことだが）、薬物中毒者や犯罪人を法輪功修煉者の監視に使った。修煉者は一挙手一投足に対して、いちいち監視の許可を請う。「食べていいですか？」「身体を掻いてもいいですか？」「トイレを使ってもいいですか？」といった具合だ。修煉者は相手を思いやる慈悲心と非暴力に徹していたので、監視がもてあそぶ哀れな拷問相手となってしまった。侮辱されること、痛みを受けることは自己を修める上でプラスになるという確信から、ほとんどの修煉者は静かに耐え、虐待を貯金のように自分に貯め込んでいった。梁はこれを嫌った。中庭を行進しながら共産党のスローガンを犯罪人の監視者が修煉者に叫ばせるときも、何も叫ばずに抵抗し、殴られた。この小さな反抗に誰も加わらないことに梁は痛みを覚えた。なぜ自分が孤立するのかを分析した。自分には抵抗する意志がある。なぜこの抵抗に自分はこだわるのか。ハンガーストライキをしているにもかかわらず、まだたるんだ身体をしている梁は、身体を張って勇気をふり立たせるようほかの修煉者を煽ることができなかった。しかし、梁はほかにも自分と同じように抵抗した人物がいることを耳にした。

劉成軍（リウチェンジュン）は、吉林省の長春からさほど離れていない小さな町で生まれ育ち、都会に出稼ぎに来た。倉庫で働く平凡な職員だったが、トラックを持っていた。法輪功への弾圧が起きたとき「真相伝え」のチラシをトラックに詰め込み、国道三〇二号を突っ走って農安（のうあん）県にある故郷と周辺の村々へ搬送した。たくましくがっしりとした体格で「ビッグ・トラック」と呼ばれていた。

梁と同様、留置所での監視ゲームには参加しなかった。ほかの修煉者は点呼の際、筋肉をピクリとでも動かそうものなら足を蹴り上げられたが、ビッグ・トラックはゆったりと留置所の高さ三メートル弱の壁面に向かって歩いた。立ちふさがろうとする看守を仁王立ちで睨みつけ、自分に触れたらどうなるかを無言で示した。手を上げたり、歯を剝き出す必要はなかった。護衛の間に噂（うわさ）が広まった。「ビッグ・トラックはコネがある」「ビッグ・トラックは肉まんを一口で食べる」「ビッグ・トラックは犯罪組織の黒幕だった」。このような評判を背に、彼は様々な監獄や拘束所を転々としていった。

二〇〇〇年七月一二日、梁は強制労働所の一部屋に移された。そこにはビッグ・トラックと痩せた小男がいた。目をギラギラさせた小男は口を閉じることを知らないようだった。ビッグ・トラックは梁に囁（ささや）いた。この頭の切れそうな小男は長春市の伝染病病院の放射線科の技師だ。名前は劉海波（リウハイボ）。一晩で李洪志の経文一束を丸暗記してしまう超人的な能力があるため、大海、つまり「グレイト・シー」というニックネームがついた。このデータ回収システムを備えた頭脳は、ほかにも利用価値がありそうだった。梁はグレイト・シーの身の上話にはあまり関心を寄せなかった。グレイト・シーは一九九六年から長春で修煉者となる。逮捕歴二回。法輪功を二回破棄。破棄を二回却下。生まれたばかりの息子、天純（ティエンチェン）を見たことがない、などなど。しかし、一つだけ印象に残る話があった。

　弾圧が始まってまもなく、共産党の機関員が長春の小学校で法輪功の「非道行為」を展示した。梁も聞いたことがあった。修煉者の「自殺」姿を子供た

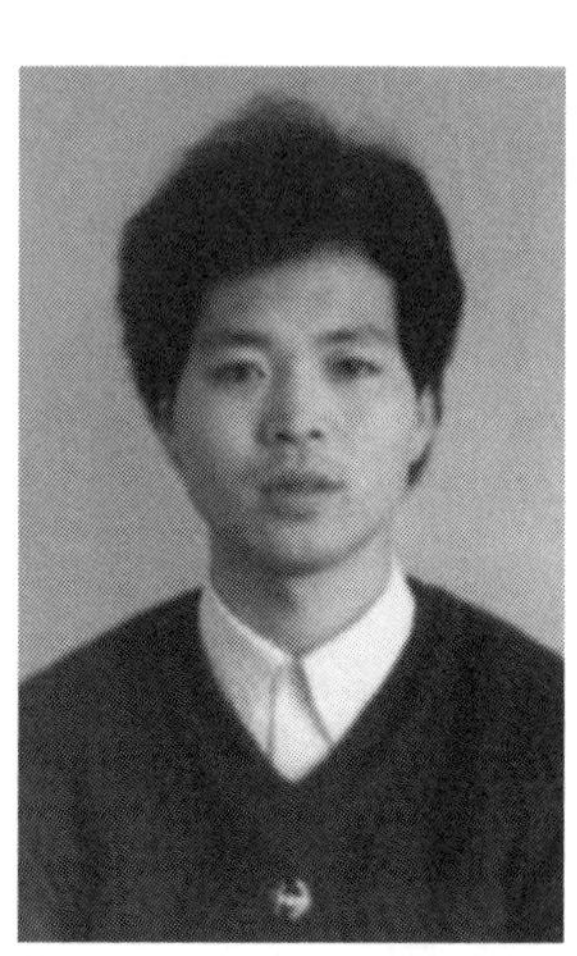

「グレイト・シー」こと劉海波。（出典：明慧ネット）

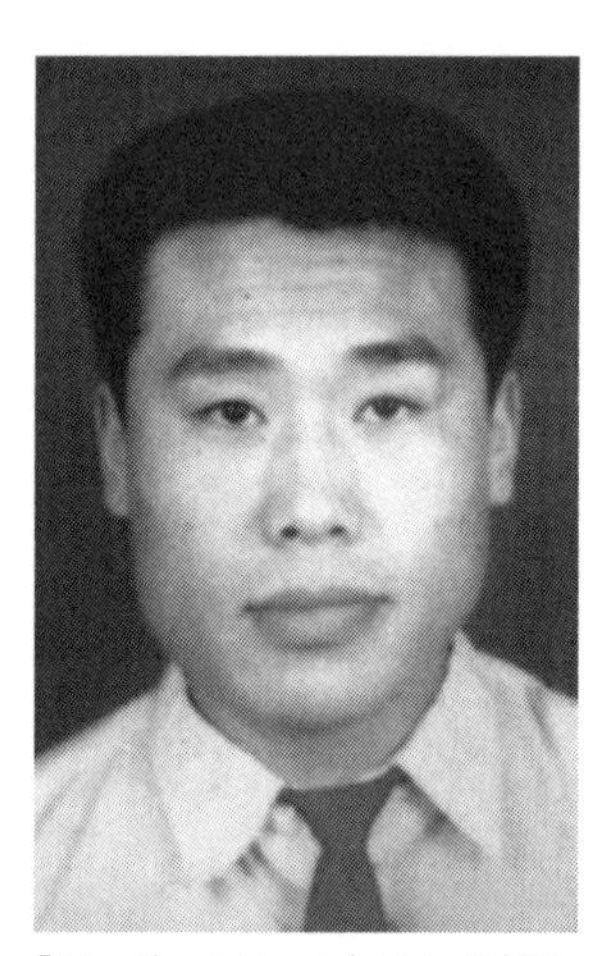

「ビッグ・トラック」こと劉成軍。（出典：明慧ネット）

ちに強制的に見せるものだ。首吊り自殺や腹切りの写真だ。グレイト・シーは「だが展示は終わった」と語った。自分が展示場に踏み込み、ポスターを引き裂いて捨てたと続けた。「毒だからね」。その淡々とした語り口から、梁は中国本土に残る「希少な野鳥」に出逢ったと感じた。恐れを知らないインテリだ。

変わった組み合わせだった。グレイト・シー、ビッグ・トラック、そして梁。最初は何の計画もなく、天安門広場に行こうという発想もなかった。より大きなことを企てようとする気概が三人を結束させていた。

天安門広場での修煉者による抗議に関しては、二〇〇一年までに、少なくとも一五万人が法輪功禁止に抗議していた。一日約平均五〇〇人が流れ込んできたわけだ。特別な日は四〇〇〇人に上ることもあった。戦略的行動を事前に計画するわけでなく、良心の赴くままに黄色の横断幕を掲げるため、保安警察に容易に逮捕されてしまい効果はなかった。それでも、修煉者は天安門広場を目指した。誠実に自己表現する空間として、王朝時代以来中国人が尊ぶ場所だからだ。

二〇〇一年一月二三日の午後、五~七人が法輪功の名のもとで焼身自殺を図り、国営テレビが大々的に報道した。修煉者が抱いていた天安門広場への希望も一緒に焼き払われたかのようだった。しかし、法輪功に対する嫌悪感を世間に広めた主役とも言える焼身未遂を図った母子は、実は修煉者ではなかった。長春の朝陽溝(チャオヤングオ)監獄に監禁された三人は、焼身自殺について議論した（その具体的な内容は知るすべもないが、私の解釈とあまり変わりがないと思いたい）。当局はＣＮＮ提供の映像としていたが、実は虚偽であると修煉者の間では噂されていた。メディア専門家でなくても注意して見れば、奇妙なカメラアングルや説明のつかない警官のふるまいに誰でも気づく。グレイト・シーは、闇で回覧された印刷記事の一部で読んだ『ワシントン・ポスト』の翻訳を事件と結びつけた。焼身自殺を図った母親は、実は娼婦だったというのだ。貪欲に資料を読み、すべてをそのまま思い起こすことのできるグレイト・シーのおかげで、三人は事件の実情を把握した。

三人三様の「真相伝え」（中国政府の虚言を知らせること）の方法が編み出された。梁は録音テープをメガホンで流すことを提案。ビッグ・トラックは山のようにチラシを配ると断言。グレイト・シーはスローガン入りの風船を放つという発想が気に入っていた。今思えばすべて滑稽だ。

明慧ネットに掲載された「報道を遮断する」という記事が拘束中の梁の目に止まった。電話用の電柱によじ登り、電線に接合し、ＤＶＤプレイヤーに接続することで、理論的にはテレビの送信電波を横取りできるという内容だった。レントゲン技師としての経験を活かして、グレイト・シーは必要な機器を購入した。ビッグ・トラックは、実践に使えるよう機器の改造を手掛けた。

二〇〇一年一〇月末の寒い朝、まだ皆が寝ているときに、ビッグ・トラックはむっくり起き上がり、壁の端に跳び移り、大きな図体を両手で引き上げ、監獄の壁を乗り越えた。逃亡を知った梁は、ビッグ・トラックが戦略の概要をつかんだと思った。梁とグレイト・シーはハンガーストライキを即座に止め、看守に協力する態度をとった。二人はすぐに釈放された。

長春で再会した三人は、すぐに町中の配線を調べ始めた。電線はあらゆる方向に走っており不可能な作業に思えたが、長春の不動産に詳しい梁は、住宅の各地区ごとに箱が一つ設置されていることに気づいた。電線を辿りながら、この箱はハブではないかと思い始めた。ビッグ・トラックが手頃な壁に配線を描き確認した。配線図はできても、三人だけでは限りない数のハブを把握することはできない。配線を確認するためにキリンのように首を伸ばすだけでも周囲の好奇心を買う。まして壁をよじ登ることなどはとてもできない。大胆な脱獄を図ったビッグ・トラックでさえ電柱を登ることは控えた。長春に、若くて運動神経に長け、命がけの仕事をする心構えのある修煉者はいないだろうかと三人は探りを入れ始めた。

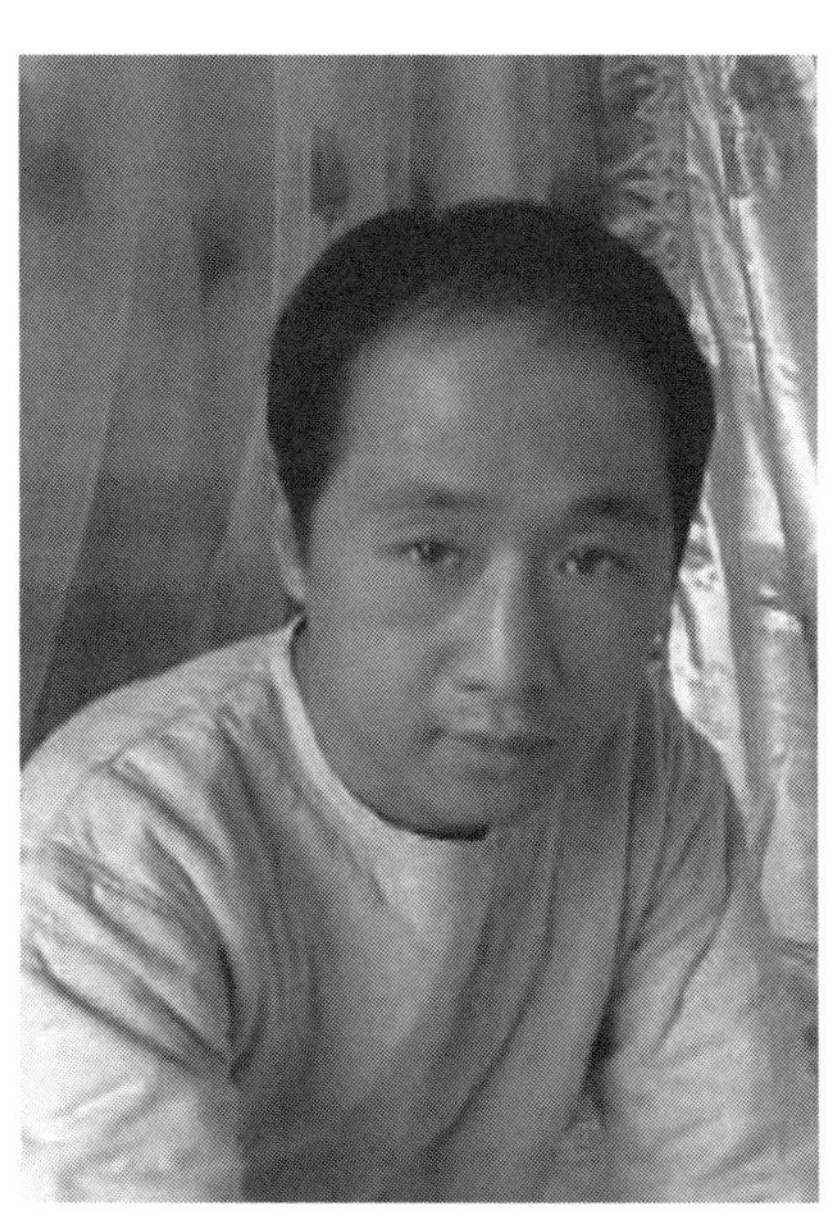

「リトル・ブラザー」こと雷明。（出典：明慧ネット）

梁は新たな協力者を三人見つけた。最初の一人は二六歳の雷明（レイミン）。梁たちにとっては弟のような存在なので「リトル・ブラザー」と呼ばれた。この時期には長春ではどの通りにもチラシやＤＶＤ、バナーを製作する法輪功の隠れ家があった。雷明は黒の革ジャン、黒の靴、黒のズボンにＴシャツ二枚重ねといった身なりの吉林市から流れてきた男だった。以前は、ポークナックル（豚もも肉を煮込んで焼いた料理）のような手軽な北方料理を調理していた。手先が器用で、常に自分をあざ笑うような表情をしていたが、見知らぬ者が自分の至近距離に入ると不安そうな目つきに変わった。実に敏捷で投獄・虐待の経験はなかった。天安門広場で横断幕を掲げたあと、北京の入り組んだ胡同に逃げ込み警官の一団を煙に巻いたこともあった。

二人目は三二歳の侯明凱（ホウミンカイ）（モンキー）だった。ほかの協力者と違い、地元の補導員が推薦した。電気

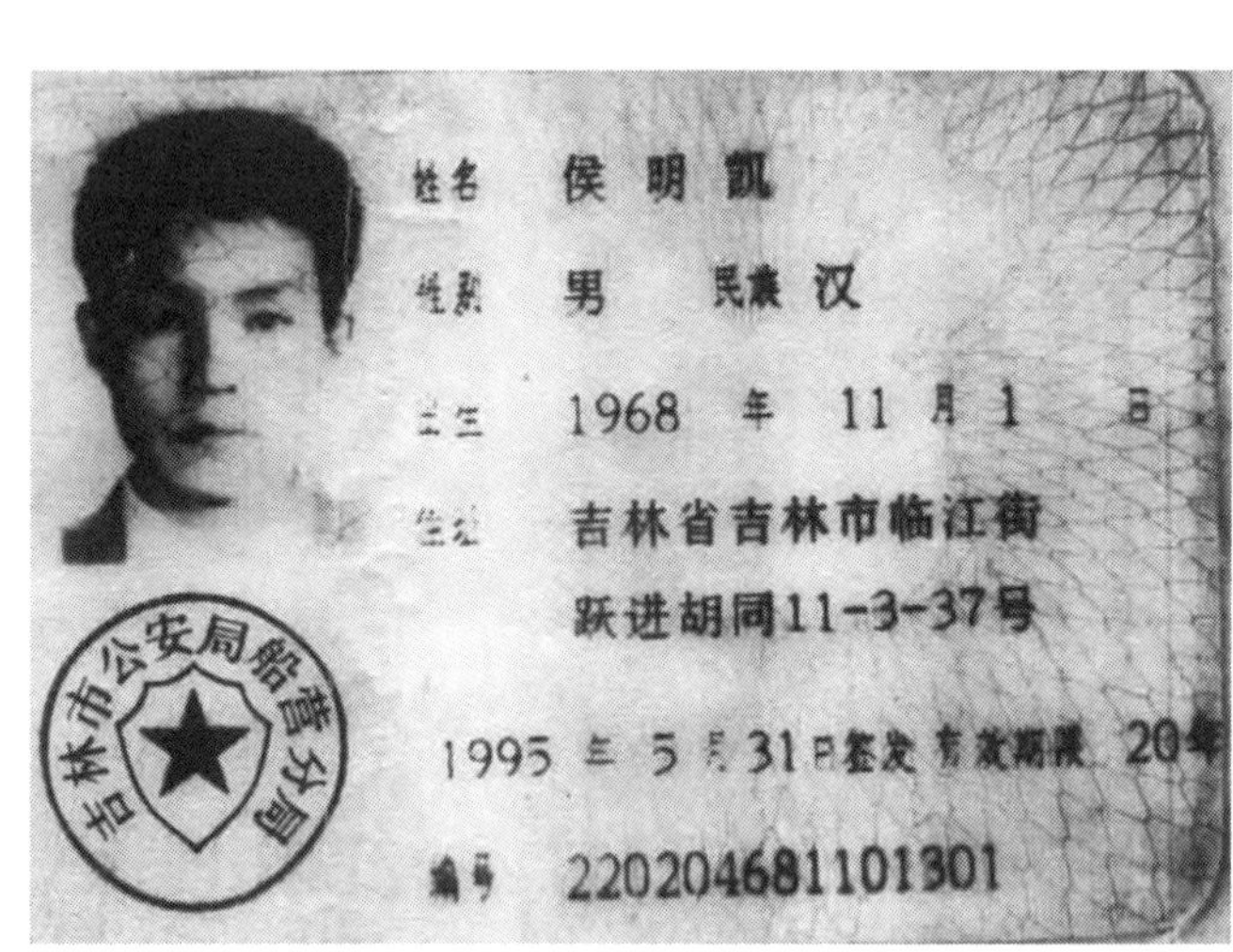

「モンキー」こと侯明凱。（出典：明慧ネット）

系統に関する知識、極めて健康な身体、拷問に耐え切る力、そしてカリスマ性を備えていた。愛妻と娘を残して梁に協力することへの不安は、道化になることで隠した。テキパキと仕事をこなす性格は、両親の経営する油条（揚げパン）のスタンドで身につけた。「長くてうまい」油条は町中で評判だった。自分が首をキリンのように伸ばして配線を確認しているときに警官や農業従事者と交わした会話のモノマネ「嵐が来るぞ！」「鳩を見かけなかったかね？」「何てひどいマッサージだったんだろ！」には、ビッグ・トラックさえ笑い転げた。

最後は周潤君（ジョウルンジュン）。料理人として加わった。周には中国人女性に欠かせない〝口うるさい〟という卓越した素養があった。グレイト・シーは話や理論に走り、ミーティング好きだ。そこに周が台所から慌ただしく入ってきて、皆おじけづいていると罵る。ある朝、架線作業員の使うフックをひと束、手に入れて戻っ

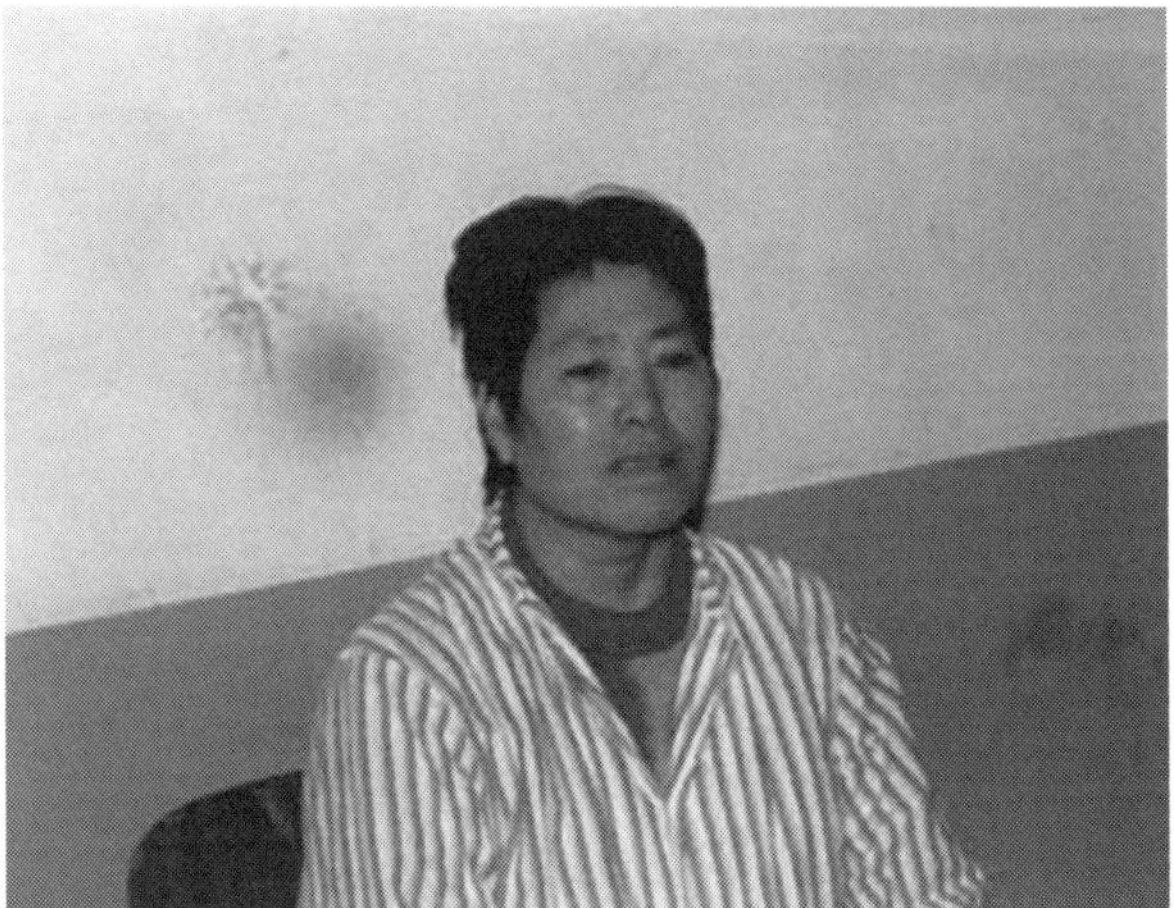

料理人、周潤君。（出典：明慧ネット）

てきた。二本のフックに胴綱をつけて、裏庭の電柱に登った。一日中、彼女にいくじなしと金切り声でがなりたてられるよりは彼女に従おうと、夕刻までには梁も一度試してみた。

チームワークができ上がってきた。昼間は、廃品投棄場から拾ってきたハブを使って配線を切り替える練習をした。夜は見知らぬ居住区域を二人一組で歩き、電柱を調査した。ビッグ・トラック、モンキー、リトル・ブラザーはハブの配線を理解するため、あちこちを探し歩いた。一方、グレイト・シー、梁、周は、赤い腕章をつけて隣近所を監視する老女の目を逸らせる役についた。

二〇〇二年二月一六日の夜、梁は興味深い情報を得た。遼寧省の長春より南西に車で五時間ほどの場所にある製鉄都市、鞍山で、いくつかのテレビ画面が一時的にちらついて真っ暗になり、法輪功のスポークスマンが焼身自殺の真相を伝える映像に変わったというのだ。ケーブルテレビだけで起こり、わずか数秒のことだった。映像がわずかの時間しか流れなかったのは、修煉者が撃たれたか、電線がショートしたのかもしれない。しかし、やれる。警察も把握している。リハーサルの計画を短縮する必要がある。梁は三月五日を決行日に定めた。中国共産党全国代表大会の直前にあたり、国家にとって聖なる週だ。

急ピッチで配線図の作成が進められる一方、後方部隊からも梁に圧力がかかる。実行隊員を最低人数に抑え、修煉者コミュニティには他言禁止を命じたが、やはり噂は広まった。テレビ局を銃で乗っ取る計画ではないが(そのような噂もあった)、長春の修煉者のほとんどが電波ジャックには賛同していなかった。「電線を切ることは不法だ」「お気に入りの番組が観られなくなったら人々は法輪功をさらに嫌うだろう」。そして修煉者が最終的に辿り着く理論は「動機の純粋さが重要であり、世間にもたらす結果ではない」というものだった（この理論が中国本土全体を通して数百万人もの修煉者逮捕へとつながる）。二〇〇二年当時、梁の計画は組織化された政治的行動として捉えられていた。「李洪志先生は、修煉者は政治に関わるべきではないとおっしゃらなかったか？」。中国の政界は汚れ切っている。虚偽、殺人、移植、カラオケバーの世界だ（対照的に法輪功修煉者は純潔な雪のようだ。巡礼者の真っ赤な血は、純潔さをさらに際立たせる）。

背が高く風格のある長春の修煉者・唐鋒（タンフェン）が、実行を思い留まるよう説得しに、梁の隠れ家に足を運

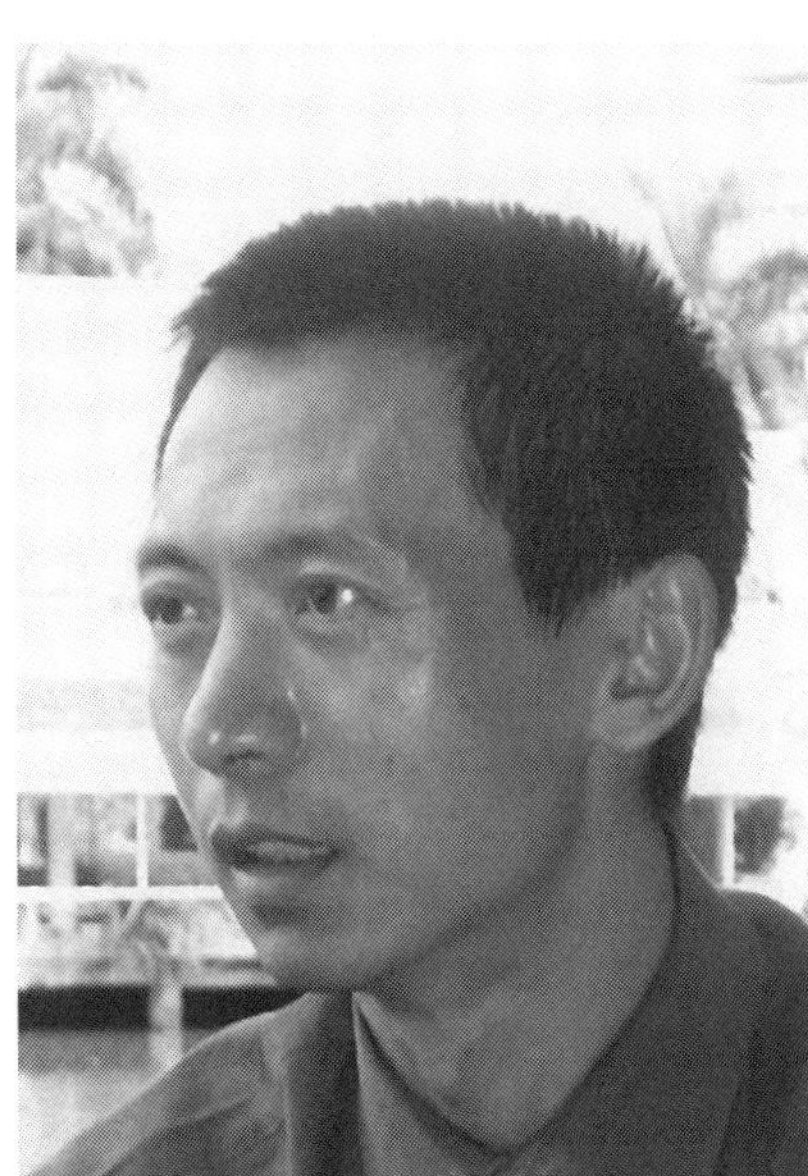

唐鋒。（出典：明慧ネット）

んだ。当時、唐は皆の尊敬を得ていたが、梁は唐を厳しく批難した。「天安門広場に行って自分の精神修養カードにスタンプを押してもらう方法は過去のものだ。焼身自殺事件で（天安門は）汚れてしまったのだから」「共産党政権に嘆願することはやめて、直接人々に呼びかけろ」「法輪功と共産党政権のどちらを選ぶかで一人ひとりの精神性の運命が定められるのではないか？」「一般の人々は我々への偏見はないかもしれない。しかし、事実報道なしで確信が持てるだろうか」「鞍山市だけに真相を伝えればいいのか？」「長春の人々は？」「二度とこのような機会はないだろう」

この話し合いのあと、唐は梁を説き伏せられなかったと内輪に告げ、「自分も参加したいが、自分の役割はこのことを明慧ネットに書くことだと思う。今後、梁の計画に対しては、慎重に扱うべきだ」と語った。

三月一日、梁は不動産関連の友人に起こされた。すぐに関係書類を揃えるように頼まれた。一時間後、自分が以前経営していた事務所に顔を出すと、突然、警官に囲まれて車に押し込まれ、馴染みの尋問室に連れて行かれた。

その夜、一行は周の作った夕食を食べながらいつ警官が扉を叩くかと待っていた。しかし警官は現れなかった。いつも通りに配線図を作成するために家を出た。グレイト・シーとモンキーは、事前に電線を接合しておく方法をようやく編み出した。あとは最後にわずかな調整を加えるだけだ。このあと、三晩に亘って、一つひとつのハブを「真相伝えの爆弾」へと変換させていった。車で回れば一五分で長春に同時放映できる。尋問室では何が起こっているのだろうか？　警官は彼らの計画は知らずに、ただ、名前や活動、過去の居場所から、梁を拷問にかけているのだろう。

四日後、唐は人民広場近くの大きな交差点にあるコンビニに行った。人々が立ち止まってテレビに見入っていた。背中を丸め、狼狽した様子だった。唐は見上げた。テレビ番組が入れ替わったようだった。ヒゲのはえたナレーターが天安門広場の焼身自殺は「虚偽の火」であるとし、犯罪を作り上げるための江沢民によるプロパガンダだと解説していた。次に、別の番組に変わり、フランスのエッフェル塔、英国のビッグベン、米国の議会議事堂の前を黄色いシルクの服を着た法輪功修煉者がパレードする映像が流れ、世界に法輪功は普及しており、ほかの国では歓迎されていることを説明していた。「テレビはどうなっちまったんだ?」と一人の男が尋ねた。「たぶん近所の人がビデオを観ていて、この店がシグナルを受信してしまったんだろう」と店主は答えた。チャンネルを変えても、どれも同じ番組だった。江沢民派に対抗する派閥が国家を乗っ取ったのではないかと憶測し始める者もいた。

唐は彼らと一緒に見入った。彼らの興奮を肌で感じながら。目が潤んだ。喉もとに熱いものがこみあげてきた。「梁は持ちこたえた。これで人々は法輪功の真実を知ることができる。法輪功が国外でどのように受け入れられているかを皆が目を見開いて観ている！」

すると画面は真っ暗になった。シグナルがなくなったのだ。しばらくして、唐はこれでおしまいだと悟った。「見つかったに違いない」。家に帰る途中、遠くのほうで微かな叫び声を耳にした。文化広場の方角から聞こえてくるようだった。

この法輪功関連の番組は五〇分に亘り八つのチャンネルで報道された。一〇〇万人以上の視聴者を獲得。テレビを今すぐつけるようにと人々は電話を掛け合い、口コミでこの視聴率を記録した。ある地区では、成す術のない地元の共産党役員が地域の電源を切ったため、街頭が真っ暗になってしまった。ほかの地区でも、文化広場付近同様に人々が通りに溢れ出て「解禁だ！」「法輪功の名誉は回復した！」と祝った。数名の修煉者が工場や隠れ家から現れ、公にチラシを配った。隣人、子供たち、見知らぬ通りがかりの人、赤い腕章をつけた老女たちまで修煉者に駆け寄り、皆が一斉に口を開き、盛り上がり、高らかに笑い、ふざけて修煉者の肩を叩き、彼らのために喜んだ。国営放送の内容ではないと感じた者も、にっこり笑い、そして囁いた。「どうやったんだい？　法輪功は本当にたまげたものだね！」。ようやく汚名が晴れたかのようだった。笑いと至福の波は夜一〇時まで続いた。法輪功修煉者を包囲する命令が下ったという内部情報が軍の友人から修煉者

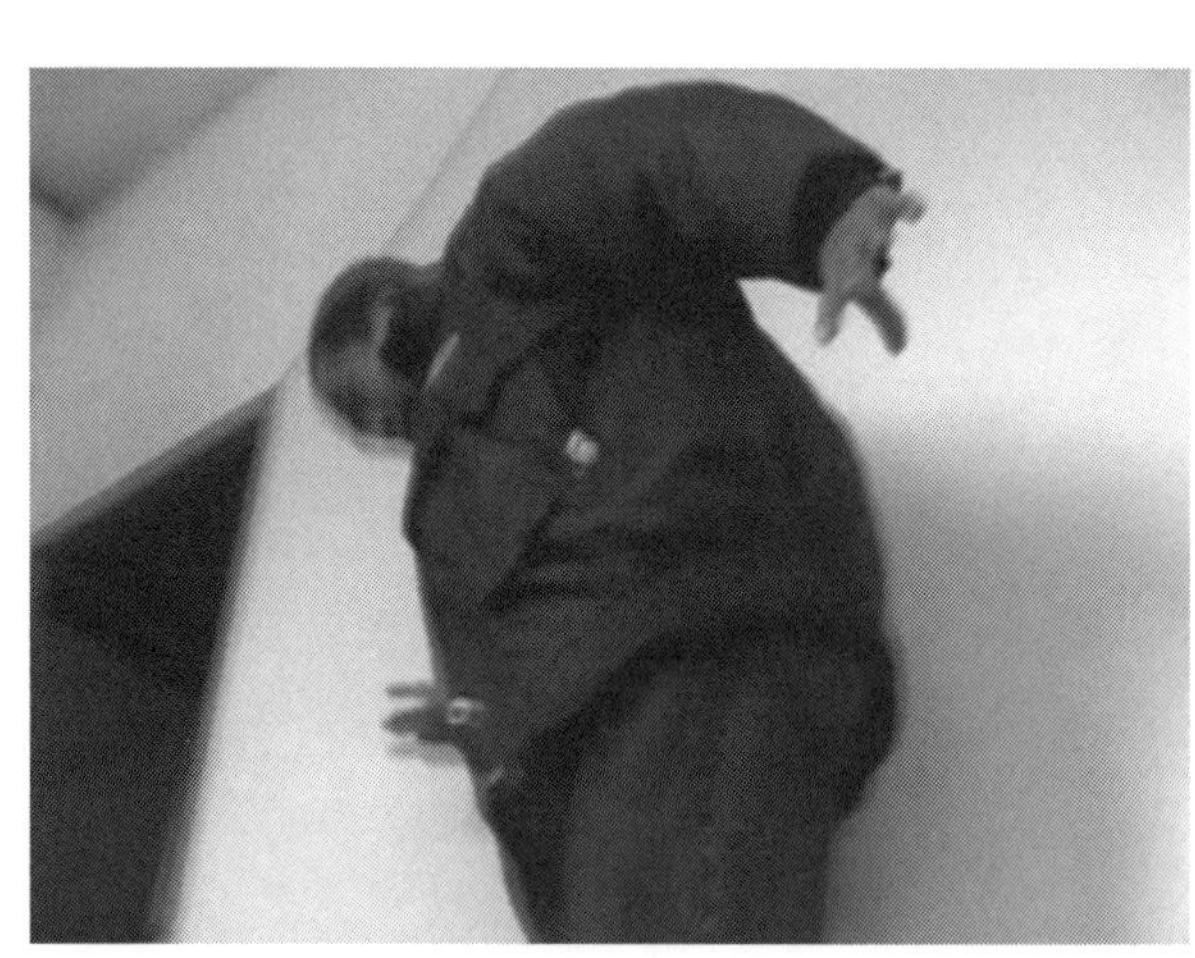

歩行を試みる「リトル・ブラザー」。死亡直前に中国から持ち出された映像からのスクリーンショット。（出典：新唐人テレビ）

たちに入った時点で、お祭り気分は終焉した。

ここから語りづらい部分に触れていくことになる。これまでは山を登り、頂上から眺めた話だ。興味深い。引き込まれていく。しかし、山を下ること、つまり動物のようにうめく拷問の過程を書くことは難しい。ここまで読まれて十分だと思われる方もいるだろうが、これからの部分のほうが証言が詳細だ。理解される方も意固地と思われる方もいると思うが、修煉者にとっての重要な記録だ。証言者の中には、加熱管に縛りつけられ、当事者の死の瞬間を看取らされた者も何名かいた。

当事者の最期を要約する。

「リトル・ブラザー」こと雷明は、三月一五日に捕えられ、四日間、鉄の椅子に縛りつけられた。口を割ったかどうかは定かではない。最終的に釈放され、二〇〇六年八月六日に背骨の損傷で死亡。詳細な死因記録がある。

江沢民が「(法輪功を) 情け容赦なく殺害せよ」と命じたかどうかは定かではない。しかし、吉林市の六一〇弁公室の責任者が発した「彼らの皮膚を切り裂いてやる」という言葉が真実であることに議論の余地はほとんどない。次に電波ジャックが起きたらクビだと長春市と吉林市の役人は警告を受けていた。中国公安部とテレビ報道部は、中国全域の管理室に「スクリーンから目を離すな。指を常にボタンに貼りつけておけ」と命じた。長春市全域でテレビ電波を送信する電柱の横には私服警官が配備された。欧米テレビの報道者には、中国のテレビ機器の撮影禁止が通達された。リトル・ブラザーが鉄の椅子に縛りつけられている間、二〇〇〇人から五〇〇〇人の修煉者が警官に取り囲まれていた。

三月一一日の夜、「グレイト・シー」が自宅で唐鋒と一緒に逮捕された。警官は彼を居間の椅子に縛り上げ、妻と二歳の子供の前でかかとを骨折させた。そして、長春市公安分局に連行した。霍（フォ）という名前の警官は、グレイト・シーが裸にされ二人の警官により高圧電気棒を股にあてられているところを目撃している（霍は現在米国在住）。数分後、心臓が止まったと警官らが署内に伝え始める。劉海波の正式な死亡は、長春市中心医院で言い渡された。

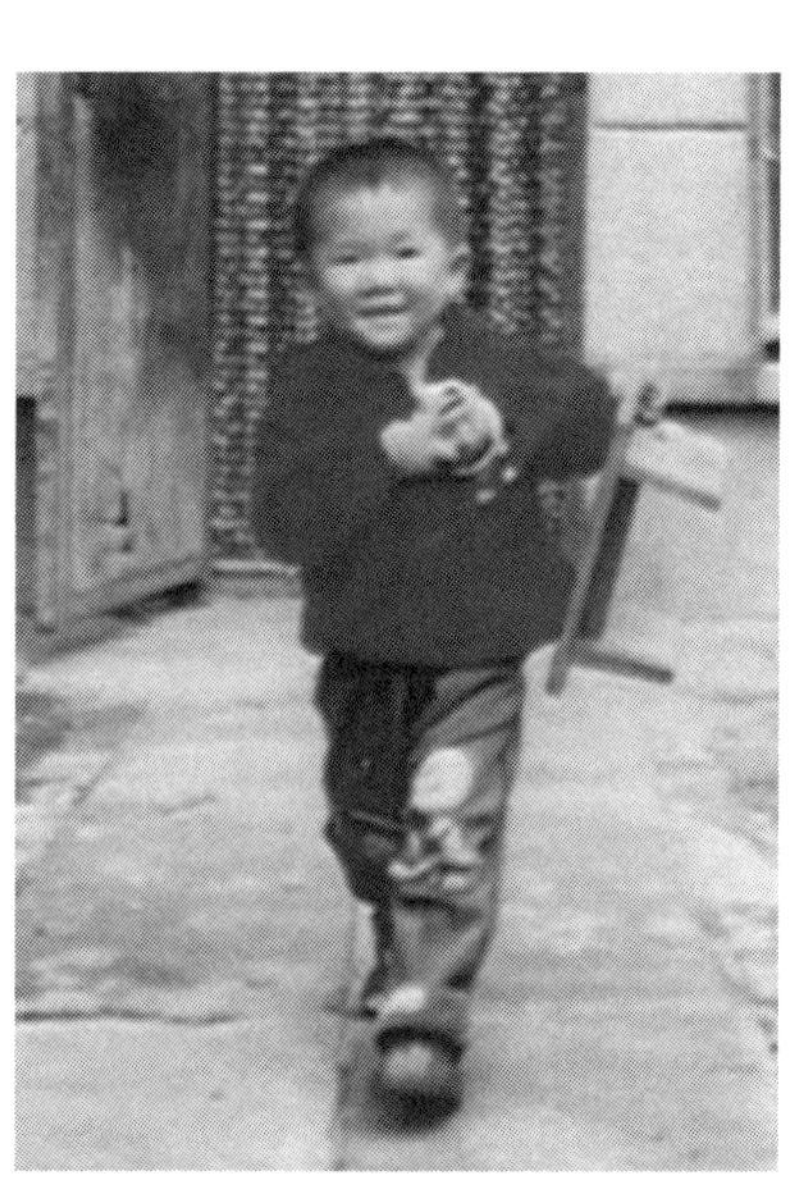

「グレイト・シー」の息子、劉天純。（出典：明慧ネット）

「ビッグ・トラック」は、親戚のいる農安県へと国道三〇二号を飛ばした。匿われた先で甥っ子がビッグ・トラックの携帯に関心を抱いた。ビッグ・トラックは絶対にスイッチを入れてはならないことを説明した。甥っ子は一日か二日だけ持たせてくれとせがんだ。三月二四日、友人と遊んでいた甥っ子は携帯を取り出し、友人に説得されて作動するかを確かめるために携帯のスイッチをほんの一秒だけ入れてみた。その晩、暗くなってから六〇人の警官が村に乗り込み、ビッグ・トラックが隠れ家として使っていた材木の山を囲み、ガソリンを染み込ませて火をつけた。現れたビッグ・トラックの太ももに、警官は二発撃ち込んだ。火は村中に広がったと言われている。ビッグ・トラックを駅まで連行する途中、護送車が転覆した。警察の護送車は普通、転覆するものではない。法輪功修煉者はビッグ・トラックが非暴力の理念を貫いたと思いたがっているが、私は修煉

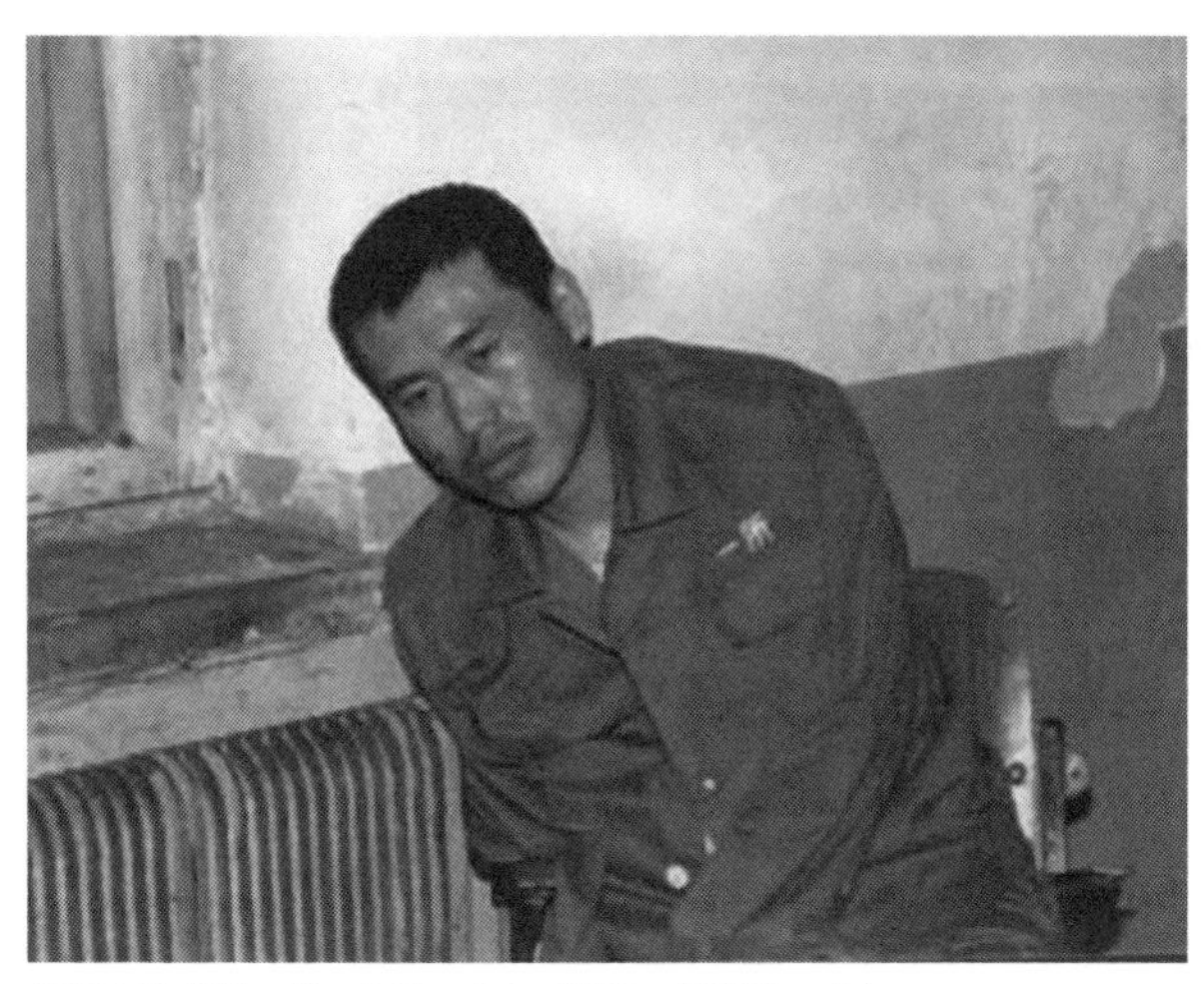

拘束中の「ビッグ・トラック」。（出典：明慧ネット）

者ではないので、彼が誰かを殴り倒したと思いたい。ここでは妥協して、ビッグ・トラックは逃亡を試みたと記述するに留める。

このすぐあとに警察が撮った写真から、ビッグ・トラックはまっすぐに座れなくなったことが判る。シャツに腕が通されていないことから、腕の骨折が窺える。このあとまもなく、インタビューを試みた中国中央テレビのスタッフは蹴飛ばされた。この時点から、彼は担架で監禁所を移動させられたことが目撃されている。最終的にビッグ・トラックは吉林市の第二刑務所で拘禁刑一九年を言い渡されたが、負傷のため二〇〇三年一二月二六日、家族の前で息を引きとった。

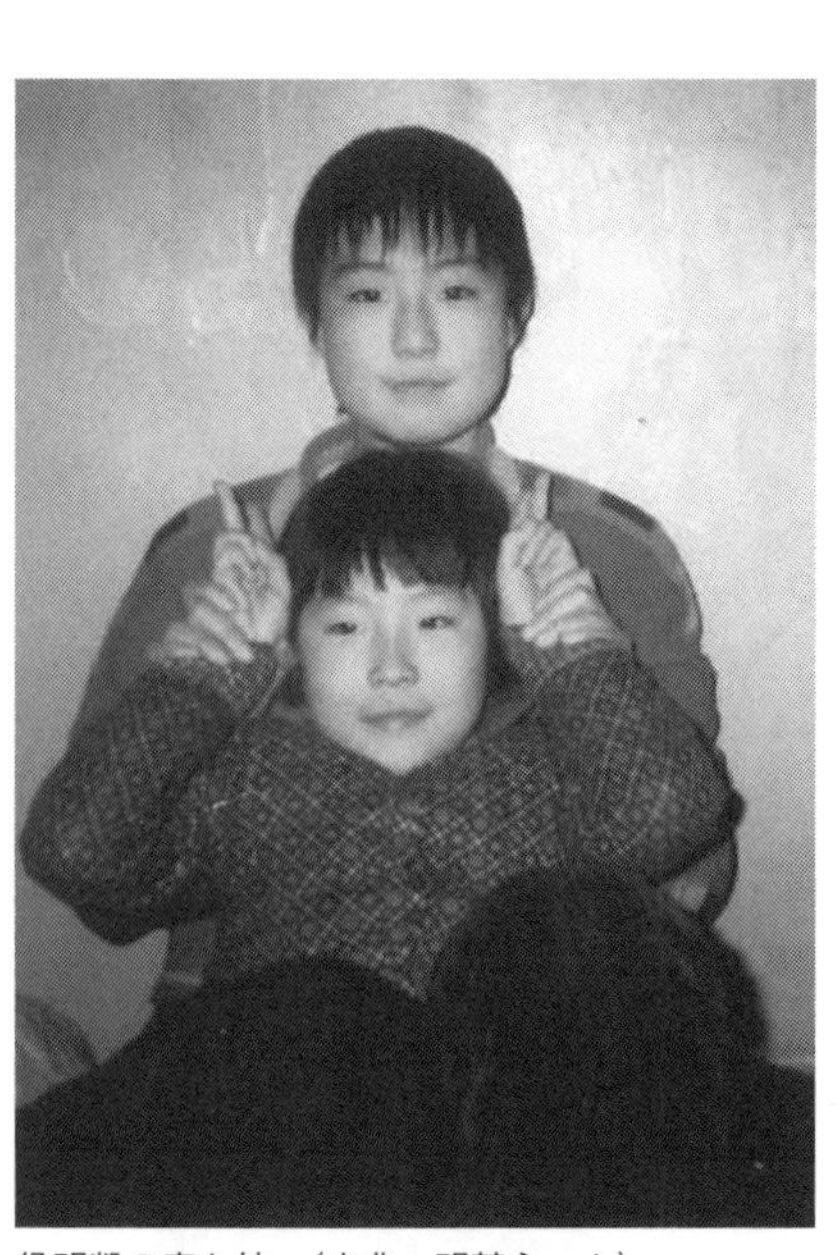

侯明凱の妻と娘。（出典：明慧ネット）

二〇〇二年九月二〇日、周は長春市中級人民法院で拘禁刑二〇年を宣告される。強制労働所で死亡したと言われている。

侯明凱（モンキー）は最後に捕まった。隣の吉林市に逃げ込み、電波ジャックを繰り返そうとした。失敗に終わったが、モンキーらしく公安部の敷地内で木に登り、ラウドスピーカーで江沢民を糾弾した。五万元（約八五万円）が彼の首にかけられた。八月二〇日、モンキーは長春で逮捕され、清明街（チンミン）派出所に連行。殴打され、翌朝の四時には息を引き取っていた。警官は即席に祝いの食事をふるまった。揚げパンが特に長く味わい深かったかは定かではないが、侯の両親のスタンドから買った可能性はある。

電波ジャックの結末は血に染められた。しかし、多くが真似をした。わずかながら成功もあったが、多くの試みは失敗に終わった。長春での快挙が繰り返されることはなかった。電波ジャッカー逮捕が広く伝わり、法輪功が汚名を晴らしたことを信じる者はいなくなった。しかし、天安門広場での焼身自殺に関する中国政府の報道を信じる者もいなくなった。長春でのこの出来事は王手詰めだった将棋の対戦を、逃げ道のある王手の状況へと転換した。しかし、国際将棋連盟が関わっているわけではなく、引き分けを言い渡す者もいない。誰も気にかけなかったからだ。

この事件を通して、欧米在住の一握りの中国人修煉者（高学歴で頭の切れるエリート）たちが、中国のテレビ報道やプロパガンダ、プロパカンダへの対抗などは、小さな丘に過ぎないと悟る。山が動いた。

壁を越えて

欧米で活動する修煉者のほとんどは、法輪功のストーリーを短期間で最大多数に知らせることに取り組んでいた。欧米のジャーナリストが関心を寄せないため、大紀元時報、新唐人テレビ、希望の声ラジオ、神韻芸術団などの独自のメディアが修煉者の手で設立された。しかし、どのメディアも（程度の違いこそあれ）、中国本土への電波送信は技術的に困難だった。ノース・キャロライナ州の郊外に住む二人の修煉者はこの問題を違った視点から捉えた。メディアの断片をウェブサイトに載せることはできる。法輪功について説明し擁護するよりも、グレート・ファイアウォールに穴をあけるほうが効果的だ。中国人ユーザーは検閲されていない情報に飢えている。ポルノのためにサーフするかもしれないが、回りまわって法輪功のウェブサイトを見つけるかもしれない。いずれにせよ、壁に穴をあけることが最初のステップだ。

二人のエンジニアとしての経歴は、ウェブサイトの誕生当初に遡る。中国のインターネットは、秩序正しく区画された公団住宅のように構築されていたため、素人には意味をなさない数列でも、二人のエンジニアには国家関連のアドレスだとほぼ確実に判定できた。セキュリティの特定行動パターンを追跡し、最終的に識別した。この一角を模倣した特殊プログラムを構築し、髪一本のような裂け目を設け、この裂け目から未検閲のニュース『九評共産党』（法輪功による中共批判）や、中国人ユーザーが自分たちでファイアウォールに穴をあけていくためのマニュアルなどを次々と送信していった。

躍動的なプロセスだった。この二人のエンジニアの広報役となったビル・シアが当局とのイタチごっこを語ってくれた。ある朝、目を覚ますと、共産党の検閲が入りシステムが使用不可能になっていた。ビルは修正する。一〇分後、またシステムがダウンする。このような事態が数ヶ月続いた。塹壕の合間からの一斉射撃のようだった。新年の祝いの時期には一旦鎮まり、また共産党職員が職場に戻ると射撃が始まる。法輪功の二人のエンジニアは新たな武器を導入した。大量のスパム攻撃、自動的に増殖する架空のウェブサイト、ブックマークはつけられるがネット上のアドレスを一秒間に何回も変更できる革新的なアルゴリズムなどだ。

共産党による検閲作業に大混乱がもたらされた。手違いで中国政府発信のニュースを阻止したり、中国のネット全体のスピードが数日間、異常に遅くなり、eコマースに見積もり不可能な巨大な損失をもたらした。法輪功のエンジニアはUltrareachやFreegate、そのほかの様々な反体制派のシステムを強化した。「脱党」ウェブサイトでは何百万人もの中国人が、共産党員であることを放棄するボタンを押した。そのほとんどは党員ではなかったかもしれないが、法輪功を支援し希望を抱く、あらゆるバックグラウンドや信念を持つ中国市民からの誓約と受け止められる。さらに法輪功のエンジニアが構成するコンソーシアム（目標達成に向けて協力関係を結ぶグループ）は、地下に潜った中国の活動家の生命線となり、検閲を受けない情報の導管となった。インターネットから各地でダウンロードされたファイルは印刷されてチラシとなり、中国各地の村々で民家に配られた（配布はバーチャルではなく真夜中に犬に吠えられながらの作業だった）。

六一〇弁公室の妨害工作を避けるために、コンソーシアムは意図的に一握りの者だけで運営された。

彼らは多くの切り札を握っていた。基本的には、電光石火で中国からの検閲を混乱させ妨害できる一連のプロキシ・システムだ。また、危機の際、クリスマスツリーのライトのように中国のネットワークとつながる究極のプログラムも複数ホストした。カリフォルニア州北部のオフィスとノース・キャロライナの居間から、一握りの法輪功修煉者たちが中国のグレート・ファイアウォールを登り、欧米から中国へと恒久的なネット接続を構築していくプロセスが始まった。

　これに対抗してかフラストレーションからか、共産党政権はその行動範囲を国外に拡張する。二〇〇四年、南アフリカのプレトリアで、法輪功の法的手続きに取り組む修煉者たちを乗せた自動車が、ヨハネスブルグ空港近辺の高速で装甲車から機銃掃射されるという事件が起きた。彼らは中国共産党の幹部を起訴するために書類送達するところだった。続いて、香港と台北（タイペイ）の大紀元時報の事務所に何者かが押し入り破壊行為を行う。二〇〇六年には、法輪功との対戦が膠着状態ではないと認識した六一〇弁公室の主任・劉京（リウジン）が李洪志の死刑宣告を内密に口頭で通達している。同年、法輪功の北米のシステム管理者、ピーター・リー博士は、アトランタの自宅で、中国本土なまりの二人の殺し屋に襲撃された。カーペットで巻かれ、殴られ、血を流した状態で放置されたのだ。これらが起こっている真っ只中に、法輪功エンジニアによるネットの自由化を図る「グローバル・インターネット・フリーダム・コンソーシアム」が形成された。数年後、ペルシャ語で紹介文が発信され、その後、イランのグリーン革命における市民情報に欧米からアクセスすることを可能にした。

　梁振興は自分が何を創造したか認識していただろうか。梁がこれらのことを耳にしたかどうかは定かではない。彼の行動が引き金になってプロジェクトが立ち上がったことを説明されても、理解したかどうかも分からない。修煉者との束の間の面会が許されると彼はいつも声を潜めて「我々の話は明慧ネットに掲載されたかな？　皆知ってるか？」と尋ねていた。

一部の者が期待していた通りには運ばなかった。梁の死後、米国務省は彼を踏襲したシステム開発者への資金提供をためらう。代わりにメディア養成のNGOであるInternewsと、すでに確立した研究機関フリーダム・ハウスがほとんどの資金を受け取るようにする。政治的に安全でまったくお門違いの機関が報酬を得たわけだ。二〇一一年、米国務省は、最終的にUltrareachとFreegateに提供するため、約一五〇万ドル（約一億七〇〇〇万円）をBBG（Broadcasting Board of Governors：米国放送管理委員会）に送金する。このときから米議会は戦略を変え、ネット自由化のための予算の半分をBBGに割り当て、BBGが窓口となってこの二団体が助成金を受けるようになる。中国のファイアウォールを本気で越える気があったのだろうか。中国のネットの自由化を掲げた米国務省の目的は、実質的に中国による欧米システムへのハッキング攻撃停止の交渉をするためのブラフに過ぎなかったことも明確になってきた。しかし、法輪功修煉者たちの奇襲隊は、欧米のネットワークの安全のために命を落としたのではない。エドワード・スノーデンやジュリアン・アサンジのような限られた視野のためでもない。

ハッピーエンドはまだ来ていない。この電波ジャックの物語が今なお続いていることを望む。新世代の欧米ハッカーたち、薄給のコードライターたち、怒りに満ちた青年たちが、数年に一度、森林から現れる。ネットの自由というキャンプファイアの周りに結集し、恐ろしい話や新たな誓いを火にくべる。そして明け方、まだ燃えかすが暖かいうちに、それぞれの道へと散っていく。近い将来ではないかもしれないが、温もりと自慢話と笑いに溢れる酒盛りの機会が来ると信じる。彼らは陽が出るのを待たずに出発し、山道を見つける。勇気をふり絞って山を登るかもしれない。

第八章　名前のない身体

二〇〇六年初め、処刑された法輪功修煉者から大量に臓器が摘出されているという最初の嫌疑が中国東北部から浮上した。瀋陽市郊外の衛星都市である蘇家屯の病院に焦点をあてた一連の記事が大紀元時報に掲載されたのだ。

名前のない身体

車に乗り込んだ瞬間、乗り合いタクシーの運転手に誤解された。私の中国語アシスタントは、若くて健康なイスラエル人男性だ。金を持っているのは私だと判断したのだろう。ブロークン・イングリッシュで「ガール？」と言ってきた。

「違う、違う。女じゃない。ここへ……」

「キックボクサー？　レディーボーイ？」

「違う、違う。キックボクサーじゃない。レディーボーイでもない」

そりゃ、私は布袋腹で汗っかきの中年の白人男だが、ここに来たのは……。待てよ。これから裏道で中国人女性と落ち合おうとしているわけだ。屈辱、拷問、強姦という濃密な話をしてもらうために。

これまで強制労働所から出所した中国人五〇人以上にインタビューしてきたが、自分が核心として的を絞る関心事は迫害の話からずれてきている。

私は今、バンコクにいる。パスポートを持たない法輪功逃亡者は中国から南下する傾向にある。バイクで裏道を通り、ビルマを抜けてバンコクに入る。国連のケースワーカーに質問された者もいるが、メディアにインタビューされた者はほとんどいない。彼らは強制労働所から逃れ、切実に誰かに事実を伝えようとしている。

裏道に現れた中国人女性に対して、彼女が語ろうとする迫害と精神性の話から質問の方向をさりげなく変えていくつもりだ。表面上、まったく無害と思われ、ほとんど記憶には残っていないことを聞き出したいのだ。注射針を刺され、腹部をあちこち押され、レントゲンを撮られ、尿検査をさせられたこと――つまり、拘束されている者が臓器摘出にふさわしいかを査定する身体検査だ。

この手の質問を始めたのは、モントリオールのコミュニティ・センターだった。王暁華（ワンシャオファ）と呼ばれる中国人の中年男性の話に耳を傾けているときだった。語り口の柔らかな平凡な男だったが、額にまで紫色のただれが広がっていた。

王はある光景を語った。法輪功修煉者およそ二〇名が寒々とした冬の作業場に立たされた。岩石を掘り起こし肥料を撒くように命じられる代わりに、二人の武装警官に輪になるように指示された。まるで遠足に行くような感じだった。王はこれまでほかの囚人の顔を見たことがなかった。ここ雲南（うんなん）省第二労働教養所では、拘束された法輪功修煉者は少人数で監房に入れられ、タフな犯罪者が修煉者を監視していた。

「靴ひもがほどけている」「ベルトが緩んでいる」といったこと以外は、互いに話すことは許されず、皆、規律に従った。しかし、目配せ、眉を上げる、うなずくなどの「まだ屈していない」「揺るぎなく大法を守る」という法輪功修煉者同士の合図までは看守には取り締まれなかった。看守に歩くよう命じられたときは、皆、同胞であるかのように、自然と同じ歩調で進んだ。平坦な灰色の灯りが照らす赤土に目をやる。地平線の遙か向こうの不毛な山に藁や肥やしが運ばれたときの残骸が筋を描いていた。王は勝ち誇ったような気持ちになった。何が待っていようと恐れることはない。

二〇分後、遠くに巨大な建物がぼんやりと見えた。たぶん病院だろう。いいことではないかと王は思った。中国南部の二〇〇一年の夏は特に過酷だった。焼けつくような陽射しのもとで数ヶ月働いたため、王の坊主刈りの頭皮はかなり膿んでいた。少し良くなったかもしれない。ただ慣れただけなのかもしれない。つい最近、目覚めると自分の腐った頭皮が放つ、油やけしたような生暖かい悪臭に気がついた。

王は沈黙を破り、前に見えるのは労働所内の病院かと看守に尋ねた。看守は無表情に答えた。「おまえらのことを大事に思って、身体検査に連れてきたのだ。党がどれほどおまえらを思っているかが分かるだろう。このようなことは労働所ではあったことがないぞ」

病院では一列に並び、一人ひとりからかなりの量の採血が行われた。尿が採られ、心電図・腹部レントゲン・目の検査が行われた。王が自分の膿んだ頭皮を指差したとき、医師は次の患者に移りながら、普通のことだというようなことをつぶやいた。労働所に戻った囚人たちは安堵した。少々うぬぼれもした。これまで耐えてきたあらゆる拷問、過酷な状況を経ても、法輪功修煉者は健康であることを中国政府さえも認めざるを得ないのだと。

身体検査の結果が知らされることはなかった、と語りながら王は微かな笑みを見せた。生存者の笑みだった。

王と話したのは二〇〇七年だった。当時すでに彼の話は新しいものではなかった。カナダの人権擁護者デービッド・キルガーとデービッド・マタスが二〇〇六年ウェブ上で公開した『Bloody Harvest』（『戦慄の臓器狩り――中国における法輪功学習者を対象とした「臓器狩り」調査報告書』）の中で王を含む該当者の事例が概説されている。私が王と会う以前に彼と面談し、すでに幅広く調査したことに敬服する。

私は当時、王と同様の身体検査の話がほかでも聞き出せるとは思っていなかった。また、強制臓器摘出の対象が、法輪功修煉者以外に及ぶとも予期していなかった。すべては私の思い込みだった。規模の大きさには愕然とした。今思えば、驚くべきことでもない。中国大陸では数の規模が違う。当時、法輪功が中国最大の問題であることは自明の理だった。しかし、それだけでは全体は把握しきれない。犠牲者の推定数、仮説、推定方法は、本書巻末の付記に補遺した。ここでは、一九九九年から二〇〇五年にかけての主要な数字をいくつか挙げるに留めたい。

六一〇弁公室（法輪功撲滅を担う機関）は、一九九九年に法輪功修煉者を七〇〇〇万人と内部推定している。中国人のおよそ二〇人に一人が法輪功だったわけだ。七月の迫害以降、法輪功修煉者は全国の各都市から天安門広場に大勢で抗議に出向くようになる。二〇〇〇年初めまでには、抗議を繰り返した修煉者の多くが、平均三年という長期的な監禁を受けている。一定期間、中国の労働改造所に三〇〇万人から五〇〇万人が収容されたとして、韓広生（ハングアンシェン）など内部の証言から、二〇〇〇年と二〇〇一年の一時期、労働改造所に収容されていた者のほとんどは法輪功修煉者だったという仮説が立てられる。実際の法輪功修煉者の割合はともあれ、過剰収容は党にとっても悩みの種だった。修煉者を転向させるために残虐な拷問を強化するよう労働改造所の所長に圧力をかけることで法輪功の収容者数は減らされた。二〇〇一年の法輪功修煉者「焼身自殺」の報道後、このやり方を世間一般も黙認するようになる。

　内部では修煉者の転向率は九〇％と言われていたが、かつて六一〇弁公室にいた郝鳳軍（ハオフェンジュン）は、出所後の修煉再開は一般的であり、実際の転向率は五〇％前後という見解を示してくれた。この数値は、これまでの様々なインタビュー内容とも適合する。収監された修煉者数は常時五〇万人から一〇〇万人であったと推定する。転向の手法も落ち着いたようだ。確認されている拷問死した修煉者数は二〇〇五年までに三〇〇〇人であった。確実に証明できる拷問死であり、実際の数字はこれより高いことに疑いの余地はない。裏付けのある数値を出すためには、個人の拘禁過程を記録する必要がある。これには国外の法輪功修煉者が多大な努力を払っている。一例として修煉者、クリスタルのことを紹介しよう。

華やかな仕事ではない。カナダの公営住宅のクリスタルの部屋の床に夕暮れまで座り、なまりのある英語に耳を傾けた。ダイヤの原石の中でキラリと光る存在だ。反体制派の活動に不可欠な気配りとプロの心構えを備え、公に認められることのない仕事をこなす。もともと中国本土で看護師として養成された。固定電話、レコーダー、通話の発信元の追跡を回避する一連の方策、簡易なコンピュータというこれ以上質素にはなりえない道具を使って、明慧(ミンフイ)ネット(minghui.org)に法輪功修煉者の情況を精確に記録していく。自分の仕事について次のように語ってくれた。

一人の死を確証するために何十本も電話をかけなければならない場合もあります。中国東北部のある修煉者の事例を追って、警察に電話を入れたところ、「拘留所に電話を入れ、調べてあげましょう」と言われました。拘留所で彼は良くやっていると言われたという知らせを受け、そのときは信じてしまいました。でも、二日後にこの修煉者の職場に数本電話を入れたところ、実際にはすでに亡くなっていました。

一九九九年秋、欧米のメディアはまだ法輪功の迫害について報道していた。二〇〇〇年、二〇〇一年にメディアの関心が薄れたため、党は一人ひとりの死亡事例にわざわざ異議は唱えなかった。死者数を少し増やしてもクレームはつかなかっただろうが、クリスタルはそのようなことは一切しなかった。信頼できる確証のみに基づくため、拘束中の死亡者数は全般的に低い数になっている。

一九九九年に確認のとれた死者数は五八人。二〇〇〇年は二二八人。二〇〇一年には倍増して五〇〇人弱となり、その後の数年間は年間五〇〇人前後となっている。法輪功の弾圧は急速に高まり、その弾圧のレベルが継続されたことを示す。逮捕、不定期な刑の宣告、拘留所・精神病院・強制労働所での暴行のすべてにおいて、法的手続きはなく制約は何もなかった。中央政法委員会書記の羅幹（らかん）から監獄の番人まで、制度に関わる者は一律に、法輪功狩りに消極的と見られたら職を失うリスクを理解していた。しかし、法輪功は動く標的に発展していった。非暴力を貫きながらも、一般市民の党に対する見方を左右する草の根の動き、電波ジャック、ファイアウォールの突破、殉死者の公開など、法輪功の活動が強化されていくことを党は深刻な危機と受け止めた。

　拘留された修煉者は極めて危ない状況に置かれる。王暉蓮（ワンフイリエン）やその友人の王宝鋼（ワンバオガン）に見られるように、ほかの修煉者を巻き込まないように、家族を危険にさらさないように、消極的な抵抗として多くの法輪功修煉者は名前を明かすことを控え、単に「修煉者」「大法弟子」と名乗るようになった。出身地を尋ねられれば「宇宙」と答えた。クリスタルによると、拷問に屈しなかった名無しの修煉者は、家族が追跡したり世論に訴えたりする術もなく、まったく記録が残されない可能性が高いという。

告発

　二〇〇六年初め、処刑された法輪功修煉者から大量に臓器が摘出されているという最初の嫌疑が中国東北部から浮上した。瀋陽市郊外の衛星都市である蘇家屯（そかとん）の病院に焦点をあてた一連の記事が大紀元時報に掲載されたのだ。二〇〇一年、会計課の職員が、食糧やトイレットペーパー、病院の特殊設備の需要激増に気づいた。患者の増加率とは一致していない。二〇〇二年までに、この増加分は一〇〇〇人以上に相当していた。

会計士の一人は自分の夫について大きな懸念を感じていた。病院の外科医だったが長時間に及ぶ深夜勤務に対して尋常でない現金報酬を受け取っており、しかもノイローゼに陥っていた。一年後、夫は彼女に告白した。地下深くに別の「患者」がおり、緊急の手術室もそこにある。携帯電話が鳴ると「患者」が運び込まれ、少量の麻酔薬を打たれる（病院には限られた供給量しかないからだ）。そして彼とほかの医師たち（一部は外部の医師で、それぞれが専門分野を担当し、常に呼び出される）が入室し、腎臓、皮膚、角膜、そのほかの臓器を順に摘出する。「患者」の残骸は古いボイラー室に運ばれる。ボイラーは焼却炉の役割も果たす。職員はチップとして患者の時計や指輪を失敬する。「患者」は法輪功修煉者だ。多くは逮捕記録もない。書類の作成は不要だ。

この告発記事に対する異議はあったが、意味をなすものではない。

まず、蘇家屯は、臓器移植の認定外の病院であるという点だ。しかし、証言者は臓器摘出の話をしているのであって臓器移植ではない。さらに、起業主義の新中国では蘇家屯と同格の非認定病院でも臓器移植が行われている。中国の国営放送のテレビで公に特集報道されており、視聴者も受け入れている。つまり、「移植認定外」の病院であっても十分に可能な事実だ。

次に、米国務省からの異議だ。現地の米領事館の役員が蘇家屯の病院を訪れたが「通常の公共病院としての用途以外に用いられている証拠は見つからなかった」と声明を出したのだ。大紀元時報の記事が最初に発表されてから役員の訪問まで三週間も経過していた。中国の現場基準では「長期間」だ。細部に亘って隠蔽する時間が十分与えられていた。大紀元時報の記事の三週間後に蘇家屯で視察をするにしても、別の病院を抜き打ち調査すれば実のある発見があったかもしれない。蘇家屯の視察は一番最後に回すべきだった。さらに患者として訪問すれば結果も違っていただろう。中国のプロパガンダの圧勝だ。

しかし、三番目は、情報源の信憑性を問うもので、今日でもこれは否定できない。「アニー」と「ピーター」という偽名の証言者が、臓器収奪という重大な疑惑の伝達者となったことは、効果的ではなかった。

ピーターは記者と名乗ってはいたが、ＳＡＲＳの隠蔽、法輪功修煉者が中国の警官に強姦された映像、そして蘇家屯という獄死をもたらす収容所など、彼の手によるめまぐるしい記事のおかげで、カジノのイカサマ師まがいの印象を抱かせてしまった。蘇家屯の会計課で働いていた実際の証言者、アニーの告発の信憑性も微妙だった。路上駐車した軽自動車の暗闇で手短にアニーにインタビューを行ったことがあるが、犠牲者の数にショックを受けていた。そしてかつての職場で耳にしたことを心底恐れている様子だった。

その後、数ヶ月に亘り考えたが、なぜアニーは車内の暗闇でさえサングラスをとらなかったのだろう。サングラス一つで中国の公安部からアイデンティティを守れると思ったのだろうか。勝手な想像をたくましくしてしまう。アニーは田舎の生活に飽きた『ボヴァリー夫人』の現代版で劇的な役割に陶酔し、告白が米議会の公聴会で大きな話題を呼ぶのではと、「ホワイトハウス」のハリウッド版を思い描いたのではないだろうか。切羽詰まってあからさまにいらだつ彼女の姿勢に押されるように、大紀元時報は蘇家屯の疑惑を早まって報道した。このため、中国当局に知られることなく水面下で独立調査を行い、事実を確証する唯一の機会を逸することとなった。

反政府コミュニティも警戒した。特に臓器狩り調査でかなり信頼され、国外の反政府運動家としても抜きん出ていたハリー・ウー（呉弘達）は慎重だった。ハリー・ウーと彼の創設した労改（労働改造）基金会が調査を主導することが適切に思えたが、ときを同じくして、腑に落ちない多くの理由からウーと大紀元時報は相いれない状況に陥った。ウーは米

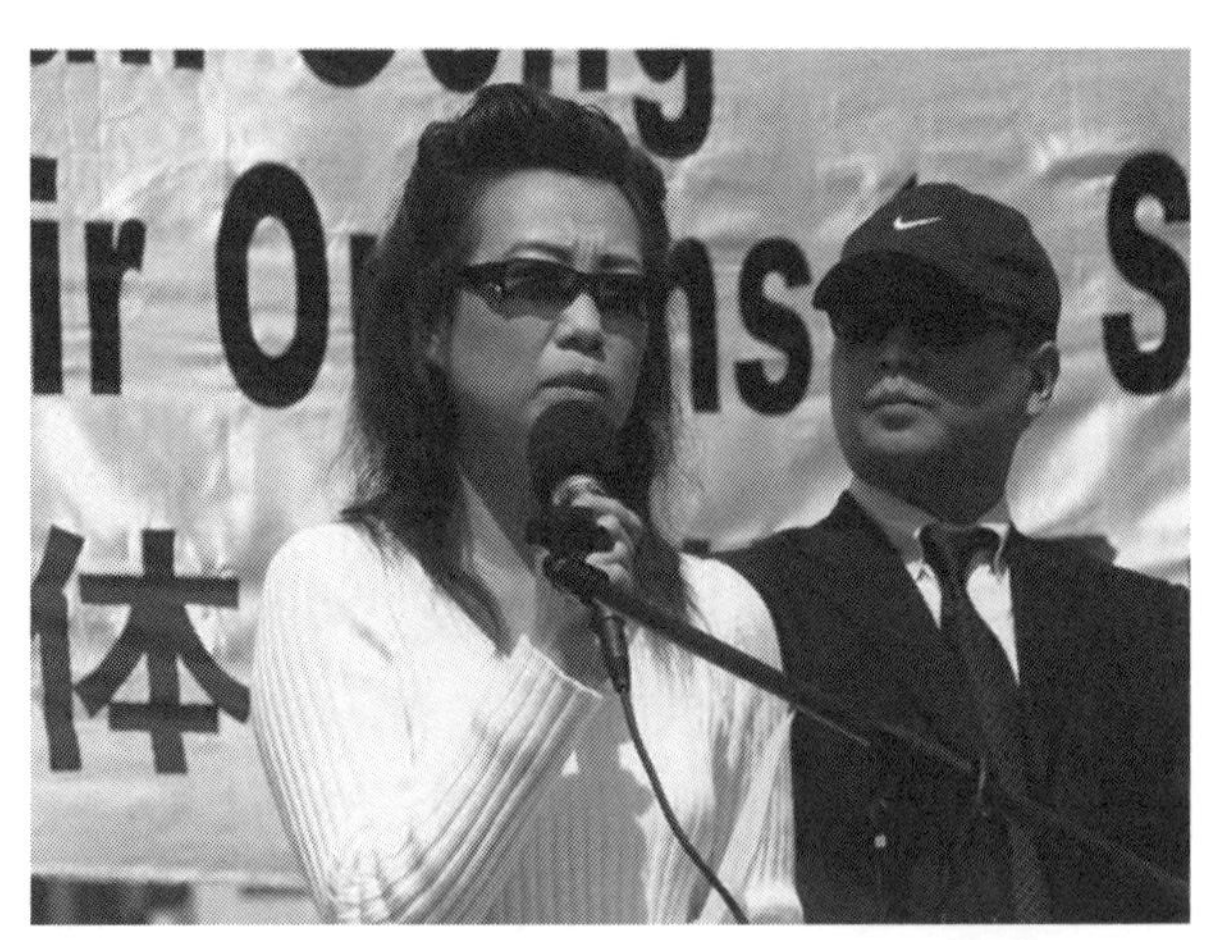

真実か否か。最初の証言者「アニー」と「ピーター」。胡錦濤の米ホワイトハウス訪問に際しての屋外会見で。（撮影：大紀元時報）

議会への手紙で、中国の法輪功修煉者を対象とする臓器収奪に関する大紀元時報の調査は信用に値しないとし、修煉者の信頼性も中傷した。第一印象がすべてであるというが、それだけに留まらなかった。臓器摘出に懐疑的な声を求める記者たちが「客観的」な報道であることを示すためにウーのもとに足しげく通うようになった。しかし、二〇〇九年の労改基金会発行の文書の中でウーは意外にも、法輪功及びほかの囚人たちが臓器狩りの犠牲になっている「懸念すべき可能性がある」という立場に戻っていることを指摘したい。ウーは信頼性の証拠として私の記事に言及していた。

これらの小競り合いで漁夫の利を得たのは中国共産党だ。過去のことをほじくり返すつもりはない。なぜ、主流メディアが臓器狩りを扱わないかを不思議に思われる方は、最初の報道の裏付けが弱かったことが、のちの調査者すべてに影響したことを念頭

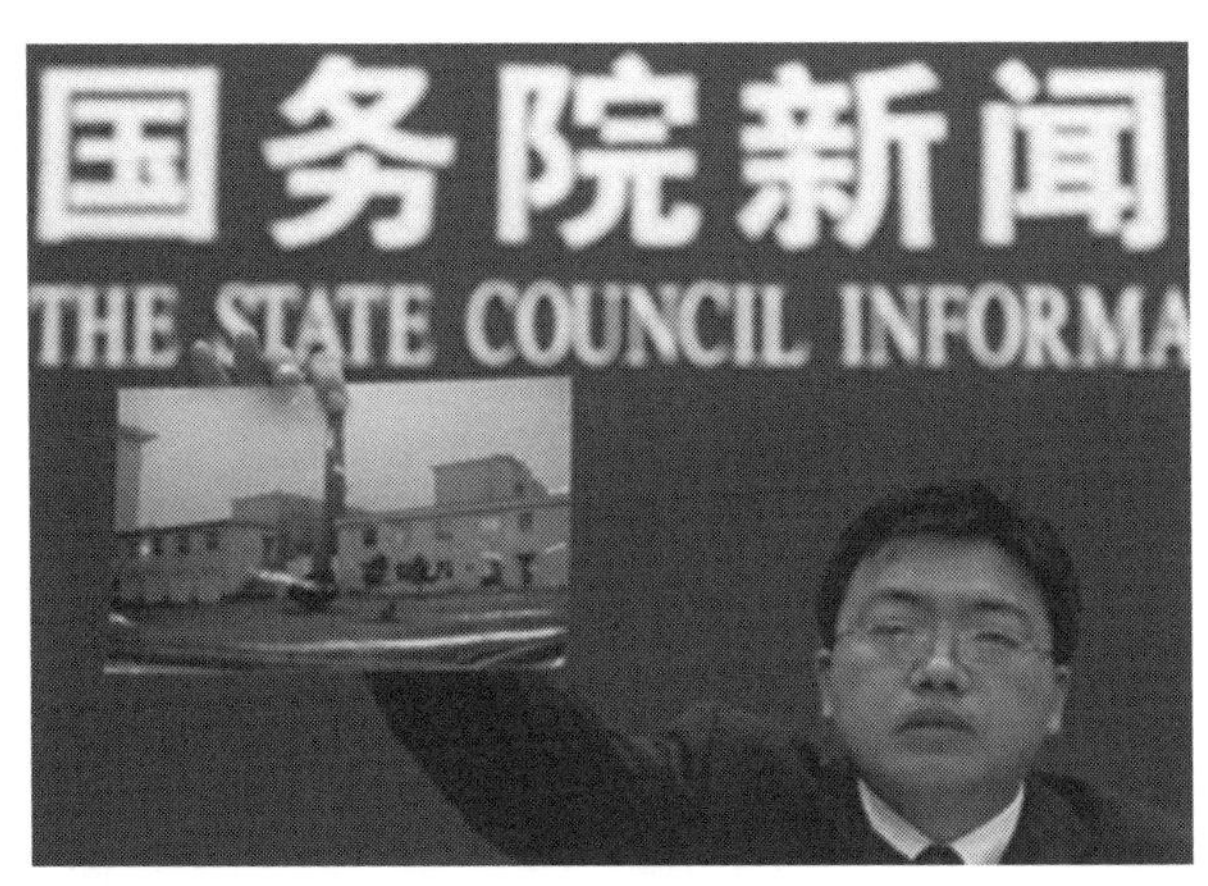

臓器狩りの疑惑をあざける蘇家屯区の高官。蘇家屯のボイラー室の写真を見せている。中国国務院新聞弁公室で開かれた「勝利は間近」と題する記者会見で。（2006年4月にfacts.org.cnで公開された写真）

に置いていただきたい。

カナダの公営住宅で法輪功の犠牲者数を調査するクリスタルは自問した。「中国の強制労働所全域で大量の修煉者が失踪し、異様な搬送があるという報告と、あちらこちらでの臓器狩りの疑惑は、ここ数年に亘り表面化している。しかし、アニーの証言は信用できるものなのだろうか」と衝動にかられ、通話の録音設定もせず、クリスタルは蘇家屯からさほど遠くない瀋陽市の病院に電話を入れた。看護師が出た。「この病院では腎移植をするか？」とクリスタルは尋ねた。看護師は電話の向こうの緊迫した声を感じ、クリスタル自身が移植を求めていると思い込んだ。

「はい。腎臓はあります。すべて若い生体から摘出します。すぐに来たほうがいいです。待ち時間は一日か二日です」

「どこから来るのですか？」

「死刑囚です」

「その死刑囚はどこから来るのですか？」

しばらく間をおいて、看護師は丁寧に言った「そのような質問はしないでください」

クリスタルは核心に触れたと感じた。中国はほかの国とは違う。ほかの国では患者が臓器を待つ。中国では臓器が患者を待つ。もし腎臓が死刑囚のものであれば、看護師はある程度の遅れに言及するはずだ。処刑日は裁判所命令で設定される。犯罪者が臓器提供に合意する署名文書を看守が作成する手続きも必要だ。看護師は「二日」と言った。多くの死刑囚は若くなく、ほとんどの臓器は使いものにはならない。看護師は「若い生体」と言った。「すぐに来い」と言った。

これらの言葉から確信を深めたクリスタルは、前代未聞の調査を始めた。口うるさい客として相手をいらだたせるほどの攻撃的な口調で中国全域に点在する八〇の病院に電話をかけまくった。「生きているのですか？」「若いのですか？」「どのくらい若いのですか？」「健康だということがどうやって分かるのですか？」「囚人はどこから来るのですか？」「どんな罪を犯したのですか？」といった具合に。ほかにも数名に協力してもらった（二〇〇六年ホワイトハウスのローズ・ガーデンでの胡錦濤の演説中に、法輪功の殺害を声高に責めた中国の病理学者、王文怡もその中の一人だった）。七つの医療センターが法輪功修煉者からの臓器摘出を肯定した。会話は録音された。

クリスタルが武漢市の同済医院の医師と交わした会話を紹介しよう。

「生体移植は、例えば、法輪功をやっている生きた人からの臓器を使うのですか」

「そうです」

「そちらの病院で、法輪功をやっているような囚人から、十分な生体の供給が保証できますか」

「もちろんです！　ご都合がよろしければいらしてください。詳細をお話しします」

次は上海の復旦大学附属中山医院との会話の一部だ。

「新鮮で健康な腎臓が必要です。生きているものです。死体からの腎臓を私に移植しないでしょうね」

「もちろん、良い腎臓を差し上げますよ。悪いものをどうして差し上げられるでしょうか？」

「……法輪功をやっている人の腎臓はありますか？　とても良いものだと聞いたので」

「こちらにあるのはそのタイプだけです」

病んだ女性を偽ったクリスタルは、中国全域に亘る六〇〇ヶ所の医療センターから、移植が受けられることを明確に告げられた。法輪功臓器の使用を認めた病院が八〇軒のうち七軒であることから、およそ五〇のセンターで臓器が摘出されているという仮説が立てられる。大紀元時報がアニーの主張を公表しなければより多くの証言を得ただろうかと尋ねたところ、クリスタルは「八〇%が認めたでしょうね」と鋭い目つきで答えた。

しかし、すぐに穏やかさを取り戻し、法輪功臓器について軽々しく語ってはならないと中国の医療機関に悟らせたのは大紀元時報の記事だけではないことを、クリスタルは根気よく説明し始めた。中国人修煉者が中国全域の病院に同時に臓器狩りに対して抗議する書状を送りつけたのだ。さらに、クリスタルの不満は編集された録音会話に向けられた。わずかなイントネーションや間の置き方から、通話している当人同士には法輪功に言及していることが明白だが、文章にすると曖昧に見えるのでカットされている。口止めされていることには触れずに、医師たちはクリスタルに臓器の品質と供給の迅速性を保証しようとした。いくつかの録音会話からは医師の葛藤が見受けられる。青海(チンハイ)大学附属医院との会話は「法輪功臓器はあるが状況的に今は使えない」というものだった。電話では本音は語れない。「法輪功は海外では大きいニュースです。もっとお知りになりたければ、こちらにお越しください。会って話しましょう、と言う医師は少なくなかった」とクリスタルは明かす。

大紀元時報は、クリスタルの電話調査の結果について新たな記事を発表した。人権擁護コミュニティに静かな嵐を呼び起こす意図だったが、まず懐疑派がこだわったことは「死ぬ前に臓器が摘出されている」という主張だった。

法輪功修煉者から臓器を摘出している様子は、ニューヨークの路上で演じられており、特に奇怪ではない。医療専門家なら誰でも、生きた臓器のほうがレシピエントの免疫系に拒絶される可能性が遥かに低いことは知っている。また、移植ブローカーなら誰でも、生体臓器のほうが値が高くつくと断言してくれる。新疆（しんきょう）ウイグル自治区で見られたように、遅くとも一九九四年には試験的な生体臓器狩りは行われていた。二〇〇八年も同様のことが行われていたと、陳（チェン）と呼ばれるある亡命者は証言する。法輪功ではない囚人として、彼は受刑者を処刑地まで連れて行く仕事をしていた。「処刑される代わりに、受刑者は耳の近くを撃たれます。意識は失いますが死んではいません。医者が受刑者の臓器を摘出したあと、受刑者は撃ち殺されます。すべてが隠蔽できると思っているようですが、私たちはこの過程をしっかりと目撃しています」。受刑者からの生体臓器摘出は日常の仕事だ。懐疑派のこだわりの起因は、法輪功修煉者にあった。彼らは反体制派コミュニティの中でも計画性がない。法輪功修煉者は、欧米社会に亡命した天安門事件の学生リーダーたちや中国からの無実の受刑者とは異なる。欧米社会が受け入れやすいような自由の女神に相当するシンボルの周りをパレードするようなことはしない。欧米人として傍観する限り、法輪功は自己アピールに中国共産党の粗野な文化を持ち込んでしまった。誇張しがちの見解、文化大革命の演劇から直接取り出したような拷問シーンの公開、事実の提示よりもシュプレヒコールをするという有様だ。

一九七八年、北京の西単で「民主の壁」に「第五の現代化」と題する壁新聞を貼り出したことで知られる反体制派の魏京生は、法輪功修煉者に対する苦情を山ほど抱えていた。「当初、法輪功は中国共産党に反対しないと言っていました。恩赦を待っていたのです。私は恩赦を待たずに修煉者を助けようとしましたが、助けはいらないと拒絶されました。それでも魏は、中国の民主主義推進のコミュニティ内で法輪功を擁護した。「共産党が迫害を停止する見込みはありません。共産党に反対したくなくても、最後には反対することになるでしょう。時間がかかるだけです」。魏の予測は正しかった。二〇〇四年、『九評共産党』（共産党に対する九つの評論）を出版することで、法輪功は決定的に共産党を拒絶する。ワシントンの彼の事務所で法輪功に対する率直な意見を聞かせてもらったのだが、彼の通訳は皮肉なことに西洋人修煉者だった。

たとえ法輪功修煉者が反体制派コミュニティに不承不承受け入れられても、欧米社会では迫害された難民は信頼されないことを指摘したい。一九三九年、英国外務省の高官が多数派の言葉として「おそらくユダヤ人は信頼のおける証言者ではない」と丁重に表現している。また、毛沢東の大躍進政策の際、痩せ細った難民が香港に流入し、打ち捨てられた村や共食いのことを話し続けたが、欧米のジャーナリストは主観的で偏っているとして無視している。

精神性の復興を唱える者の不平不満が低く見られることを感知したのか、「法輪功迫害の真相を調査する連合調査団」（ＣＩＰＦＧ＝Coalition to Investigate the Persecution of Falun Gong）［米国内国歳入法典五〇一条C項三号の非営利公益法人として登記］は、デービッド・キルガーとデービッド・マタスに、人権擁護弁護士として独立調査を依頼した。

デービッド・キルガーは二七年間カナダで議員を務め、アジア太平洋州担当大臣として中国と相対した経験を持つ。デービッド・マタスは、広域に亘る人権問題について、信頼できる情報を数多くまとめることで高く評価されている。同時に、ユダヤ人の互助組織である「ブナイ・ブリス・カナダ」の上級法律顧問、「人権と民主発展国際センター」の理事など主要機関の役職を担う。両者とも法輪功の人権の事例に関わったことがあった。二人の性格は対照的で、この陰陽の違いは効果的だった。キルガーは積極的でユーモアに溢れ、温かみがあり、モラルへの情熱を雄弁に語る。一方、マタスは沈着冷静で系統的に思慮し、あくまでも実務的だ。二人は協力して、法輪功対象の臓器摘出に関して次々と現れる証拠を編纂・分析・実証し、一冊の報告書として共著『Bloody Harvest』（『中国臓器狩り』）を出版した。中国の臓器移植問題の調査における最初の礎（いしずえ）と呼ぶにふさわしい著書だ。電話取材による調査、大陸で拘束された修煉者の文書や証言の書き起こし、中国のウェブサイトにある移植料金の入った広告、アニーへの様々な角度からのインタビュー、ほとんどの国では患者が一年待ちのところを、中国への渡航移植では組織適合の段階までわずか一週間という、臓器待ち時間の国際的な比較などが記述されている。

「中国で臓器狩りに関与する病院数は六〇〇に及ぶが、彼らが提供できる臓器の数は一年に処刑される死刑囚の数を遙かに超えている。この点は調査すべきではないか」とクリスタルは疑問を投げかけた。

この指摘に対するキルガーとマタスの調査結果は、国際的な医療コミュニティに注視され続けている。中国政府が発表した公式数字と、記録されることとなった非公式な発言から、数年に亘る法輪功拘束者の増加率と移植件数の急増率が一致することをキルガーとマタスは明示した。次にキルガーとマタスは中国での処刑者の増加率（アムネスティ・インターナショナルによると基本的には変化がない）と報告されている移植件数とを比較した。その差は五年間で四万一五〇〇件に上った。この摘出源の不明な臓器について、キルガーとマタスは法輪功修煉者のものである以外に説明がつかないと結論を出している。

『中国臓器狩り』で論じられている点はいずれも論破されていない。中国政府の批判でさえ、県名のスペルミス程度に留まっている。しかしほとんどの人権活動家は同著から距離を置いてきた。法輪功修煉者の主張の信頼性が疑われていたため、彼らの支持者による断定も同様に疑いの目で見られたからだ。病院の地下に法輪功のドナーが隠されていたという医者の主張は、臓器を待ちわびている患者が聞きたいことを言ったに過ぎないと一蹴する。修煉者からの書面による証言に関しては、どうせ活動家が用意したのだろうと認めない。臓器移植件数の増加については、医師の報告手続きが向上したためだろうとする。匿名の軍医の話は、大紀元時報の報道なら信頼しない。地位のある人権学者は、処刑者数と移植件数の違いについて、なぜキルガーとマタスがアムネスティ・インターナショナルの数値を用いたのか、いぶかしがった。処刑率は一〇年間変わらないとしているが、アムネスティ自体、かなり抑えられた数字である可能性を認めており、処刑者数と移植件数の違いはないのかもしれないと語る。なぜ法輪功修煉者から臓器を摘出した医師や看護師、目撃者が出てこないのだろうかと言う者もいる。実際に個人の証言者が出てきても信頼性に欠けるとして踏みにじられるのが常だが、このような証人なしではこの話は深刻には受け入れられないと人権擁護者は論駁する。

このような批判は討議すべき点を示唆してはくれたが、公な討論ではなかったため、架空の会話を創作しないと評価できない（これは私のやり方ではない。さらにはここ二年ほど、いくつかの人権擁護機関、特にアムネスティ・インターナショナルが、二重否定を使っての肯定ではあるが、態度を変えてきた）。当初の政治的効果は肌寒いものだった。ジョージ・ブッシュ米大統領は、北京五輪前夜の人権に関する演説で、臓器狩りには一切触れなかった。この傾向はいつ果てるともなく続いている。英国外務省は、何も行動を起こさない口実として、二〇〇七年に米議会調査局が発行した懐疑的な報告書を二〇一三年に引用している。

『中国臓器狩り』に反応した機関は中国政府だった。二〇〇五年、臓器が死刑囚から摘出されていることを不意に漏らしてしまい（二〇〇五年十二月に公認）、法輪功からの臓器狩りを決まりごとのように否定したあとで、二〇〇六年七月に『戦慄の臓器狩り』と題する調査報告書（書籍版『中国臓器狩り』の基盤）が発表されると、一ヶ月も経たないうちに、中国政府はドナーの同意なく臓器を摘出・売却することを禁止する法律を成立させた。この動きは、多くの囚人の同意なしで処刑・臓器摘出が行われていたことを中国の政府幹部が暗黙のうちに認めたことになる。実際にはこの法律は、中国政府による一連の偽造行為を隠蔽するものに過ぎなかった。主要サプライヤーに配置転換が必要というシグナルを送ったに過ぎない。北京五輪前のイメージダウンを防ぐための一環であり、特に意味はなかった。どう解釈することも可能だが、事実としては次の三つが指摘できる。①臓器の供給に取り締まりがかかった。②臓器の価格は二倍に跳ね上がった。③臓器移植は続けられた。

二〇〇四年の中国政府による報告書では、親族をドナーとする腎移植は全体の一・五％とされており、中国国内で、自ら進んで臓器提供する文化が突如興隆しない限り、妥当な数字だろう。では販売される大量の臓器はどこから来るのだろうか。主に通常の囚人から摘出されるものとして、この新たな法律は、「ドナーの同意書を作れ」「法輪功からの臓器摘出は停止せよ」というシグナルだと理論化しておこう。

「精確さとは幻像に過ぎない」という点では懐疑派に同意する。録音テープから中国本土の医師を告訴することはできない。中国大陸出身の証言者は皆、常に複雑な動機を抱く。中国政府発表の数字は確証がとれない。前述の一・五％さえ確かではない。

北京でビジネス・コンサルタントをした経験から、中国政府発表の公式数字を信頼できないことは心得ている。タピオカの生産量さえも、中国大陸の数字には、現状を特定して反映するコード化された政治的メッセージが組み込まれていると、私は顧客企業に忠告していた。キルガーとマタスは、法輪功臓器の推定にあたって、この問題が政治的にデリケートになる前に示された数字を用いている。数年に亘る摘出臓器数に関して、キルガーとマタスの使用した中国のデータには一貫性がないと、影で蔑む者も少数ながらいた。しかし、一貫性の欠如は、党が工作したプロパガンダではないということを示唆するものだと私は受け止める。

脇道に逸れることにはなるが、私はこの一貫性の欠如を追うことにした。ときには道に迷い、スキーの滑走で樹林が錯覚を与えるように、別の証言者が同じように思えたときもあった。しかし、経験を重ねるにつれ、景観、つまりある種のパターンを見出すようになった。この本を読み進めることで、このパターンが浮かび上がってくることを願う。

身体検査

中国大陸出身の曲陽瑤（チューヤンヤオ）は専門職に就く理路整然とした考え方をする女性だ。三つの修士号を持つ。そして「臓器摘出を目的とした」身体検査を受けた早期の難民でもある。二〇〇七年に難を逃れシドニーに移り住んだ。二〇〇〇年六月、中国で拘束中、転向（法輪功を放棄する宣誓書への署名）を拒否し強制労働所に送られる。曲はハンガーストライキで体重は減ったが、健康状態は良かった。曲の学歴も鑑みて、健康を保たせたかったのだろう。また拘束中に死なせると書類や質問が面倒くさい。これは曲が語ってくれた見解だ。

三五歳のとき、二人の法輪功修煉者とともに曲は警官によって病院に連行された。大量採血、胸部レントゲン、問診を受けた。鮮明に記憶している。「何をしているのか分かりませんでした。腹部、肝臓など様々な場所を触られました」。尿検査の記憶はないが、目に光はあてられた。角膜検査だ。光を追う周辺視野の検査はなかった。ただ彼女の健康状態と角膜だけが調べられた。脳の機能に関わるほかの検査はすべて省かれた。医師が膝を叩いて反射を見たり、リンパ腺を触ったり、耳・口・生殖器の検査をすることはなかった。市場性のある臓器だけの検査だった。

インタビューをしながら背筋に悪寒が走った。多くの学歴の高い法輪功拘留者の例に漏れず、彼女も当初、自分の証言が意味することへの認識はゼロだった。「ここで起こるべきことではない」という感覚はあったが「自分は消されるには重要すぎる人材だ」という信念は魔除けになる。曲の場合、この信念が彼女を守ったのだろう。

六一〇弁公室でかつて働いていた郝鳳軍にこのような身体検査に接触したことがあるか尋ねたところ、答えは「ノー」だった。彼の管轄部門ではない。「身体検査は刑務所を通して行われます。刑務所または強制労働所に入所するとき、通常の身体検査が行われます……しかし、大量の採血やレントゲンなどは、通常の検査ではありません」。しかし、ゆっくりとした口調で次のように付け加えた。「中国共産党にできないことはありません。刑務所でも強制労働所でも、囚人はモルモットです。家畜と考えていいでしょう」

法輪功の修煉者は、嘘をつくことは許されない。だが、絶対に嘘をつかないというわけではない。大義のためには、世界が聞きたいだろうと思い込んでいることを私に語ることがある。「工作」されたわけではない。修煉者同士は互いに正直である。しかし、インタビューを進めていくうちに、話が歪められていくことを体験した。個人的なトラウマにさいなまれていることが主な原因だが、偽りの証言に振り回されないために、インタビューを積み重ねた。私がインタビューした者のほとんどは、臓器狩り問題への認識が高い。しかし、私の質問の背後にあるもの、私が何を聞き出したいかについては誰も見当すらついていなかった。

強制労働所あるいは長期的拘留から釈放された法輪功の難民五〇名以上から、医療施設内で説明のつかないことを体験した一五名の法輪功の難民を選んだ。スウェーデンでの私の調査補佐リーシャイ・レミッシュが不明瞭な事例である戴英(ダイイン)にインタビューしたので、合計一六名だ。サンプル数が少ないと思われるかもしれないが、生存、釈放、国外逃亡の難しさを考慮していただきたい。

このうちの半数以上は、高年齢、過酷な労働による傷害、ハンガーストライキによる衰弱から、臓器摘出の対象とはなり得ないので、インタビューから除外した。特定の手順を思い出すには不安定で、調査の助けにならない者もいた。当時、薬剤治験の対象となった者もいた。SARSウイルスを突き止めるための被験者もいた。一見どこも悪くなく健康に見える者でも、貴重な鍵を握っていることがあった。

例えば、シドニーに住む六〇歳代前半の林潔(リンジエ)は、二〇〇一年五月、重慶永川女子監獄(じゅうけいえいせん)に拘禁されたとき、法輪功の女性修煉者一〇〇名以上が、「身体全体を綿密に検査され、医療経歴も聞かれた」と言う。別に不思議なことではない。しかし、林は、身体検査でなぜ一人の修煉者に一人の警官が付き添ったのか不思議に思った。まるで危害を及ぼす犯罪者のような扱いだ。法輪功修煉者の性格は緊迫型、道徳重視型、猪突猛進型と、様々だ。しかし、どんな性格であれ、非暴力に徹している。まず女性の修煉者が反撃に出ることは考えられない。公安部の誰かが検査に神経質になっていたことが窺える。

私の面接調査当時、バンコクにいた荊天（ジンティエン）は四〇代の女性難民だった。彼女によると、二〇〇二年九月、瀋陽拘留所ですべての修煉者に対して包括的な身体検査が行われた。荊は手順を注意深く観察したが、特におかしなところはなかった。そして九月、当局は大掛かりな血液検査を行った。欧米では一人の被験者につき三万円はかかるだろう。試験管八本分の採血をしているところを荊は観察した。詳細を診断するか組織適合を調べるために十分な量だ。中年女性の囚人で高官とコネのある家族の出身である賈夏蓉（ジアシアロン）から「高齢の高官が臓器を必要としているからこの検査をしているんだよ」と率直に告げられた。

荊はこの秋、別のものを感じ取っていた。もっと大きなことを。受刑者は夜中に到着し、夜明け前に消える。蘇家屯や中国医科大学のような「地下人防工程」（地下の民間防衛用設備――つまり臓器源となる受刑者を隔離する場所）への移動の中継地だったのではないだろうか。ここを通る数百名の修煉者には名前がなく、数字だけがつけられていた。

最近香港に到着した三〇代の女性難民は、怒り狂った若い修煉者にはならないほうがいいと語った。彼女は中国に家族がいるので、仮に陳江生（チェンジエンシェン）という名前にしておこう。二〇〇二年、陳は別のパターンに気がついた。血液検査が始まった時点から「法輪功を放棄するという声明文に署名する前に、皆、身体検査を受けたが、署名すれば身体検査を再度受けることはなかった」と語る。

陳は〝転向不可〟の部類に入り、さらには看守に噛みつく刃（やいば）を持っていた。法輪功の放棄を拒否するだけでなく、放棄した者を罵った。陳は一日三回薬剤を投与された（おそらく鎮静剤だろう）。治験に利用された可能性もある。しかし、彼女は抵抗し続けた。「転向しないなら送り出すぞ。おまえは死の道を選んでいる」と警官に告げられ、説得と拷問の繰り返しを通して陳に法輪功を放棄させようと八日間が費やされた。そして突然、看守に自殺のメモを書くように命令される。「まだ死んでいないのに、なぜ死亡証明書に署名する必要があるの？」と陳は馬鹿にするように答えた。

白衣を着た男女の武装警察の軍医たちが送り込まれた。陳によると、強制労働所の警官は「怯えていた」。「転向しなければおまえを待つのは死の道だ」と繰り返した。

陳は目隠しされた。耳慣れた婦人警官の声が医師たちに少し時間をくれるよう頼んだ。二人だけになったとき、この婦人警官は露骨に嘆願し始めた。

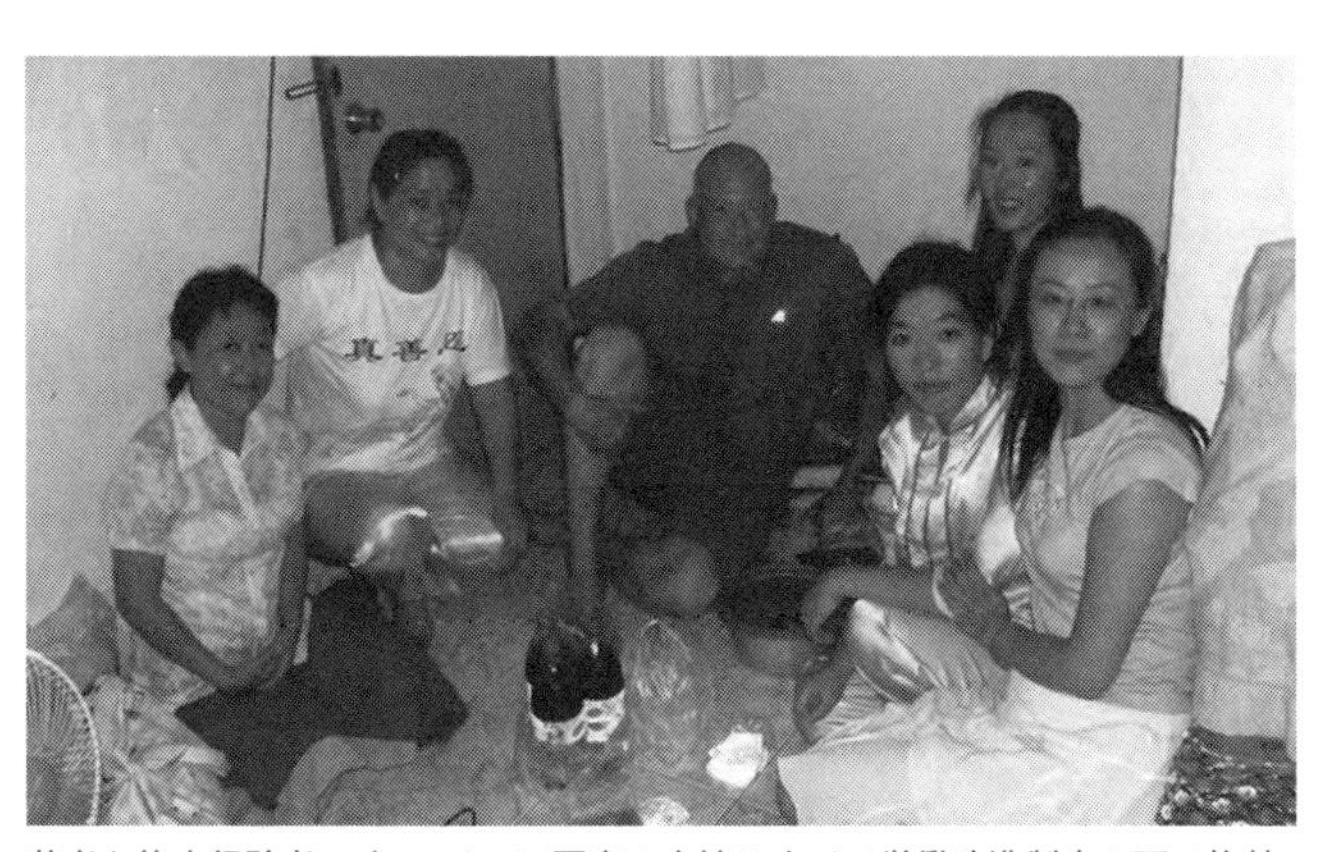

著者と拘束経験者。バンコクで。写真の女性はすべて労働改造制度の下で拘禁。法輪功難民の迫害状況の割合が正確に出ている。すべて拷問。一人は強姦。一人（左：荊天）は臓器狩りの対象。長期に亘り血液検査された荊は遼寧省の臓器狩りセンター数ヶ所を確認。右端がロータス。（撮影：リーシャイ・レミッシュ）

「陳、あなたの命が奪われるのよ。嘘じゃないの。ずっとここで一緒に過ごしてきて、少しは私たち、何らかのつながりができたと思うの。私には耐えられない。生きている人間が目前から消されようとしていることが」

陳は押し黙っていた。「この婦人警官は信頼できない。ここ八日間、天井から吊るされ、電気棒で焼かれ、自分の尿を飲まされてきたのだ。飴玉をあげるような策略には乗るものか」と思った。そのとき、何かが自分の手に落ちた。婦人警官の涙だった。転向を考えてもいいかなと心を許した。「私に必要なのはそれだけ」と婦人警官は言い、医師たちとの長い議論のあと、すべての医師が立ち去った。

法輪功修煉者は慈悲の力で警官・看守の行動を変えたことを話したがる。お気に入りの比喩だ。捕虜が義務を果たすために逃亡を試みるように、修煉者も自分の道徳規範に従って衆生を救済しようとする。この精神性に基づく考え方によると、警官は法輪功修煉者を拷問することで、自分自身を破滅に追い込んでいる。この視点から修煉者が慈悲心または超常的な手段で、警官の行動を変えることができれば、捕虜がトンネルを完成させたときのように、自ずと誇りが生まれる。たとえトンネルが使われることがなくても、そして修煉者への拷問が続いても。

法輪功修煉者の性格は様々だ。陳は自分の話を冷静に語ったわけではない。香港の街灯のもとで、いらつかせるような憤怒に満ちた調子で一気にすべてを叫びながら吐き出していった。陳は単に頑固で手に負えずちょっと変わっているだけでなく、若く魅力的でカリスマ性がある。この婦人警官との話を自慢することなく、転向する書類に署名してしまったことを恥じて自己を蔑んでいた。陳の声が香港の夜にこだまするのを聞きながら、この婦人警官も立派な武将との出逢いを感じたに違いない。涙を流したこともうなずける。

陳の話の中の軍医の存在は、クリスタルがこれまで抱いてきた組織に関する疑問点を解消することにもなった。クリスタルの説明によると、処刑を管轄するのは地元の軍警察と法廷のはずだが、陳の拷問には六一〇弁公室が関わっており、陳が臓器狩りに選別されるゴーサインを送ったと思われる。人民解放軍は通常、処刑には関与しないが、この場合、軍病院は法輪功臓器の収奪を護衛するだけでなく、軍医の手で手術が行われているとクリスタルは断言する。警官が囚人に致命傷を与えないよう射撃し、軍医が生きている身体を受け、摘出する。この役割分担で事が比較的スムーズに運んでいた。しかし、その後、先進「手術」の方法が採用され、軽い麻酔を最初にかけ、摘出後に致命的な注射を打つようになる。陳が処刑されかけた時期は、この二つの方法の移行期にあったと考えられる。軍の手術医は陳の臓器を手に入れ、移植手術から得る利益をすべて自分たちのものにするという理論も可能だ。欧米では一般に理解されていないが、中国では、軍、そして不動産・病院などの軍の資産は、可能な限り資本主義事業として利用することが公認・奨励されている。鄧小平は軍が貨物輸送費の一部を負担するよう命令を下した。現在もこの状態のままだ。この状況に詳しい台湾の医師は次のように説明してくれた。「中国の衛生部は軍を統括できません。六〇年に亘り政府は軍を管理下に置けませんでした。衛生部が多くの規制を設けても、軍病院には執行が及びません」

しかし、同時に臓器狩りの手順は、通常の資本主義の事業にはあてはまらず、医療利益の追求と国家命令のハイブリッドで成立している。法輪功臓器の摘出は、合法でも違法でもない空間に存在する。クリスタルの見解では、手術はほとんど常に軍医の手によるものだが、武装警察病院が車輪付きの担架など病院のインフラを提供することはよくある。これが事実なら、情報が漏れる可能性は倍増する。

我々は理論を構築していくことしかできない。官僚制度の惰性からか、軍病院の余剰分を助けるために、警官が臓器狩りに関わっていることは考えられる。あるいは、法輪功臓器は貴重な資産と見なされ、警察が軍と競合して受け取ろうとしているのかもしれない。クリスタルによると、法廷も報酬を受ける仲裁役として加担している。「警察が法廷に多く払えば、多く臓器を受け取れる。警察が少なく払えば、受け取れる臓器の数は少なくなる」。この理論を推し進め、クリスタルは次のように述べる。警察の管轄下で手術が行われる際は、厳格に内部だけで行う傾向がある。事実、山西省の警察病院は、クリスタルに次のように告げている。「二、三名しか入れない部屋があります。彼らがドナーを選びます……検査のため採血の必要があると告げ、ドナーが採血を拒んだら、数名の警官が押さえつけて強制的に採血します……このような状況下で一日に七、八名の手術をするときもあります」

戴英は、ノルウェーに住む五〇歳の女性難民だ。二〇〇三年の初め、一八〇名の法輪功の修煉者が、当時拘束されていた三水（さんすい）労働教養所で検査を受けた。「党はあなたを大切にする」といったお決まりの話のあと、レントゲン、大量の採血、心電図、尿検査、診察が行われた。「うつ伏せにさせられ腎臓を検査され、腎臓の上を軽く叩かれ、痛いかどうか尋ねられた」。それだけだった。臓器のみ。角膜検査はなかった。当時、拷問でほとんど盲目になっていた戴の記憶は正確だ。角膜はおそらく三万ドル（約三三〇万円）。比較的高価ではない商品だ。二〇〇三年までに、中国の医師は肝臓移植の技術を完全に習得していた。海外の顧客を対象として一件一一万五〇〇〇ドル（約一二七〇万円）の価値があった。

需要に応えるため、新たな供給源が必要となった。バンコクに住む四〇歳の女性難民、房思邑（ファンスーイー）は、二〇〇二年から二〇〇五年にかけて拘禁され、何度も身体検査を受けた。二〇〇三年、中国東北部の吉林市看守所で特別の検査を受けるために選抜された。房はこれまで医師を見たことがなかったが「到着するとすぐに、強制労働所の制服に着替えたが、皆、軍医のようでした」と語る。一二人が選ばれていた。房はそのうちの八人は法輪功の修煉者と推定する。自分たちを「小さな法輪」と呼ぶからだという。残り四人は？　房は職員が「全能神がまた来た」と言っ

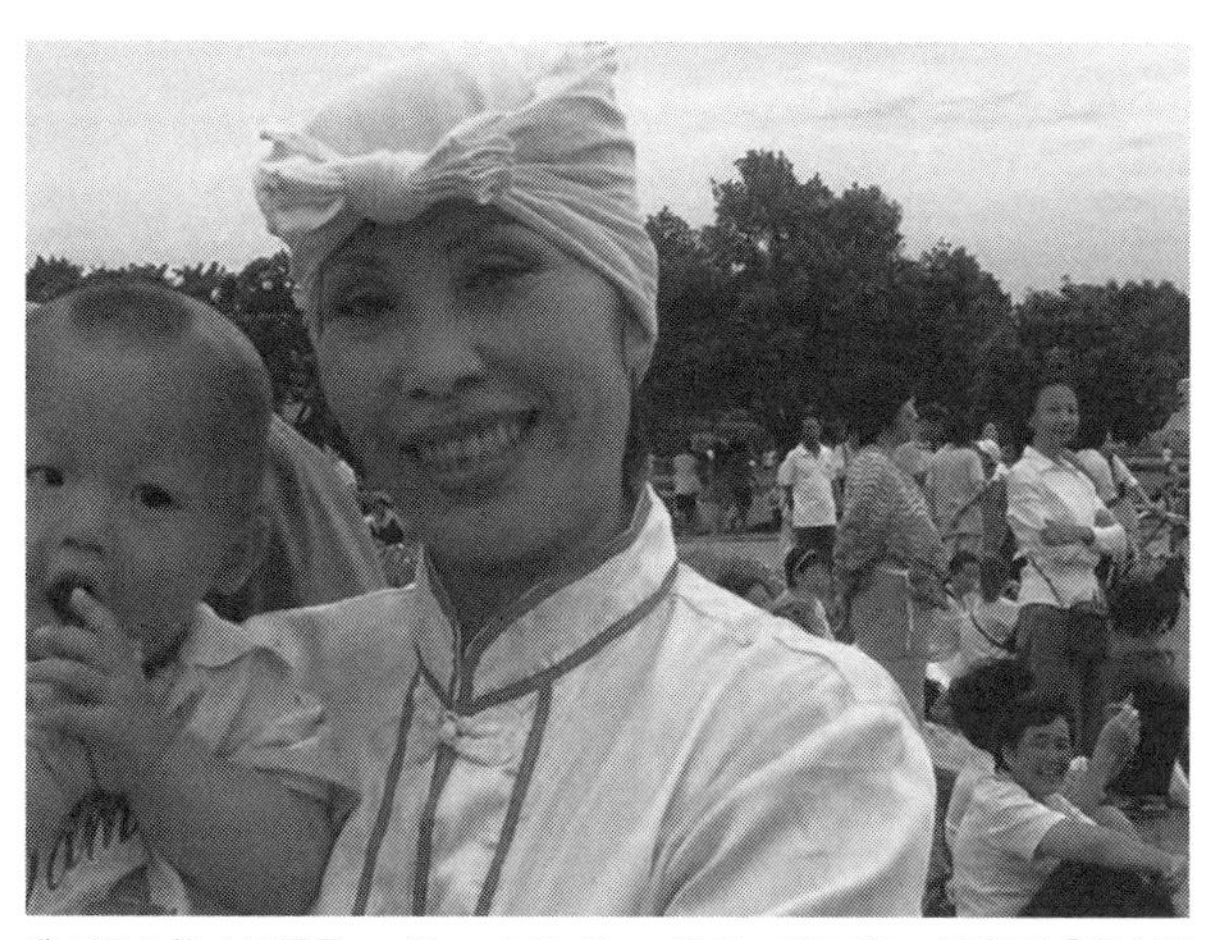

我が子を抱く房思邑。バンコクのパレードで。2003年、看守が「東方閃光」と呼ぶ囚人と何度も検査された。（撮影：リーシャイ・レミッシュ）

ているのを耳にした。

全能神はキリスト教の一派だ。自分たちの世界にどっぷりつかった「中国のクリスチャン」と我々は認識している。共産党にとって転向不可能な異様な集団だ。全能神の信者も二〇〇二年に採血されていたことを房は記憶している。吉林での検査は絞り込まれていた。「血液検査、心電図、レントゲン。それだけでした。法輪功とクリスチャンだけでした」

ダラムサラ

チベットの事例に移ろう。カングラ谷の上流にチベット亡命政府がある。インドのヒマラヤ山脈の端にあるダラムサラと呼ばれる町だ。この名前を知らない方は、世界の動向に疎いというより、年齢的に若くないことを示唆するかもしれない。毎年、バックパックと携帯を持った欧米の若者たちが群れになって訪れる。長時間の鉄道の旅と腹下しを乗り越えてダラムサラに辿り着く。興味深い場所だから、のんびりできるから、そして何より精神的な目覚めを求めて、若者はダラムサラへと向かうのだ。

ジャヤ・ギブソンは若かった。映画制作、法的な活動、調査研究など、人権擁護の分野であらゆることをこなしていた。重要な調査のために前日ダラムサラに到着した。中国の強制労働所や監獄から出所したチベット難民と面接し、記録するための来訪だった。特に、拘束中に非日常的な身体検査を受けたことのある者に関心があった。ほかの若者のような精神的な「目覚め」には関心を寄せずに、山腹にあるマクロードガンジ地区やバグス村を歩き、ある店の前を通りかかった。

ＤＶＤのレンタルショップの前の巨大な格子に四〇種あまりのＤＶＤのジャケットが掛けられていた。ほとんどはドキュメンタリーだ。チベット文化、ダライ・ラマ、色とりどりの寺院、仏教の教え……次々とタイトルを調べていく。どれも行き着くところは、チベットの人権問題だ。ジャヤは前日、難民二人に面接しており、到着してすぐに仕事に取りかかれたことに満足していた。感情的で緊迫した面接調査だった……しかし、店頭のＤＶＤを前に血の気が引く気がした。「すでに記録されている。それも過剰なほどに」

ギブソンは、バンコクの法輪功難民が自分の体験のあらゆる側面をどれほど切実に話したがっていたかを友人のガットマンから聞いていた。シンガポールの修煉者も同様に切実だった。でもここでは違った。最も確証のとれる場所で、いや少なくとも表面上はそう見える場所で、チベット難民はメディアを貪り食い、そこにどっぷり浸っていた。ドキュメンタリー撮影に場馴れした難民が三人いる。マイクの前で三〇分間、決まり文句を並べ立て、「はい、さようなら」という具合だ。

ギブソンは、意図的に抜粋された証言も、涙も、泣き言も求めていなかった。昨日の録音の目的もそうだった。中国の看守や医師と過ごした不可解で退屈な埃（ほこり）をかぶった記憶を掘り起こし、長期間に体験した事実を聞き出しに来たのだ。相手が不快そうだったわけだ。また尋問を受けたように感じたのだろう。

数日後の夜、カフェで若いアメリカ人が二人の僧侶に「ダライ・ラマはポッドキャストやソーシャル・メディアを活用すべきだ」と教え諭している光景に出逢った。おそらくこの僧侶たちはダライ・ラマに会ったこともないだろうが、我々よりも数多くのカメラに撮影されてきたことだろう。ギブソンは改めて自分のナイーブさを認識した。

ギブソンには面接の正当性を確立する方法が必要だった。チベット人権民主センターはダラムサラに入るすべての難民と面接していた。月平均二〇〇人ぐらいだ。ギブソンはそこで記録された難民のプロフィールを注意深く読んだ。直接面接する際には、まず、カメラマンに席を外してもらった上で、個人的な体験について詳しく聞き出す必要性を説明する。私観に左右されないように、政府の官僚のような態度で面接した。焦点を絞り込む。最終的には質問の答えが返ってくる。

ギブソンは一〇週間でおよそ四〇人と面接した。ほとんどの者は一九九〇年代に収監されており、法輪功のようにごく最近出獄したわけではない。記憶は皆、様々だったが、一つだけ共通する点があった。血液検査だ。頻繁に大量（三五〇㎖）のサンプルが採血されていた。貯蔵のための血液バンクがあったのかもしれない。特にラサのグッサ拘留センターは悪名高い。血液検査を受けなかった囚人はわずか一〇人に一人に過ぎない。

一九九〇年代に大量の採血が大々的に行われたことを記憶していた難民がいた。軍医が刑務所に来て七〇〇人の囚人から針先ほどの採血をしたあと、すべての囚人が血液型と年齢により一四列に並べられ、各々から大量の血液が採られた。何人かの証言者がこの採血は甘粛省の張掖市にある軍病院から派遣された軍医によって行われたと言及している。同病院は一九九一年に軍の幹部や中共幹部のために特別に建設されたエリート設備だった。採血は月に二回行われ、監獄の移動日前に行われるのが常だった。

採血の前後には身体検査はなかった。ギブソンはこの採血を臓器狩りの一環としては解釈していない。しかし、採血には目的があった。稀な血液型だった難民が、ドラプチ刑務所からグッサに再び呼び戻され、さらに二回採血できるよう一ヶ月間グッサに拘束されたと証言している。軍か中共の重要な幹部が同型の血液を緊急に必要としたのだろう。

「食べものを血液で支払わなければならない」と大量採血の理由は説明され、囚人も疑問に思わなかった。しかし、一九九四年、この説明は「あなたのための身体検査」に変わった。同年、臓器狩りが初めて行われたという噂がある。チベットの無実の受刑者からの臓器摘出の始まりを示すものかもしれない。ウイグルの政治的受刑者からの確認がとれている臓器狩りの三年前となる。ギブソンは一九九〇年代に大規模に臓器狩りが行われたことには懐疑的だ。以下のように説明している。

チベット人は、臓器狩りや人体実験のようなことが自分たちに起こるとは思ってもいなかったことは明らかだ……しかし、チベット人が大量の臓器狩りの対象にならなかった理由の一つに、医療設備からの距離がある。チベット人は遠隔地におり、患者からはさらに遠い。市場性を考えると、中国のほかの地域のように近距離の需要条件を満たさなかった。分かりやすく単純な理由だ。

法輪功臓器の収奪が一般化してきた二〇〇二年までの期間に、約八〇〇〇人の囚人を収容していた四川省の境界線にあった古い監獄が、突然、巨大な最新設備の病院へとグレードアップした。ギブソンの証言者の一人が言及したことだ。デービッド・キルガーとデービッド・マタス（そしてクリスタル）が、四川省を臓器収奪の温床である可能性があると位置づけていたことに、ギブソンは気づいていた。この監獄にはチベット人だけでなく、珍しく法輪功の修煉者も収容されていた。二人目の証言者によると、二〇〇三年末までの期間に、あるチベットの医者が、チベットのドラプチ刑務所でチベット人の反体制派から臓器を収奪しているかを単独調査し始めたという。この医師がどうなったかは定かではない。

身元を明かせないあるチベット人証言者は、家族が病気にかかり医師に助けを求めに行ったときのことをギブソンに語った。家族は入退院を繰り返したあと、まもなく亡くなった。鳥葬を司るトムデンが、先例のないことだったが、鳥葬の準備に取りかかる前の遺体をこの証言者に見せた。腎臓が二つとも摘出されていた。

二〇〇八年のチベットでの暴動以来、二つの状況が変わった。一つ目は、四川省と青海省（クリスタル曰く、もう一つの臓器狩りの温床）に移送されるチベット囚人の数が増えたこと。二つ目は、チベットで先進医療病院の建設が激増したことだ。

チベット暴動のとき、ラモ・キャプはチュシュル監獄に収容されていた。二〇〇六年五月に捕えられ、三年間拘禁された。不可思議な身体検査を受けたあと、臓器を傷つけないように身体の片方だけに「思慮された殴打」を受ける。うつ伏せにされ、手術を強要しようとする看守に、自分の読めないものに署名するよう求められた。キャプは逃亡した。手術にかこつけて臓器を摘出されるところだったと確信する。「位の高いラマや政治犯を殺害するための手段であることは皆知っている」と語った。

最後の事例はテンパ・ダルゲイという名の僧侶の体験だ。臓器収奪を目的とする身体検査に適合する最も意義深い事例とギブソンは見なす。二〇〇八年三月のチベット暴動のあと、ダルゲイはほかの僧侶と一緒に四川省か甘粛省南部の監獄に移送された。ある日、一八人ほどの囚人と一緒に監獄から連れ出された。一人ひとりの僧侶は、兵士と警官に両脇を挟まれる形で移動した。バスの中では前だけを見て、窓から外は見ないように命じられた。病院のようなところに到着し、僧侶たちは頭巾を被せられ、屋内に連れ込まれた。そこは夢のようなハイテクの施設

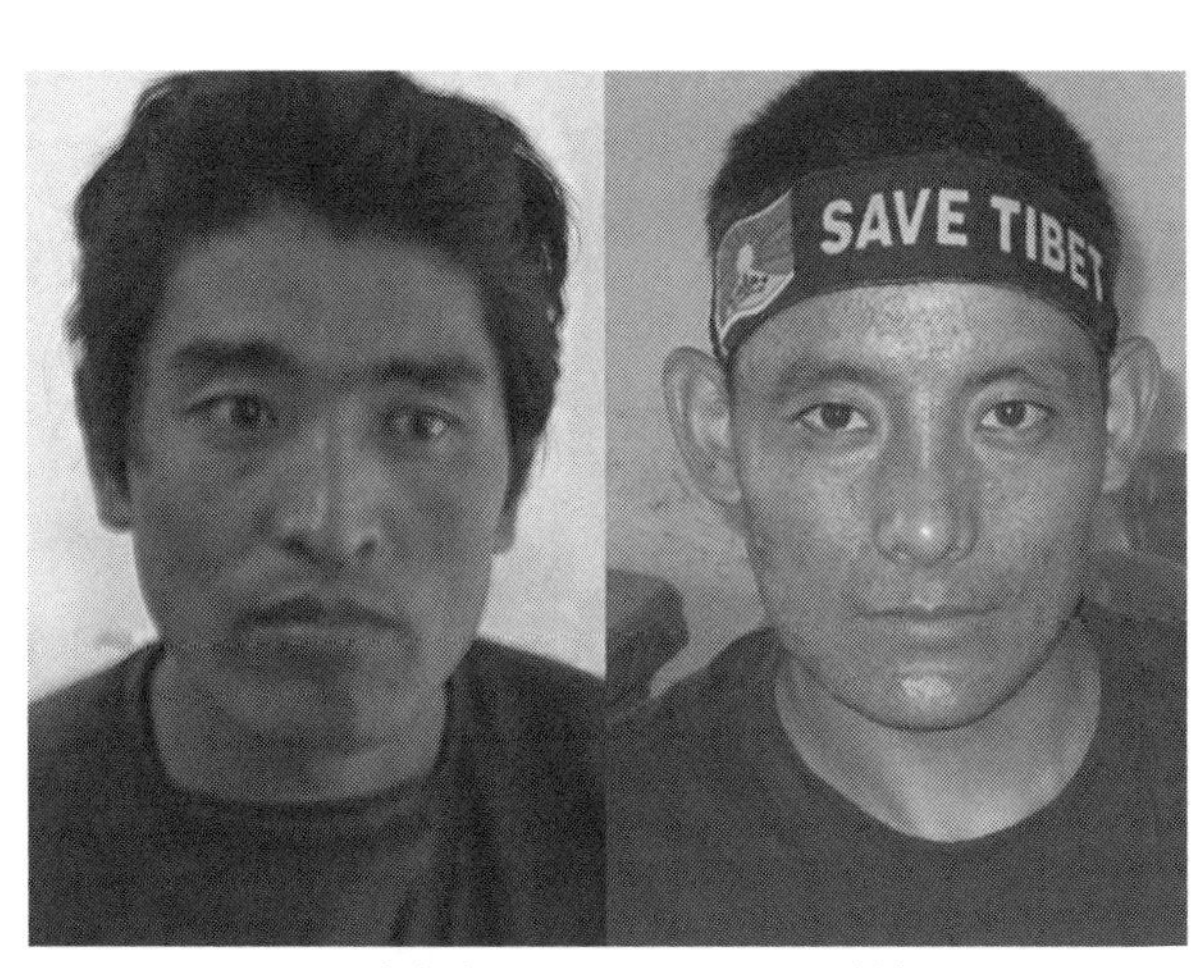

生存者：ラモ・キャプ（左）とテンパ・ダルゲイ（右）。ダラムサラで。（撮影：ジャヤ・ギブソン）

だったとダルゲイは描写する。立ったままで胸部と腹部のスキャンを受ける。それから医師が一〇〇ml採血する。それだけだった。膝蓋腱反射のテスト、舌、眼、喉、生殖器、リンパ腺の検査はなかった。手早く、皆、同じ手順を踏んだ。病院の場所は街中だったので、軍病院でなく私立病院だったと思う。そして、武装した兵士と警官に挟まれて、僧侶は刑務所に連れ戻された。これは僧侶たちの健康のためだと言われたが、ダルゲイにはすべてが異様に思えた。検査のあと、僧侶がいなくなったかどうかは記憶していない。ダルゲイは監獄の流動的な状況を説明した。監獄（強制労働所ではない）には何の容疑も裁判もなく入れられ、出され、移動する。常に暴行と血液検査だけがついて回った。

面接者のうち三人が臓器収奪目的の検査を受けていた。二〇〇五年よりあとの時期にあてはまる。ほかの囚人およそ三三人も検査を受けていたことを目

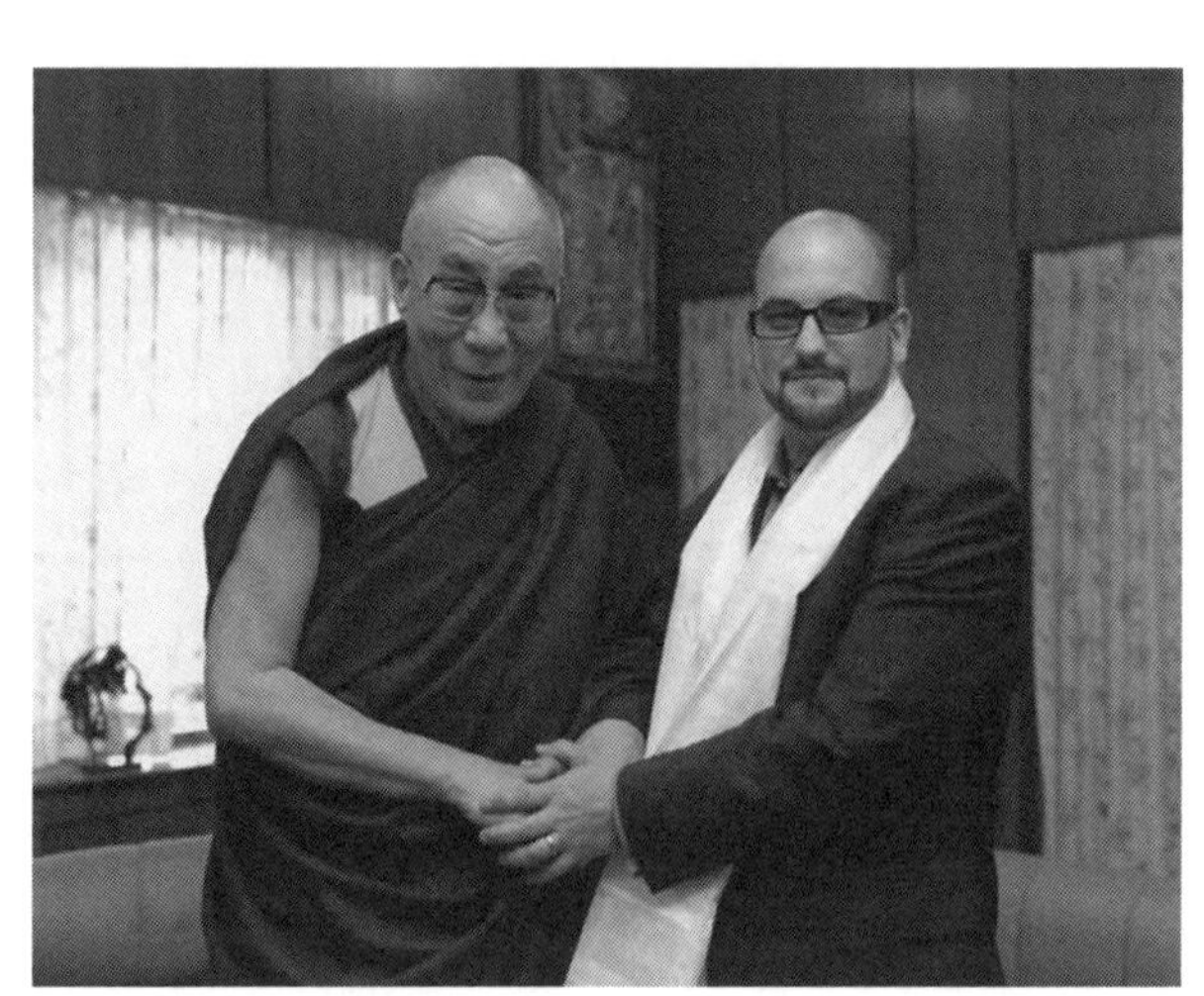

ダライ・ラマ（左）とジャヤ・ギブソン。（提供：ジャヤ・ギブソン）

撃している。

ギブソンは自分の調査結果をチベットの人権センター、首相、ダライ・ラマに持って行った。人権センターは衝撃を隠せず、そのあとで否定し、これまでなぜ医療に関する質問調査を怠ってきたのかと自省し、最後に不承不承ながらギブソンに「これまで我々がやってきた包括的な調査に加えて、どのようにこれらの質問を切り出したのか」という実践的な質問をした。これまでのケースワーカーの認識を根本的に変革させる報告だったのだ。

ダライ・ラマは協力的で、子供たちが臓器摘出のために誘拐されている話をしてくれた。事実を世に伝えるためのドキュメンタリーの製作資金として八〇〇万ルピー（当時のレートで約一四〇〇万円）を提供するほどだった。しかし、政治交渉レベルのシニアスタッフたちは頭を抱え、首を横に振り「その問題は見たくない。触れたくない」と言っていることにギブソンはすぐに気づいた。中国幹部と対話を続けることが優先で、ダライ・ラマが調査に関わることは避けたいのだ。英国のコメディ番組『Yes Minister（かしこまりました、大臣）』同様、最終決定を下すのは大臣でなく部下なのだ。

二〇〇八年八月、七〇〇〇人から一〇〇〇〇人の僧侶が捕えられ、軍の拘留所に送り込まれた。青海大学附属医院に近いゴルムドにあるこの拘留所は最も顕著な臓器狩りの温床と見られる。数百名の僧侶が帰らなかった。チベットの事例は闇の側面が多く、十分に解決されていない不可解なことが数多く存在する。しかし、これだけは言える。中国との対話を続けるというチベットの政策は、チベットの無実の受刑者から臓器を摘出することを抑制する作用は果たしていない。二〇〇八年の北京五輪のときのような監視の強化ももたらしていない。その作用はなかった。チベットを利用し絶滅させようとする中共の政策は衰えを見せない。私の見解は誤っているかもしれず、政策も変わるかもしれない。しかし数百名のチベット人にとっては遅すぎる政策修正だ。

人体部品

ここまで読んで、慈悲心が擦り切れてしまったように感じられているかもしれない。次の話は手短にしよう。馬三家（マサンジャ）労働教養所にいた難民女性にバンコクで面接調査を行った。家族が中国にいるので、四〇歳前後の女性と描写するだけに留める。彼女の体験は、二〇〇五年、多くの修煉者が手際よく臓器検査に連れ出され、そのすぐあとに消えた「臓器狩り成熟期」にあたる。馬三家労働教養所では治療することがあったかと尋ねたところ、すぐに次のように答えた。「担架で人が運ばれてきたら、通り一遍の治療はします。健康体なら丹念に検査します。健康で若い人間が欲しいのです。六〇代、七〇代の女性には関心はありません」。軍の職員が身体検査に立ち会ったかという質問に対しては次のような回答が戻ってきた。「軍の職員は必要ありません。馬三家は蘇家屯にとても近いのです。車ですぐのところです。誰かが必要なら、縛り上げて送り込みます……通常、夜に行われます」

二〇〇七年、広東の刑務所での五年間の拘束後、釈放された余新輝（ユシンフィ）は、妻と息子とともにタイへの観光ツアーに参加した。バンコクに到着するとすぐにＹＭＣＡに避難し、国連の難民認定を申請した。余は三〇代で健康そのものだった。刑務所で繰り返し検査を受け、二〇〇五年には軍の監視下で「臓器を対象とした」検査を受けるに至っている。私の聞きたいことをどんどん話してくれたが、彼にとっては特に不思議なことではない。「刑務所では臓器狩りは常識だった」と言う。「言われた通りにしなければ、死ぬまで拷問し、臓器を売るぞ」と監視役（犯罪者が使われていた）が修煉者をなじる。子供の遊びかと思うような言い方だが、リストが実在することは皆知っていた。囚人も修煉者も同様に、年間の予定表に基づいて連れ去られる。余は何月にバスが到着し、中庭のどの位置に駐車するかも知っていた。Google Earthを使って実際の場所を示してくれた。

二〇〇六年三月、臓器狩り問題が法輪功修煉者の主張により表面化したとき、余はまだ刑務所で苦

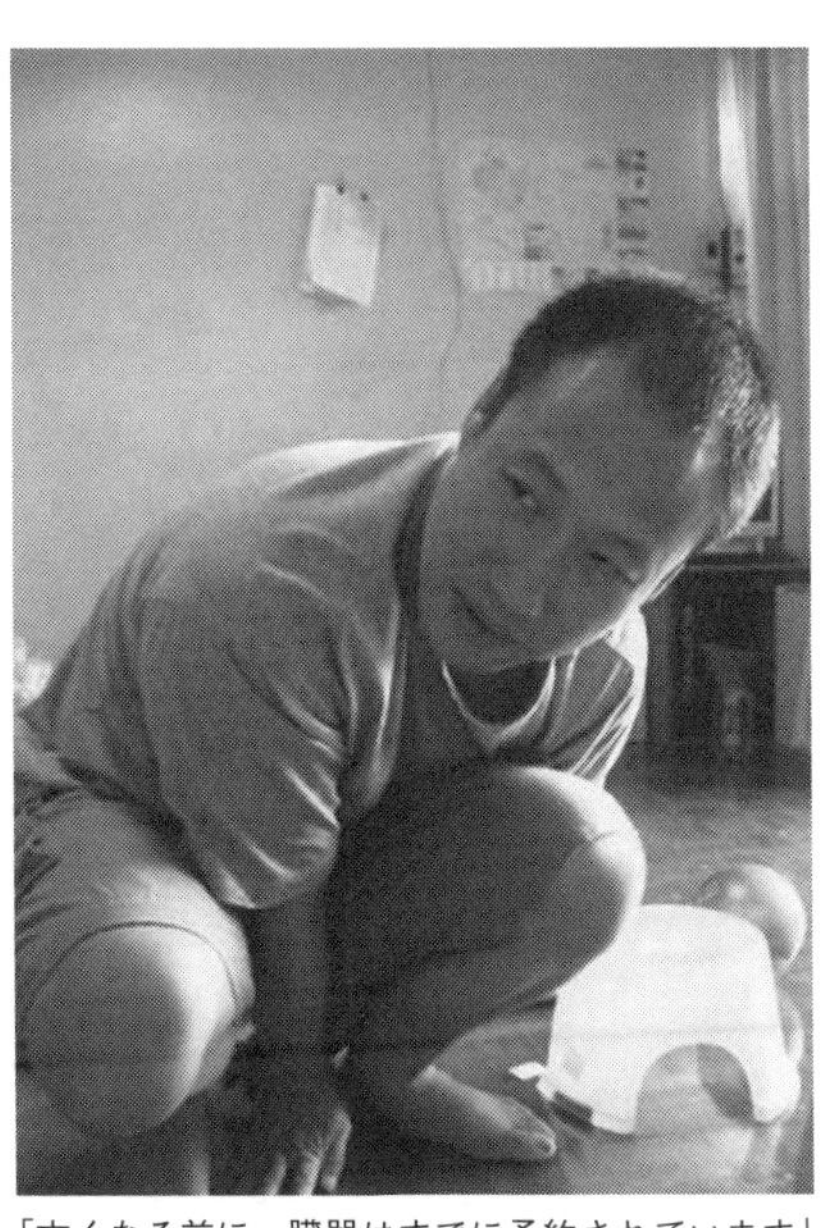

「亡くなる前に、臓器はすでに予約されています」と語る余新輝。バンコクで。（撮影：リーシャイ・レミッシュ）

闘していた。外界とは遮断されていた。二〇〇六年五月、大量の囚人（四〇〇人くらいで修煉者も含まれていた）がパニック状態で移送されたときのことを余は鮮明に記憶している。「恐ろしい光景でした。私も怖くなりました」と語る。悪評が出始めたときと機を同じくして、中国本土の医師が〝閉店セール〟を示唆したのだ。

二〇〇七年、北京五輪の前に事実を暴露され当惑させられることを避けるため、中国政府内部では法輪功を対象とした臓器収奪設備を閉鎖する同意があった。このため、この章で最後に紹介する次の難民は、このボーダーラインの事例と捉えていいと思う。包括的な身体検査を受けたあと……そのあとのことは敢えて口にするまい。ご判断願いたい。

劉桂芙（リウグイフ）は二〇〇八年にバンコクに着いた四〇歳の女性だ。あらゆる肉体的な拷問を受けていた。二〇〇七年に北京の女子労働教養所に拘束された。統合

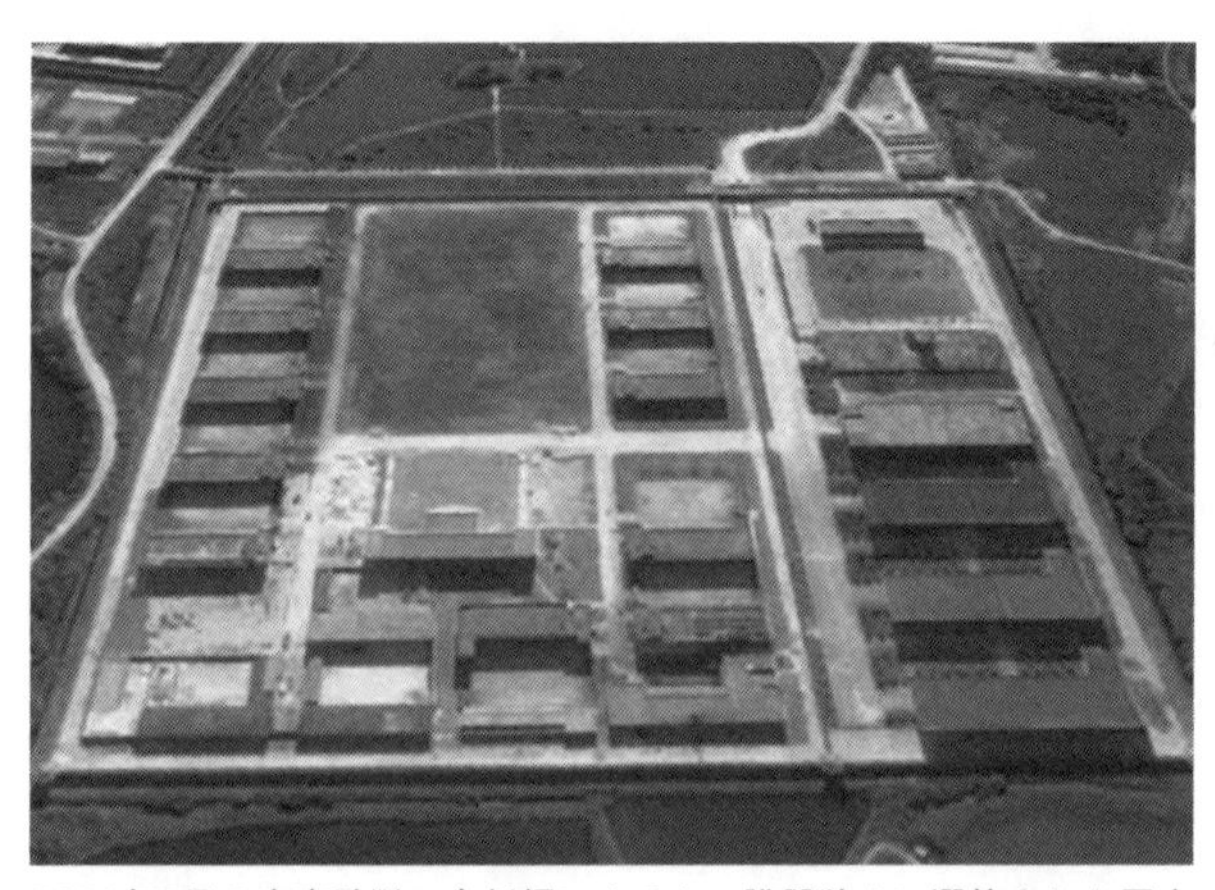

2008年7月の広東監獄。余新輝によると、臓器狩りに選抜された囚人を拾うバスは、敷地中央の空き地の右下の位置に到着する。（画像データ：Google Earth, 2008年）

失調症と診断され、投薬された可能性もある。

しかし身体検査のことはよく覚えている。一ヶ月に三回、尿検査を受けた。何かの液体を飲まされ、病院に着くまで排尿しないよう言われた。糖尿病の検査か治験だろうか？　その可能性もあるが、どちらも腎機能の精査は不要だ。同月、血液のサンプルが三回採られた。強制労働所が劉の健康を気遣ったのだろうか？　特定の臓器の健康状態が大切だったのだろうか？　党の幹部か富裕な国外の顧客と組織適合する臓器だったのだろうか？

ここで重要な事実は、劉が転向不可能な法輪功の修煉者（臓器収奪の対象）であり、しかも精神障害者であることだ。党にとっては使えない人材だ。また彼女は身寄りがなかった。自分の名前や出身省を当局に明かさず、微々たる社会的保護を受けることもない、名なしの修煉者に近かった。

コード番号のみで呼ばれる修煉者は数千人いた。二百何番かは、才能のある若い女性アーティストで、肌がきれいだというコメントを聞いたことがあるが、実際のところは分からない。一〇〇人以上の面接調査で、名無しの修煉者でありながら中国から出られた者は彼女一人だけだった。

クリスタルによると、医師は名無しの修煉者のことを「ホームレス」と婉曲に表現する。クリスタルも同じ表現を使った。暗号のようなものを確立し、医師との意思疎通を図ることで、相手はリラックスし、自由に話すようになる。医師たちは、修煉者が「ホームレス」の場合、つまり家族に関する情報がない場合は、「自分たちで遺体を処理する」。修煉者の出身地と家族が分かる場合は、「臓器を摘出し、家族に死を報告し、遺体を焼却し、遺灰を家族に渡す」という手順を踏む。

焼却場としてクリスタルの頭に浮かぶのは、長春の工場地だ。土工機械が数十の遺体を掘り起こしたことがある。江蘇(こうそ)省の鎮江(ちんこう)市で働く職員によると「焼却のために車いっぱいの臓器のない遺体を軍が輸送してくる」という。

鎮江市には、遺体の一部が入った小さなビニール袋が病院から送られてくることがある。家族は遺体全体が火葬されたかを知りたがるが、「身体のあらゆる部分が利用できる。内臓と皮膚は移植に。髪はかつらに。腸だけが残ると職員が語っていた」そうだ。

受け入れがたい心

クリスタルがこの話をしたとき、私の中で「燃え尽きた」感覚がわずかに横切った。職業病だ。書き進むために、この章の冒頭ではバンコクでタクシーに乗ったときのジョークを書いた。しかし、何よりも笑いたくなるのは、何年にも亘り、多くの人権擁護団体が、中国での無実の受刑者の殺害に対して、足が重く、形式張り、とまどいを見せる対応をしてきたことだ。これらの生の声を、懐疑心で解釈しようとする者もいる。全体像を立証するためには、下からの声だけでなく、上からの声も必要だと主張する。私も同感だ。次の章では上からの声を扱う。我々の調査結果を拒む者は、証拠を重視せずに非難する。「この手の一時調査をする者は夢見がちで行動派ではない」「君たちが中国共産党と交渉する必要はないだろう」「米国のビジネスマンで人権擁護者のジョン・カムやアムネスティ・インターナショナルのように個人の命を助けるために戦っていないじゃないか」「国連代表者のように強制労働所のツアーをすることもない」「中国への入国ビザさえ取得していないじゃないか」という批判だ。

これらの指摘も受け入れる。北京で数年仕事をしていた者として、これは単なる政治的問題ではないことも認める。今のところ、皆、中国共産党と共存しなければならない。反論の余地のない証拠が存在していないことは慰めにもなる。今のところ恐竜の骨はない。中国共産党が解体し、中国の人々が埋められた遺体を掘り起こし始めるまで、確固とした証拠は出ない。

第一章でも触れたが、臓器狩り調査は初期の恐竜調査に重ねられる。我々の調査結果は、創世記ではなく、中国の確固たる経済社会の進展に対する正統的な信仰を脅かすものだ。古生物学者リチャード・オーウェンが「Dinosauria（恐ろしいトカゲ）」という言葉を生み出したように、私たちの調査結果を説明する一言が必要だ。「転向不可能」「名無し」「臓器のみ」「新疆での試み」……。

慈悲心の擦り切れを感じることもある。しかし間違えないでもらいたい。「恐ろしいトカゲ」がいることを。中国政府からの一連の医療改革の約束は、メスを鋤の刃に変え、強制労働所を薬漬けのリハビリセンターに変えただけだ。「恐ろしいトカゲ」は現在、地上を這い回っている。

第九章　国家の臓器

患者さんへの心配はご無用です。最高のものだけを提供します。すべての臓器は法輪功のものです。彼らは飲酒も喫煙もしません。多くの者は若く、中国の気功をしていて健康です。あなたの患者も若返り、健康になることでしょう。

台湾

面接調査では、互いの意図を探り合う瞬間がある。当初は私のほうに問題があると思った。国立台湾大学医学部附設医院の上級外科医、柯文哲（かぶんてつ）医師へのインタビューのことだ。リサーチ・アシスタントのリーシャイが中国大陸での臓器移植について知る者はいないかと尋ねたところ、台湾の医療関係者の口伝えで彼の名前が出てきた。しかし初対面でこのようないきさつを語るわけにはいかない。このミーティングは大胆な企てだった。柯医師の都会的なマナー、洗練されたソフトな握手といった物腰には、本土の中国人のような硬直した態度や偏見の要素は皆無だった。しかし、険悪な空気に包まれていた。今にも雷が落ちそうな張りつめた感覚だ。私は大柄で柯医師は小柄だ。粗末なプラスチックの椅子に腰掛け、小さなオフィスで不快感をもたらす至近距離で座っている状況もプラスにはならなかった。私は深く考えずに、中国本土での臓器狩りについての情報に関心があると切り出してしまった。

柯医師は「無益なこと」と私の関心を一蹴し、情報が限られている理由をいらだつように説明し始めた。「中国には中央が管理するドナーのデータベースはありません。その代わりに、eBay（訳注：世界最多の利用者を持つ海外通販サイト）式の非公式システムを使って医師は臓器を調達します。半合法的な灰色市場で起業家が営業しているからです。病院職員は個人的なコネを通してドナーとレシピエントを獲得します。臓器移植の広告はウェブ上に留まりません（私も目にしたが、ウェブは海外の顧客を釣るためだ）。中国国内では街頭で行われています。公衆電話のシール、小規模な業界紙の広告、掲示板のチラシなどです」

エスコートサービスと同じじゃないかという嫌悪感を一瞬、顔に出してしまったのかもしれない。いずれにせよ、柯医師は私の沈黙を挑戦と受け止めたようで、多少うわずった声で言った。

「本当に分かっていないようですね。中国では何でもできるんです。人間を切り刻む。やりたければ睾丸を切り取ることもできます」

こう言って歯を見せた。笑ったつもりなのだろうが、快くなかった。落ち着かない。間抜けな外国人と呼ばれることは気にならないが、ここで面談を打ち切られるのではないかと恐れた。ここは単刀直入に出るしかない。

「私は政府の回し者ではありません。あなたに話を強要することはできません。私は一介の物書きです。起訴したり、お仕事にトラブルを持ち込むような力はありません。先生が患者を大切にされていることは知っています。移植のために本土に行くことで、患者の命を救われているのです」

リサーチ・アシスタントのリーシャイが割り込んだ。

「私はイスラエルから来ました。イスラエル政府は中国への移植ツアーを禁止しました。合法的に処刑される犯罪者からの臓器なのか、無実の受刑者からの臓器なのかを判別できないからです」

「同じことが台湾で起これぱいいと思いませんか？」と今度は私が割り込んだ。「中国のシステムが浄化されないのなら、台湾で禁止しなければ……。法輪功、おそらくほかの人々からも、臓器が強制摘出されていることは、本当ですか？」

次に起こったことは、まるで映画の一場面のようだった。柯医師の身体が腑抜けになった。あごは緩み、肩ががくりと落ちた。壁をぼうっと見つめ、ほとんど聞き取れないかすれ声で「ええ。そうです。その通りです」と答えた。

告白

このインタビューの二年ほど前、柯医師は、臓器調達のために中国本土に行くことを検討し始めた。心地よい決断ではなかった。良心的で思慮深い医師だった。賭けをするタイプではない。しかし、台湾での肝移植、腎移植の待ち時間は二年から三年である。多くの高齢の患者はその間に亡くなってしまう。中国の病院がウェブで宣伝しているように、ドナーの注文・組織適合の確認・移植手術・診察・

薬剤治療・回復というフルコースのサービスを提供してくれるのなら、飛行機にやっと乗れたような患者が、帰りの飛行機では機内食を消化し、車椅子も不要となり、涙を流しながら孫を抱きしめることができるようになるのだ。台湾にいたら死を待つのみだ。中国本土の病院は、一週間か二週間以内に組織適合する臓器が提供できると大々的に広告を出していた。

中国本土の舞台裏は特に見たくはなかった。中国では何でもできる。臓器摘出は、自分がやろうとしていたことと大差なかった。臓器は死刑囚から摘出されるということは知られていた。衰弱した患者を中国大陸に送り込み、生きて戻るならそれで良いと思った。しかし、犯罪者は薬物を使用したり

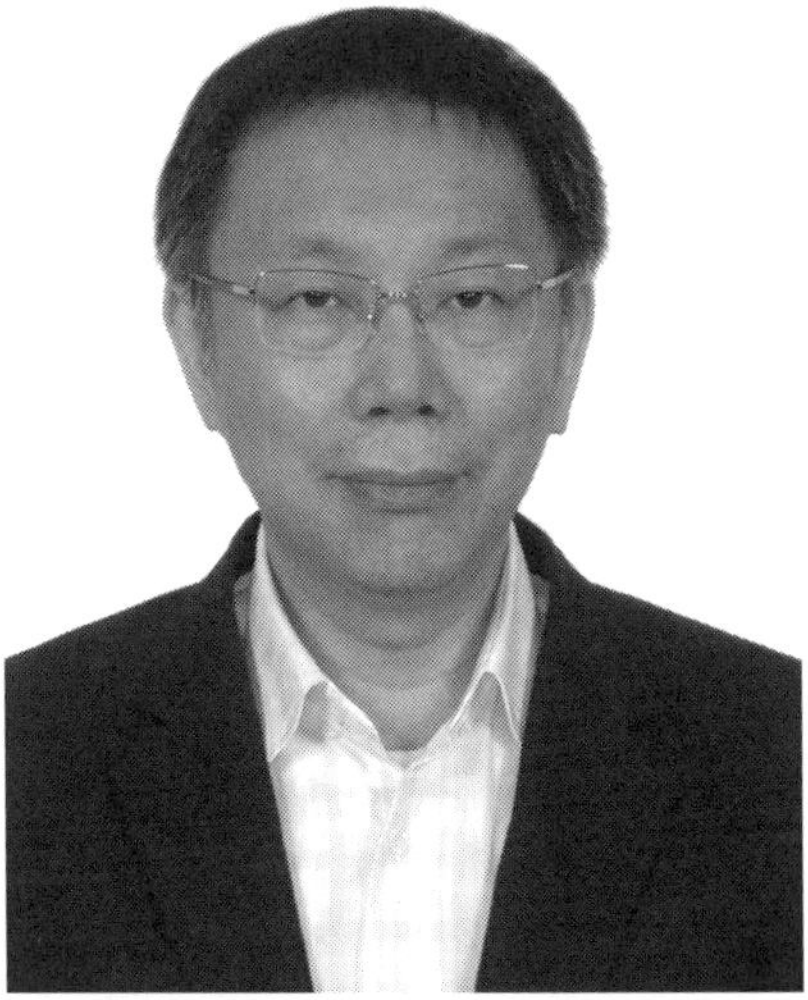

「すべての臓器は法輪功のものです」と告げられた柯文哲医師。国立台湾大学医学部附設医院の災害外科学部代表。（提供：柯文哲医師）

乱れた生活を送っていたのではないだろうか。まず、肝炎はまぬがれまい。強制労働所はストレスと栄養失調をもたらすだろう。いずれにせよ、これらの病歴を持った臓器が自分の患者の中で第二の人生を歩むのだ。法的に曖昧な土地での競合性の高いビジネスがうまくいかなかった場合、頼みの綱はあるのか。患者はさほど金持ちではない。台湾は高度な先進経済国だ。患者は華やかな人生を送ってはきたが、富豪と呼ぶには足りない。ウェブでちらりと見た限り、外国人用の価格は腎臓一つにつき、六万二〇〇〇ドル（約六八〇万円）だ。中国人は台湾人のことを中国の仮面をかぶった人当たりの良い外国人と見ているから、この価格が下がることはないだろう。中国本土の患者向けの価格は半額以下だ。彼は苦悩した。中国本土の医師は異国の悪魔ではなく同胞だと自分に言い聞かせ、柯医師は多くの台湾のビジネスマンが乗り越えられなかった壁を越えた。

柯医師は中国に渡り、同僚となる医療関係者と親密になるためのチェックリストを綿密にこなした。地獄に堕ちるための晩餐、カラオケ、コニャックのあとにマオタイ酒。彼の台湾なまりへの、ほのかなお世辞とジョーク。この儀式を完全にこなし、皆がしらふに戻ったとき、中国の外科医が彼を呼び出す。

「我々は同胞です。家族価格で提供しましょう。それだけではありません。臓器の質に関して懸念されているようですね。口は慎まれることと信頼して、敢えてお伝えしましょう。患者さんへの心配はご無用です。最高のものだけを提供します。すべての臓器は法輪功のものです。彼らは多少、狂信的なところはありますが、飲酒も喫煙もしません。多くの者は若く、中国の気功をしていて健康です。

あなたの患者も若返り、健康になることでしょう」

柯医師は笑顔で応え、丁寧に礼を言った。そして手続きが始まった。話はまとまったが、柯医師は安堵を感じなかった。彼の苦悩は以前よりも遙かにひどくなった。誰にも語ることのできない苦悩だった。

中国大陸にいる患者のためにアポをとるときでさえ、柯医師は、ちょっとした技術を用いてシステムを合理化し、全体が把握できる方法があるはずだと考え続けた。大陸の医師たちは手を血に染め、医療改革の道筋も閉ざされている。討議することは過去を掘り起こすことになる。中国共産党が無実の受刑者を殺害している事実を世界に暴露させることはないだろう。実際、友人である中国大陸の外科医は、五輪が近づいているので法輪功臓器の摘出はしばらく停止になるとそっと明かしてくれた。「心配ご無用。五輪が終わったらまた始まりますから」と付け加えた。このわずかな裂け目を利用して、汚れのない官僚システムを導入することは、一歩前進ではないだろうか。機密性を保つためのコストとして提案できる。

ドナーの同意書に関しては多くが語られている。自分の臓器を「最後の罪の償い」として国家に提供すると記した文書に囚人が署名するなどだ。しかし、外科医は、強制労働所の管理下では、誰もが何にでも署名することを知っている。まず、医師の良心と自己防御本能を改革しなければならない。柯医師は自分の時間を費やして全国のデータベース・システムを作成した。外科医に義務づける記録システムだ。入手した臓器一つひとつに対して、個々のドナーの健康状態、医療履歴、血液型、住所、逮捕歴などすべてを詳細に医師が記録できるように設定されている。柯医師はデスクトップ・コンピュータからデータベースを見せてくれた。見事だった。簡素で明確で、本土のユーザーに使いやすいようにできていた。裸足の医者（農閑期に医療にあたる人民公社員）でも利用できそうな表だった。

このシステムを中国の医療機関に売却すれば、何らかの補償を受け取れたかもしれない。しかし、また例の苦悩に直面した。本土の医師がシステムを採用しても「問題の九五％を除去するに過ぎない」と柯医師は首を振った。根本的な問題は解決されない。

システムは却下された。事情に通じていないと遠回しに伝えるかのように、丁重に通知された。振り返ってみれば、メールやオンライン上の内密のユーザー・グループを通して、本土の医師が臓器の非公式なオークション・セールをすることが容認されているのだ。柯医師のデータベースでは多くの医師をシステムから排除し、皆が公平に臓器を得られるようになってしまう。さらには、電子記録が残りすぎてしまう。遅すぎた。考えると胸が悪くなる。

柯医師はつぶやいた。「何かがなされなければ……」

データベースが拒絶されてから一年かそこらが経ち、柯医師はこのアメリカの物書きから匿名でインタビューを受けた。匿名だったにもかかわらず、柯医師の中国本土への入国は禁止となった。

証言

柯医師の証言ほど明瞭ではないが、同様の証言が浮上した。フランスのモンペリエ病院の移植部長のフランシス・ナヴァロ医師は、二〇〇六年、肝移植を実地で教えるために成都大学に招かれた。中国側の企画者が親切にも、彼の到着日に合わせて肝臓を準備する旨を伝えた。肝臓のために殺傷があるのかというナヴァロ医師の懸念は、軍病院の主任が旧正月前に処刑を終えるよう急かしていると言及したことで裏付けられた。ナヴァロ医師はこれらの出来事を仏政府に報告したが、同政府はフランスから中国への臓器移植ツアーを制限・抑制することにはまったく関心を示さなかった。

臓器提供・移植のためのスイス国家基金の会長フランツ・イマー医師も同様の発言をしている。「二〇〇七年、北京を訪問した際、病院から心臓移植手術の見学に招かれ、手術は午前中がいいか午後がいいかと尋ねられました。訪問者の都合に合わせて特定の時間にドナーは死ぬか殺されるということです。私は参加を断りました」

ジェイコブ・ラヴィー医師は、イスラエルのシェバ医療センターの心臓移植部長を務める心臓外科医だ。二〇〇五年、深刻な心臓疾患を抱えた自分の患者が、彼の加入する医療保険会社（保健機構）から二週間のうちに中国で移植を受ける機会があると言われた。保険会社が費用を支払うだけでなく、心臓移植の日取りも決まっていることにラヴィー医師は驚いた。不慮の事故による犠牲者からの手術ではないことは明らかだ。ラヴィー医師はイスラエル人が腎移植のために中国に渡航していることは耳にしていた。インドのように貧困者がお金のために腎臓の一つを売っているのだろうと思い込んでいた。しかし、心臓の場合は予定された殺人だ。キルガーとマタスの調査報告書を精読したラヴィー医師は、「臓器の強制摘出に反対する医師団」（DAFOH：Doctors Against Forced Organ Harvesting）の主要人物となり、イスラエルの臓器移植法における静かな革命の先鋒となった。

ラヴィー医師、イマー医師、ナヴァロ医師の体験から一般に知られている事実が確証された。中国の囚人は臓器のために処刑されている。何でも起こりうるという中国大陸の医療文化を個人的に再発見したというわけだ。さらに「無実の受刑者も臓器のために処刑されている」という、論争を呼ぶ不穏な前提へと導かれる。そして各々、程度に違いはあるが何らかの行動を起こした。柯医師はこのプロセスを踏まなかった。患者のために闘い、臓器を獲得し、真相は重く頭にのしかかった。

面談で柯医師が腑抜けになった理由を把握するには、台湾への理解が必要だ。台湾人は、中国人と同じ言語を用い、似たような値切り方をするが、中国人と大きく異なる点は、台湾が自由主義社会であることだ。そして法輪功に関しては台湾と中国は両極にいる。最近、台湾の警官が法輪功の路上抗議者と大陸からの観光客を引き離さなければならなかった。観光客が法輪功修煉者を貴重な収入源とみなすからだ。海峡を越えた二国関係に気遣い、政治家は大陸の特定の罠にはまらないように注意深く一歩一歩足を動かす。私は柯医師との面談の数日前に、一握りの法輪功の年配女性たちと一緒に台北（タイペイ）の監獄を訪れた。数百名の服役囚に法輪功の動作を教える様子を見学させてもらったのだ。麻薬常用者や、入れ墨から見て暴力団、暗殺者と思われる者もいた。更生のために法輪功は実に良いと、笑みの絶えない看守は熱く語った。中国共産党の視点から見れば、囚人が難民キャンプを乗っ取ったようなものだ。翌日、地区警察の警部など台北中央地区の幹部たち十数名が、法輪功の煉功をするために集まっているところを見た。仕事明けにビリヤードやビールを楽しむのではなく、煉功しているわけだ。台湾では何らかの形で法輪功に関係していると自認する者が四万人いると推定されている。ほとんどの台湾人は法輪功を、カルトではなく合法的な宗教団体と見なしている。

私は二〇一四年一月半ばにこの原稿を書いているが、柯文哲医師は現在、台湾の政界で重要な人物のようだ。この本が発行される頃には柯医師は台北市長になっているかもしれない（編注：二〇一四年一二月、台北市長に就任）。

柯医師の経験と行動が政敵に利用される可能性があるが、私の個人的な見解を加えたい。柯医師はモラル上のジレンマに純粋に苦悩していた。臓器移植なしでは、自分の患者は死ぬ。臓器の提供源を患者に知らせても、患者が得るところはほとんどない。表立った政治的な行動はなかったが、医療記録の標準化を図ることで、内部からシステムを変革しようとした試みは、かすかなチャンスを与えた行動と言えよう。世界のいかなる保健機構や医師団、移植学会が行ったと主張するすべてのことより遥かに意義深い。包み隠すことなくすべてを語ってくれたことは「勇気」の証だ。彼の説明は動かぬ証拠である。中国が無実の受刑者から臓器を摘出していることに関して、長年求められてきた医療関係者からの確証が、疑いの余地のない情報源から、ついに得られたのである。

確証

無実の受刑者からの臓器摘出の事実のさらなる確証となる事件が、中国幹部内からも浮上した。込み入った話だが、それは二〇一二年二月六日の夜に始まる。重慶の公安部のトップが女装して車に乗り込み、成都の米領事館に乗り入れた。およそ三〇時間かけて、彼は長年腹心として仕えてきた上司に関する、極秘情報を吐き出した。上司とは重慶市の党委員会書記で、政治局の重鎮、首相の座（少なくとも公安部の掌握）を狙う穴馬候補だ。上司の名は薄熙来（訳注：二〇〇七～二〇一二年重慶市の党委員会書記）。暴露したのは、王立軍（訳注：警察官。薄熙来の下で重慶市公安部部長・副市長）だった。

王は何を語ったのだろうか？　漏洩情報や推測から、少なくとも四つの内容に亘ったことが示唆されている。

第一に、薄の妻の谷開来は英国人実業家ニール・ヘイウッドと取引していたが、関係が悪化したため、谷はヘイウッドを殺害させた。

第二に、薄は、重慶の公的資金の一部を自分の懐に吸い上げた。

第三に、汚職事件と偽り、犯罪者や政治的な反対派を摘発し、ときには最低限の手続きだけで処刑、拘束を命じた。

第四に、薄は内密にほかの政治局のメンバーを監視していた。

二〇一二年の年明け、中国政権の交代は円滑に進むと思われていた。秋には特色のない胡錦濤が退陣し、改革派、強硬派と呼ばれる様々な派閥が、効率よく静かに根回しして、満場一致で新しいリーダーが就任すると予想されていた。しかし、強硬派の中には「歩み寄り」をリードする習近平より薄熙来を押す者もいた。薄はスパイ手口で、周永康（訳注：二〇〇七～二〇一二年中央政治局常務委員会委員。薄熙来の一ランク上）とともに、無理矢理に実権を握ろうとしたことも考えられる。周は中国共産党中央政法委員会書記を務めていた。中央政法委は一〇年に亘り、米国の組織で言えば、ＣＩＡ（中央情報局）、ＮＳＡ（国家安全保障局）、司法省、ＦＢＩ（連邦捜査局）の権力を一つに合流するほどの権力を築き上げてきた。王立軍、薄熙来、周永康は反改革派の一部であり、江沢民元国家主席と足並みを揃えていた。三人とも、法輪功弾圧を通して評価を高めてきた。江沢民はその弾圧を企てた最高の権力者だった。

権力闘争が始まった。政権の危機は二〇一二年に計画されていた中国の政権交代の流れを逆転するには至らなかったが、合法性が問われ、習近平への譲渡は数ヶ月も遅れた。しかし欧米人にとっては、中国官僚制度内の陰謀は掴みどころがなく、欧米メディアのほとんどの編集長たちは、理解しやすいヘイウッドの殺人事件を追うよう記者たちに働きかけていた。中国のメディアもまったく同じ動向だった。（中国の一般の関心を逸らすため、谷開来に関する馬鹿げた噂でも何でも出して良いことになっていた）。核心からはほど遠いヘイウッド情報という一尾の魚を追いかけて、国際的な漁が展開されたわけだ。二月六日の夜に話を戻そう。

王立軍はアメリカ領事館の高官と、身元の保護について長時間論争したらしい。この要求は複雑だった。王立軍が深く考えずに携帯電話を持ち込んでいたからだ。簡単に追跡され、薄熙来は成都の米領事館を警官の車で包囲した。内密の情報筋によると、薄熙来は、自己の権力を示すため装甲車を集結させようとした。最終的に米領事館は王立軍を中国政権に引き渡した。王が連れ去られた場所は公開されていない。当局に自己の行動を「報告」させられたことは間違いない。

その一ヶ月後の三月一五日、薄熙来は重慶市党委員会書記職を解任される。しかし権力闘争はまだ終焉していなかった。

四日後の三月一九日の夜、北京のミニブログには、北京市街の不思議な警官の動きや装甲車についての報告が蔓延していた。実に珍しい。北京には無数の軍の分隊が駐屯しているが、競合するような動きはない。ましてや夜中のことだ。実は、この夜が政権危機のピークだった。

翌日、三月二〇日、中国最大の検索エンジン百度（バイドゥー）や中国のグーグル上で、これまで遮断されていた検索用語から、突然情報が現れた。「活摘器官」（生体臓器狩り）、「王立軍活摘器官」（王立軍　生体臓器狩り）などの特定の言葉だ。二四時間に亘り、中国市民は、キルガーとマタスの報告書、大紀元時報、

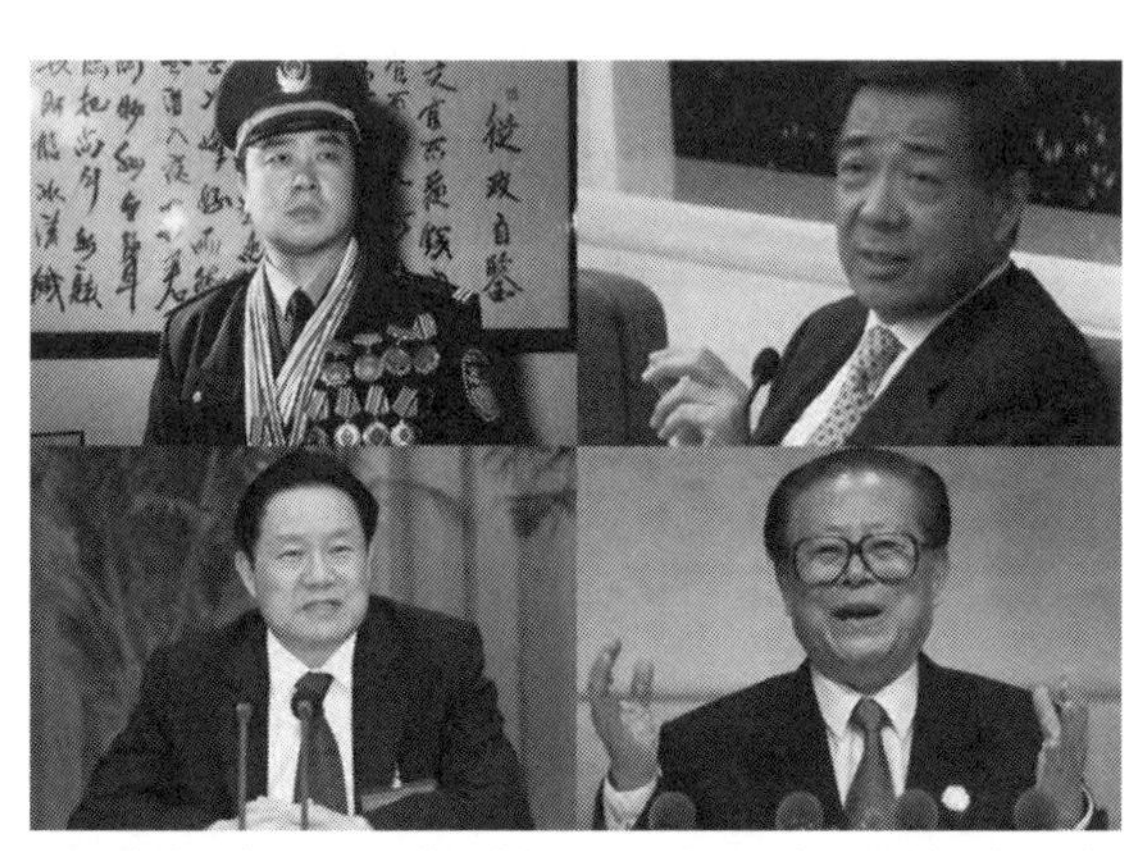

2012年権力争いの背後像。（左上から時計回り）王立軍（亡命未遂）、薄熙来（穴馬候補）、江沢民（法輪功弾圧の発起人）、周永康（絶対権力、中央政法委の書記）。（出典：Baike.com。薄熙来の写真はWikimedia Commons/Voice of America）

法輪功迫害を追跡調査する国際組織（ＷＯＩＰＦＧ）、米議会での臓器収奪に関する公聴会にアクセスできた。中国人にとって空前のことだった。党内の派閥の一つが、禁断の機密情報を暴露するぞ、と脅している以外に説明はつかない。

三日後の三月二三日、欧米の主要全紙の一面記事を狙うかのような声明が中国側から発表された。衛生部の黄潔夫（ホアンジエフ）が、処刑された囚人からの臓器摘出を三年から五年の間に停止するという国家声明を発表したのだ。無実の受刑者からの臓器収奪は一切認めていない。欧米の記者でこの点を質問した者もいなかった。ここで最も重要な点は、「なぜ今、臓器狩りの話をするのだろう」という欧米記者の疑問に対する回答がなかったことだ。

この回答は、薄熙来と王立軍が権力への道を歩み始めた遼寧省に埋められていた。

中国共産党トップの子弟、いわゆる〝太子党〟の薄熙来は、若くして昇格していき、一九九三年、遼寧省の海岸沿いにある主要都市、大連の市長に指名される。一九九九年までには、喧嘩好きだが大衆受けし、カリスマ性を備えた世俗的な都会派として広く認知されていた。中国の外交を無理なくこなす人物であっただろう。法輪功弾圧の政策下で、薄熙来は党と同じ波長で太鼓が叩ける人物としてさらに勢力を強めた。一方、知的で美しい妻の谷開来は、法律事務所とコンサルタント会社の基盤作りに忙しかった。当時は、遼寧省で店舗を持とうと考える海外の事業者は、彼女のところに行くと良いと勧められていたのだろう。二〇〇〇年に薄熙来は遼寧省の省長代理へと昇格する。法輪功撲滅にあたる重要な地位だ。

対照的に、王立軍は底辺から昇進してきた。一九五九年、モンゴル南部の鉄道労働者の家に生まれる。一九七八年に人民解放軍に入り、一九八四年に遼寧省の警察官となる。一九八七年には共産党員となり鉄嶺市(てつれい)（瀋陽市から北東へ車で約一時間半。人口およそ三〇〇万人）に駐屯する。二〇〇〇年、王は鉄嶺市の公安局副局長から公安局長へと昇格し、二〇〇三年まで在任。鉄嶺市の人口の四分の一は漢民族ではなかったため、モンゴル出身が不利になることはなかっただろう。しかし、彼の昇進は努力の賜物のようだ。中国メディアの報道によると、王は暗い性格で、ドラマのキャラクターのように際立っていた（彼の犯罪取り締まりの武勇伝をモデルにした連続ドラマ『鉄血警魂』が、二〇一二年の王立軍の亡命未遂までテレビで放映されていた）。党の教育がもたらしたねじれた性格を持つ極めて厳格な警官だった。英語に長け、生真面目で効率良く動く。二〇〇九年『人民日報』は王立軍を「冷酷な閻魔」として特集を組んでいる。

ここまでのところ、私は法輪功修煉者の調査に大きく傾倒することはなかったが、二〇一二年の政権交替危機の際、法輪功調査員が入ってきた。王立軍が成都の米領事館に駆け込んだ数日後、「法輪功への迫害を追跡調査する国際組織」（ＷＯＩＰＦＧ）の調査員リサ・リーが、医療関連の授賞式で王立軍が行った尋常でないスピーチの引用を掘り起こしたのだ。

誰かが処刑され、その生命が数分のうちに変容し、ほかの人々の体内で延命するのを見ることは、ベテラン警官の魂を揺さぶります。

薄熙来の助けなくして、王立軍がこの授賞式に参列できたとは思えない。二〇〇三年、王は錦州市公安局長に昇格する。遼寧省の中でも有数の都市だ。瀋陽市の労働教養所に後れをとっていた錦州市の労働教養所だったが、監視面では抜きん出ていた。九一九〇名の法輪功を登録しただけでなく、そのほとんどの指紋、筆跡のサンプル、写真を記録した。二〇〇〇人に及ぶ「動向管理のメッセンジャーたち」（素人のスパイ）を備え、遼寧省全域に及ぶ特殊工作員六五人のエリート・ネットワークにおいて錦州市は要の役割を果たした。このネットワークは法輪功の知的情報二万件を収集したとされる。割当量を遥かに超えた誇張は、当時の中国では通常のことだった。王立軍は法輪功修煉者の逮捕をもって自分の責務を終了させることはしなかった。馬三家という巨大な殺処分施設に修煉者を扱わせるよりも、医療と法を執行する強力な自分の機関を構築した。錦州市公安局現場心理研究センターだ。

同研究所の沿革はよく分からない。王立軍が重慶に赴任したあとも存続したのかどうかも不明だ。リサ・リーによると、王立軍の光華創新特別貢献賞の受賞を特集した公式ウェブページは杜撰に保存されていた。授賞式で王は薬殺用の注射のパイオニアとして讃えられている。中国の臓器収奪における一〇年間の悩みの種を解決したのだ。つまり、ドナーの生存中にどうやって健全な臓器を摘出するかという〝課題〟だ。

生体臓器狩りのノウハウを説明しよう。基本的には、流水の中で生花の茎を切るように臓器を生存させ、レシピエントの免疫系に適合させる。ドナーのほうは、筋肉の自発的な収縮が起こらないように注意しながら（こうなると摘出が難しくなる）、深く切り込む必要がある。胸部への一撃は身体に衝撃は与えるが、第一章のエンヴァー・トフティ医師の証言から分かるように、筋肉の硬直は避けられない。麻酔も問題を伴う。しかし、王立軍はまったく斬新な保護液を開発した。「摘出された肝臓や腎臓の血栓を溶解させ血管を開通させせる再灌流療法に使用され……レシピエントの身体は肝臓や腎臓を受け付けることができるようになる」と中国光華科学技術基金の任晋陽（レンジンヤン）秘書長は賞賛している。臓器が摘出されたあと、ドナーは薬物注射により殺害される。王立軍は「集中治療現場の事例を数千件」監督した。

愛する者のために家族が腎臓の一つを提供する移植ではない。国家が選定した個人から小売りが可能な肉体の一部を摘出するための手術だ。中国人でも外国人でも、新しいレシピエントへの肝移植は一一万五〇〇〇ドル（約一二七〇万円）とも言われており、心臓、肺はその二倍。「シーズン価格」と値札についていている可能性もある。

左の写真では、ストレッチャーに横たわる患者の脇で、白衣姿でキャップを被った王立軍が外科医に説明している。彼は実践重視の管理者だった。ドナーの生存中に臓器は摘出されたのだろうか？摘出手術のあと薬殺注射する方法を確立したことで、王立軍は受賞しているのだから、ドナーは生きていたと言い切れる。三月二三日に中国衛生部の黄潔夫が発表した通り、摘出対象は殺人者、強姦者などの死刑囚のみだったのだろうか。つじつまが合わない。ヨハネス・グーテンベルク大学の血管薬理学教授フイグ・リ博士は、（二〇〇四年から二〇〇六年の受賞時期において）錦州市の死刑囚は一四人と推定し「数千件の移植」の供給源にはなり得ないと指摘する。アムネスティ・インターナショナルが推定する同時期の死刑囚の数を受け入れると、錦州市公安局現場心理研究センターは、中国全体の処刑者の半数弱から臓器を摘出したことになる。さらに、労改制度から出所した難民は、一律に中国医大、蘇家屯、大連医大など、遼寧省の地名や施設を指摘する。法輪功臓器狩りの震源地のようだ。最後にもう一点。四年前、ＷＯＩＰＦＧのボランティアが共産党の調査官であると身分を偽って法輪功臓器の摘出について中国政府の幹部から証言をとろうとした。安全な電話回線へのアクセスもなしに、実際の公的照会もなく、無計画とも言える電話調査だった。安全な電話回線を確保せずに臓

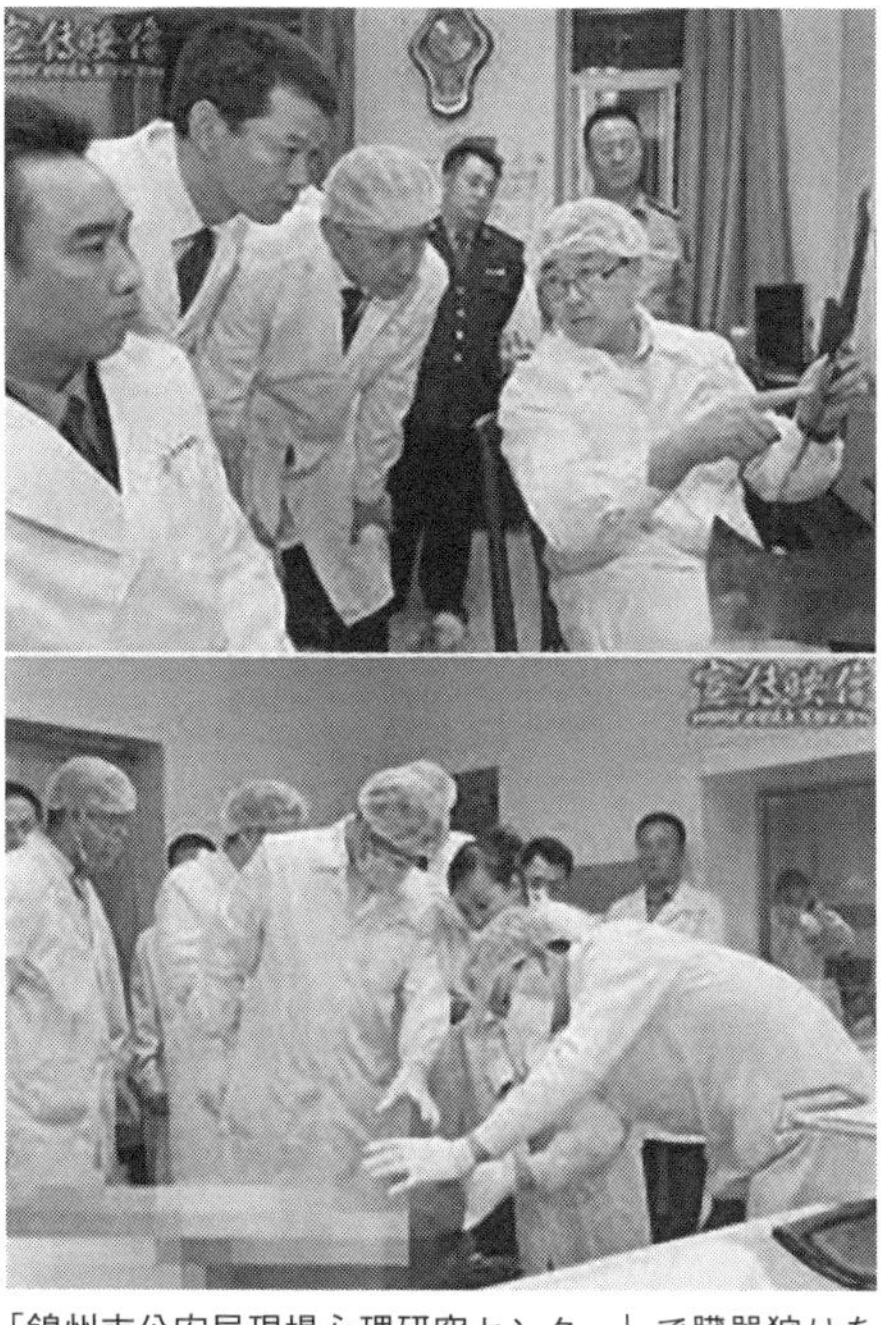

「錦州市公安局現場心理研究センター」で臓器狩りを指示する王立軍（眼鏡の人物）。（提供：「法輪功への迫害を追跡調査する国際組織」〈WOIPFG〉）

器狩りについて話すことは罠にかかる可能性もあり不適切だという認識が幹部一人ひとりに行き渡っており、回答はすべて受動的だった。しかし、二〇一二年四月、WOIPFGがもう一度同じ調査を繰り返したところ、今回は様子が違った。

一人は王立軍と一緒に働いてきた主要人物、陳榮山(チェンロンシャン)だ。錦州市の人民解放軍第二〇五医院で泌尿器科の部長を務めていた。五六八件の腎移植をこなしたことで公に賞賛されていた。調査員が「臓器は獄中の法輪功からも取ったと言っているが本当か?」と質問したところ、陳は「そのようなことは法廷で手配されています」と答えた。

別の通話では薄熙来と周永康の関与が示唆された。WOIPFGの調査員は、元中央政治局常務委員で、政府のプロパガンダの中心人物、李長春(りちょうしゅん)と会話を進めた。「薄熙来を有罪とするために、法輪功の殺害と臓器摘出での彼の関与を今、暴きたいのだが」と切り出すと、李は「周永康の管轄です。彼が知っています」と答えた。

王立軍は米国領事館で、生きている法輪功から臓器を摘出したことも暴露したのだろうか。米国の下院議員一〇〇名以上が連名でクリントン国務長官に以下の書簡を出した。

> 米領事館で、王立軍は生存中の法輪功修煉者からの臓器狩りに関する情報を明かした可能性があります。このような証拠を明るみに出せば、この尋常でない濫用を停止させる助けとなる措置がとれます。このため、成都の領事館に王立軍が提出した可能性のある書類など、中国での臓器移

植の濫用に関連する情報があれば是非、公開してくださるよう米国務省にお願い申し上げます。

米国務省は返答していないが、中国共産党は返答のない事実は知らない。尋問を通して、米国務省に王立軍が暴露した情報すべてを把握した中国共産党は、この質問文をどのように読むだろうか？　利潤を享受する治験業界での中国のグローバルな野望に泥を塗るだろうか？　中央集権の視点から見ると大した問題ではない。ジョージ・オーウェルの独裁政権を描いた小説『一九八四年』のように、大型テレビ画面はプロレタリア階級ではなく党員に向けられている。そして軍病院を含む軍の動きは厳格に監視されている。遼寧省の政法委員長であった唐俊傑（タンジュンジエ）は、法輪功から臓器を摘出することについて直接尋ねられた際、「実際は党の中央が管轄しています」と回答している。つまり責任の所在は中央にあるのだ。臓器狩りを認めない改革派リーダー温家宝（おんかほう）も含めて、党の幹部に警鐘が鳴らされた。党の歴史的な犯罪が、世界そして中国の人々の前に露呈されれば、政権交代に大きな打撃となるのではないだろうか。

ここでもう一度、この時期の動きを振り返ってみよう。

・二月六日：王立軍、米国領事館に駆け込む
・三月一五日：薄熙来が免職される
・三月一九日：北京市街で警官や装甲車が不可思議な行動をとる

・三月二〇日：検索エンジン百度が「生体臓器狩り」「王立軍　生体臓器狩り」の検索遮断を解除
・三月二三日：三〜五年内に処刑された囚人からの臓器提供を停止すると発表

犯罪隠ぺいのための要素がここにすべて揃っている。装甲車とネット検索用語の解除の裏には派閥間の対立の終焉が窺える。「囚人からの臓器提供を停止する」と臓器問題に関する不実の発表をすることで、真の問題を避ける。薄熙来、王立軍、そして周永康を犠牲者として祭り上げ、党の権力者全体の責任を回避する。そして、この犯罪のすべてを構築した江沢民は、健康を害しながら、矢が当たる瞬間を待っている。死亡すれば余罪をすべて負うことだろう（毛沢東の死後の評価のように「功績七分、誤り三分」とされるのだろうか）。

完璧な隠ぺいにはもう一つの要素が必要だ。欧米の承認である。

二〇一二年三月二三日、三〜五年内に処刑された囚人からの臓器提供を停止するという歴史的な声明を出したのは黄潔夫だった。彼はこの声明を出すにはもっともふさわしい人物だった。二〇〇一年より中国衛生部次官、中央保健委員会の副委員長（第一二回人民政治協商会議）、中国臓器移植学会の副理事を務めた。一九八七年から二〇〇一年にかけて、黄潔夫は中山大学附属第一医院でトントン拍子に昇進。一九九六年から二〇〇一年まで同大学の学長を務めた。二〇〇一年までには多くの手術をこなす外科医として高い評価を得て、肝移植を積極的に支持した（一九九一年、処刑場に駐車された医療用の車の中で、処刑された囚人から中山大学附属第一医院の外科医が臓器を摘出していた第一章の内容を思い出して欲しい）。二〇〇一年以降、黄潔夫は北京協和医院で肝臓外科部長に就任。公安部長で法輪功の抑圧を共同で手がけた羅幹のために、新疆で移植手術のデモを黄潔夫が特別に行ったという噂もある。噂に頼る必要はない。黄潔夫自身が個人的に、「ドナー」からレシピエントへの最初から最後までの肝臓移植手術を五〇〇回以上行ったと認めている。そのほとんどは囚人の臓器だった。

黄潔夫は予見していた。二〇〇五年末、公に非難される前に、そして法輪功がまだ否定的に見られているときに、臓器収奪は中国の医療界にとって問題になることは明確に感じていた。二〇〇〇年から二〇〇五年にかけての中国での移植件数の急増は注目されており、医療界で広く臓器の提供源に疑問が抱かれることになるだろう。蘇家屯での臓器狩りの話が暴露されることを予期していたのかもしれない。それなら小さな非は認めようと、二〇〇五年一二月、死刑囚が移植臓器源として使われていることを公式に認める（最終的に囚人からの臓器は全体の九五％を占めると認めた）。欧米人による移植ツアー禁止の声明も出された。しかしそれは風船をいくつか空に放った程度に過ぎなかった。二〇〇六年初頭に蘇家屯での臓器狩りが知られるようになってから、黄潔夫が党の努力を伝えるスポークス・パーソンとして現れた。「中国は急速に臓器摘出制度を改革しています」というメッセージだった。キルガーとマタスの報告書が出された数週間後という、党にとって申し分のないタイミングで発表した。当初は「臓器を摘出されるすべての囚人は適切な合意書に署名する」「国外からの渡航移植の禁止」の二点を繰り返して膨らませたような内容だった。しかし、黄潔夫はさらに一歩踏み込んだ。

囚人からの臓器摘出を段階的に減少させ、中国市民が臓器提供するように奨励していくと公表したのだ。一〇都市で試験的な臓器提供プログラムの確立を推進する声明を出してこの計画を裏付けた。さらに黄潔夫は、中国の現在の臓器摘出環境は倫理的とは思えず、改革に全力を尽くす、と欧米の外科医に明示した。「どのように改革するかの詳細には柔軟性を持たせる。中国のような巨大社会では柔軟性は欠かせない。しかし、世界の支援のもとで、中国での囚人からの臓器摘出を終わらせる」

当初は黄潔夫も中国の医療機関も、改革のタイムラインは設けていなかった。しかし新たな挑戦が現れた。二〇一一年に『ニューヨーク・タイムズ』が初めて臓器狩りを報道したこと、自発的ドナー登録者が非常に少ないこと、そして二〇一二年には王立軍による告発があった。黄潔夫は臓器移植環境をクリーン・アップするという中国の決意を声高に伝えるようになった。黄が新たな約束を発表するたびに、国際移植学会のフランシス・デルモニコ会長から公的な支持を受けた。国際移植学会は世界数千人の移植外科医の倫理指針をリードする国際機関だ。

黄潔夫の提唱は、一部の法輪功修煉者、特に共産党の崩壊よりも親善の回復を潜在的に願う者の間で、瞬時に承認された。三月二三日に黄潔夫が、三年から五年と期間を明確にして、囚人からの臓器摘出の廃止声明を発表したとき、海外在住の法輪功・中国人コミュニティに幸福感が広がった。中国のあらゆる場所で、親戚、友人、同胞が監禁されている者は、「囚人」が法輪功修煉者を暗に含むことを切望していた。中国政権からの発表は、これまでの臓器狩りの行為が究極的に償われるようになるという期待感をもたらした。党の改革を常に奨励する温家宝と黄潔夫の提唱とを結びつけ、中国は民主化の道を歩み、党の犯した過ちに対して心から謝罪すると思い始めていた。私のような外部の皮肉屋は、うわべだけの言葉に過ぎないと解釈したが、中国内部の者には、特に謝罪が、意味深い示唆として受け取られた。温家宝は党の犯した罪を十二分に把握しており、実行者を起訴する準備も整えていた。しかし、二〇一二年を通して、主導権争いで温家宝と改革派は昇進することなく、希望も失せていった。

黄潔夫の楽天的な語調は変わらなかった。中国側の発表におとなしく同意する欧米のメディアに対して即刻の改革を主張し、囚人からの臓器狩りを究極的に廃止する計画を常に口にしていた。二〇一四年までには囚人からの臓器摘出は過去のものになると主張した。

国際移植学会は、黄の提起する時間的枠組みがちょくちょく変わり、矛盾したりすることは気にかけないようだった（同じパワーポイントのプレゼンテーション内で数字が食い違っていることもあった）。国際移植学会は黄が自分で自分を模範とする新制度を始めるという事実を重視していた。二〇一三年、黄潔夫による杭州（こうしゅう）決議のもとで、約四〇軒の病院が（この数字も一定していなかったが）、囚人から臓器を摘出しないことを宣言する声明文に自発的に署名した。

一方、黄潔夫は軍病院に対する管轄権を持たない。黄潔夫、国際移植学会会長フランシス・デルモニコ、そのほかの中国医学界の主導的人物が互いに手を携え、にっこり微笑む姿以外に、実際に改革が行われているという実証はなかった。以前より少ない数の囚人から臓器が摘出されており、処刑率も低下していると黄潔夫は主張していたが、中国国内での全体の移植件数が減少することはなかった。

同時に、自発的ドナーの数が突然増加したという報告は、欧米市場に向けて露骨に改ざんされたものに映った。死刑囚数と移植件数の差が拡大しているという信頼できる移植関連の情報は、より多くの法輪功修煉者が手術台に乗せられていることが前提となるとデービッド・マタスらは分析する。「臓器の強制摘出に反対する医師団」（DAFOH）は、これらの点を国際移植学会に詰問したが、フランシス・デルモニコは、DAFOH関係者に個人的にあてた声明文の中で「中国の軍病院、そのほかの中国の病院が無実の受刑者から臓器を摘出していることを証明する十分な証拠はないと確信し、国際移植学会はこの問題で公に中国の関係者に対峙することはない」と明示している。無実の受刑者、軍病院、国外からの視察や実証にこだわることなく、いかに険しくても中国が歴史的な改革の道を進もうとしていることを、心から支援し讃えることが重要であると言うのだ。

二〇一三年五月末、ABCニュースのオーストラリア・チームは、黄潔夫の経歴に疑問を抱いた。中国の国営メディア環境で甘やかされ、準備がなかったためか、黄は震えながら囚人から臓器を摘出したことがあると認めた。中国の受刑者は臓器を提供することで国家に借りを返済するという概念が彼の行為を支えた。黄潔夫の名声を打ち砕くに足るインタビューだったが、彼は運が良かった。ABCのほうが黄潔夫の供述に驚いたのだろう。これ以上、論理的で無礼な質問はしなかった。一週間後、国営メディアの心地よい環境の中で、中国医学会の移植学分会の石炳毅（シービンイー）・副主任委員と黄潔夫がインタビューに応じ、オーストラリアとまったく同じ質問が出された。法輪功の修煉者たちが臓器のために殺害されているかという問いに対して、石は「法輪功修煉者から臓器が摘出されるなど考えられません」と答えた。予防線を張るための戦略だった。今後欧米の記者が法輪功について尋ねても、すでに「否定」した事実が報道されているため、この問題に関する質疑は古いネタとなる。

黄潔夫はハーバード大学、ＭＩＴ、スタンフォード、南イリノイ大学、シドニー大学、エジンバラ王立外科医大、国際移植学会から名誉や賞賛を浴びるようになっていた。ＤＡＦＯＨは苦情を申し立てたが、最終的には脇に押しのけられた。欧米人にとって黄潔夫は改革者であり果敢に戦う者であった。外科医として倫理にもとる行為が過去にあっても、中国史上で正しい側にいるのなら多少の戒律を犯しても大目に見られ、崇められるのだ。

ラリーの腎臓

中国での臓器収奪行為の表向きの事業に入ったわずかなヒビは最初は目につかなかった。慈善事業ではなく需要に駆り立てられた資本事業であり、主に欧米からの渡航移植ツアーがそれを支えていたが、二〇〇六年に黄潔夫が公式に閉鎖した。国外からの渡航者を停止するという新たな建前が作られた。しかし、ここに不可解なダニエル・ローズの事例が挙げられる。米国マサチューセッツ州に住むユーモア作家だ。いとこのラリーの中国での腎移植手術に、飛行機のパイロットのように関わったときの冒険を一冊の本に著した。二〇〇九年の北京五輪直前にあたる。『Larry's Kidney』（ラリーの腎臓）だ。副題は「厄介者のいとこのラリーとメールオーダーの花嫁と一緒の中国訪問――法ギリギリのところで移植を受けさせてラリーの命を救う」となっている。

面白い話だ。心温まる話だと高く評価されている。しかし、私は背後の二点を見てしまう。一つは、ローズはホロコースト生存者の子孫であること。別に調査したわけではない。本人が自分で本に書いている。もう一つは黄潔夫の改革を大切に思う者にとっては気色の悪い話だが、人気作家ローズは身元を隠すことなく動かし難い証拠を提供している。なぜなら、中国共産党がこの本を承認しているからだ。各章、各章、面白く、心を打ち、淡いロマンチックなストーリーが展開される。チェリーとジェイドと称する寛大な二人の若い女性が、無私の心で腎臓のドナーを探していく（二人とも共産党の工作員だ）。まるで偶然であるかのように問題の核心に触れる部分がある。ローズはチェリーに尋ねる。

「腎臓はどこから来るのでしょうか？　囚人とか宗教の一派とかいろいろなことを欧米では耳にしますが……」

チェリーは私の言葉を遮り、腎臓の状態についての一般的な回答をし、最高の腎臓だと保証した。そして、X博士はこのような移植では知られている。第三諸国の医師たちは、自分の家族をX博士のもとに送り込み手術を受けている、とも。

「これですべての質問に答えたかしら？」とチェリーは明るく尋ねた。

ローズはそれ以上尋ねなかった。チェリーは質問のすべてに答えたのだろう。ローズが臓器移植の親玉「X博士」に会ったときの会話のところでは、嘲笑せざるを得ない。

「許可を得るために実に多くの書類を揃えます。最高裁からの厳格な指令、ドナー、家族が署名するための書類整理など、情報はすべての人に透明です。強制はありません」……これ以上自分を抑えることはできなかった。「すべての必要な書類に目を通されるのですね。それでは、ドナーが誰か教えていただけませんか」

「非常に悪辣な犯罪者です。三一歳ですでに多くの人を殺害しました。女性の家に押し入り、女性の父親を殺害し、目撃者を消すためにまた家に戻り、女性と赤ん坊を殺害しました。本当に悪辣です」。X博士は驚くほど激しく言った。「何百回殺しても殺し足りない」

三一歳の部分は真実だろう。ローズはそれ以上尋ねなかった。それどころか「何も打ちのめすものはない、と勝ち誇った気持ちになった」

非常に悪辣な犯罪者は死ぬべきだ（それほど悪辣ではなかったかもしれない。この点は十分に納得していない）という啓示にも、「私のムードはあまり影響されなかった。今夜、ソテーになることを知りながら、子牛が荷馬車に乗せられていくのを見るようなものだ」。

イディッシュ（中東欧ユダヤ文化）の伝承歌か……風はただ笑っている（訳注：ドナドナの原曲）。

ローズは「腎移植のため中国に行こうとしても無駄だ。我々が最後の腎臓を手にしたから」という警告ラベルを付けている。必要な警告だ。同著はあまりにも明確に臓器移植ができることを示した。

ここで指摘すべきことは、外国人が移植を受けることを禁じているにもかかわらず、中国共産党政権は、二〇〇九年になっても移植を実施している事実を欧米に知らせたという点だ。それでは二〇一四年はどうだろう？　二〇一四年一月現在、中国の臓器ブローカーであるオマー・ヘルスケア・サービスは「中華人民共和国政府の認定」のもと、ウェブサイトで欧米の臓器ツアー参加者に対しオープンに宣伝している。

レシピエントからの情報が一つでもあれば事実を正当化できるが、欧米のレシピエントから情報を得ることは特に難しい。非倫理的行為に関わった個人として、レシピエントはできれば移植のことは

Home Page

Omar Healthcare Service, Tianjin, China

We are here to assist the international patients who are seeking for kidney/lung transplant in China. Please browse through this website to find more information.

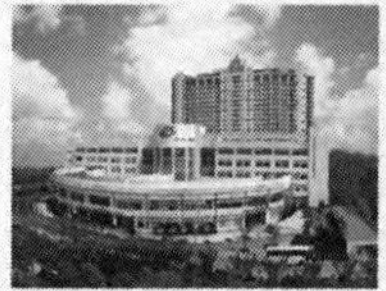
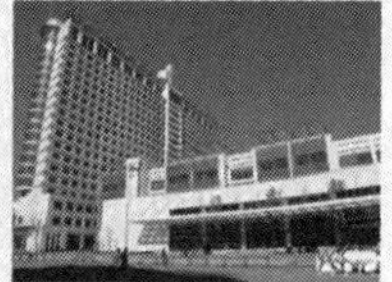

The Best Hospital For Kidney-Pancreas Joint Transplant

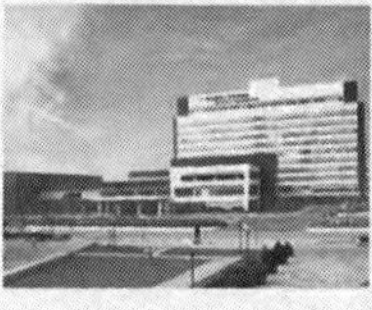
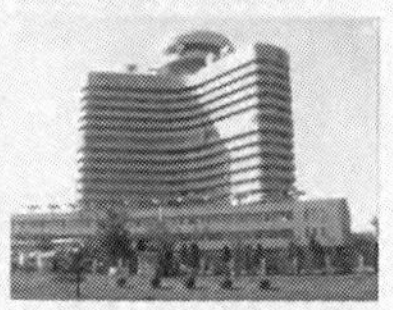

The Most Famous Hospital For Kidney Transplant In China

Those above-mentioned hospitals, authorized by the Government of People's Republic of China, are truly where the dying-patients to be reborn.

Life is priceless, quality must be guaranteed.

天津のオマー・ヘルスケア・サービスのサイト。「中国での腎・肺移植を求める世界の患者の方を支援」「瀕死の患者が生まれ変わる病院」「命はお金ではない。質を保証」などの記述がある。（閲覧日：2014年1月）

考えたくない。中国の軍病院の機密性、情報隠ぺいの空気に協力するように、感情的に包み込まれている。ドナー名や合意書が患者に見せられることはなく、患者側も敢えて求めない。

移植ツーリズムの参加者数は特に不明瞭だ。二〇一四年スコットランド議会でキルガー、マタスとともに証言した際、近年、何人のスコットランド人が臓器を求めて中国本土に行ったのかと尋ねられた。我々には答えられない。中国での臓器狩りが世界的に犯罪として認められ、医療上の個人情報の保護より重要であると認識されない限り、中国への渡航移植の参加者数はブラックホールのままだろう。移植ツーリズムの調査は謎に包まれた孤島だ。

数字

私の調査は、欧米人やそのほかのレシピエントより、顔の見えない「ドナー」に的を絞った。キルガー、マタス、私自身は、無実の受刑者からの臓器摘出をフルタイムで調査する最初の「外部の欧米人」として、特別な責任を担っている。各々、独自の方法で客観的に調査してきた。中国人難民の切実な状況には共感せざるを得ない。悲劇がこれほどの規模に達している現在、数字を通して証明していく必要がある。

我々は当初、何人の法輪功修煉者が殺害されたかを調査する道を選んだ。『中国臓器狩り』を共著したキルガーとマタスは二〇〇〇年〜二〇〇五年、私は二〇〇〇年〜二〇〇八年と北京五輪の時期を設定した。これらの期間の当初は、中国政府は完全な機密性を構築していなかった。キルガーとマタスは『中国臓器狩り』の中で五二に及ぶ証拠のキー・ポイントを提示している。その多くは中国政府が公式発表した数字に基づいている。中国政府発表の数字は常に問題があり、誇張と政治的意図が含まれているが、この時期の医療関連の推定値は、臓器狩りが重要な国際問題になる以前に発表されたものだ。また、この時期には中国から法輪功難民がある程度の数で出てきている（現在は中国政府が査証制度を「合理化」したため出国が難しい）。この点は犠牲者数を推定するための私の算出方法において重要だ。我々は異なる方法で算出した。数字を共有することもなかった。おそらく、多岐に亘る情報源と方法を使ったほうが全体的な結果が不動になるという共通の理解があったのだろう。

算出において多くの要素が絡んできた。私が遭遇した点は本書の付記にある。キルガーとマタスの算出方法を十分に理解するには『Bloody Harvest』（『中

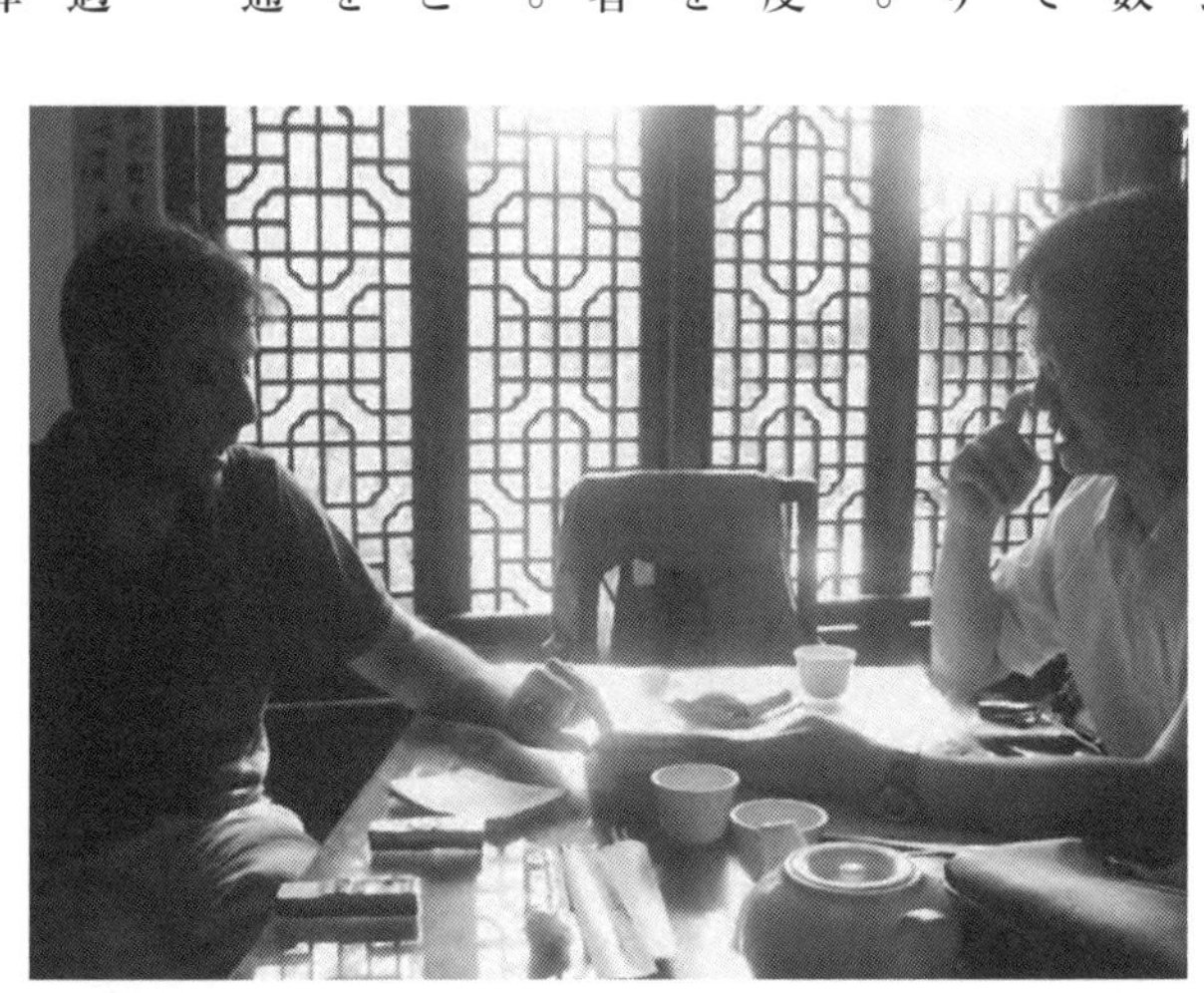

臓器移植件数の推定値を話し合う調査者リーシャイ・レミッシュと内部情報提供者で台湾在住の黄士偉（ファン シ ウェイ）医師。（著者撮影）

国臓器狩り』）と『State Organs』（『国家による臓器狩り』）を読んで欲しい。後者には、最近の数値の傾向に焦点をあてたマタスのエッセイが掲載されている。ここではキルガーとマタスの算出方法を簡単に紹介する。例として腎臓だけを取り上げてみよう。キルガーとマタスは二〇〇五年だけでも中国での腎移植は一万件と報告している（ちなみに肝移植は四〇〇〇件としている）。この一万件という数字は、二〇〇〇年比の二倍となり、拘置された法輪功修煉者数の上昇傾向と一致する。

人間には腎臓は二つある。しかし中国ではこの二つ目の腎臓のほとんどは患者のもとには行かない。これにはいくつかの理由が挙げられる。命令により殺害された一人の人間から数個の臓器を摘出し配送する上での物流問題、全国的な臓器流通制度の欠如、刑法や同意書の問題、粗末な処刑方法、血液型と組織適合の難しさなどだ。腎移植の需要は極めて高い。私が面接した証言者は一人として、これだけの需要に応える大規模な身体検査が囚人や死刑囚に行われたことには言及していない。キルガーとマタスは、通常の処刑率では腎移植の激増（二〇〇四年、二〇〇五年の年間腎移植件数は一万件前後）には追いつかないことを指摘した。アムネスティ・インターナショナルの発表によると、処刑者数は二〇〇五年に多く見積もって三〇〇〇人。その後、大きな増加は見られない。全期間を通して一般市民による自発的な臓器提供は統計的にほとんど存在しない。ほかの臓器提供源があるはずだ。労働改造制度で拘留されている法輪功修煉者の急増が、唯一の独立した変数であるため、キルガーとマタスは、臓器源は法輪功修煉者であると提起した。二〇〇〇年から二〇〇五年の間に四万一五〇〇人の修煉者の臓器が摘出されたという結論だ。キルガーとマタスによるこの推定値は六年間に及ぶため、年間平均は七〇〇〇個弱で、二〇〇〇年から二〇〇八年の九年間では六万二二五〇個の臓器が法輪功修煉者から強制摘出されたと概算できる。

私は、最多で三〇〇万人の法輪功の修煉者が中国の労働改造制度を通過したと推定する。二〇〇八年の北京五輪前には心臓がまだ鼓動していた六万五〇〇〇人の修煉者が臓器を摘出されている。少数の全能神の信者、ウイグル人、チベット人も同じ運命に遭った可能性がある。移植ツーリズムに参加した者は語りたがらないが、修煉者は切実に語る。中国政府が発表する数値とは異なり、さらに追及が可能だ。この事実を基盤として標本調査を用いて数値を算出した。すべての算出方法はあとがき内の付記に記した（懐疑的な方は三九二ページを今すぐ、開いていただきたい）。封筒の裏に走り書きした計算ではない。精確さに偽りがあることは避けたいので、私の数値は不確実性の幅をかなり設けている。

キルガーとマタスの方法では、六万二二五〇個近い臓器が使われたと算出されており、私は同時期に六万五〇〇〇人の殺害を提示している。推定値には大差がない。キルガーとマタスは、一人の富裕な海外のレシピエントに臓器が適合するまで、次々と別の臓器が運び込まれたという事例に遭遇している。中国での臓器摘出における物流問題についてはすでに指摘した。算出方法が異なっていても、包括的に捉えて死亡者は少なくとも五万人と言えるだろう。

最後に、二〇一二年のマタスが新しい推定値を発表し、次のように書いていることも重要だ。「中国での年間一万件の移植手術の臓器源として、一〇〇〇件は死刑を宣告され処刑された囚人、五〇〇件は親族のドナー、五〇〇件はチベット人、ウイグル人、全能神、八〇〇〇件は法輪功修煉者」という推定だ。二〇〇〇年から二〇〇八年にかけて六万四〇〇〇人の修煉者が臓器狩りのために殺害されたことになる。

もともと私は、二〇〇七年以降、無実の受刑者からの臓器摘出は先細りになったと月並みに仮定していた。黄潔夫が臓器狩りの非倫理性を常に批判する状況でい続けられるはずがない。さらに、WOIPFGやDAFOH、大紀元時報などの仕事が効果を生み出しているとも考えていた。しかし「白昼に無実の者を殺害することは比較的難しい。データを隠ぺいし、闇に葬ることで臓器移植を濫用しやすくなる」とマタス氏は語る。近年、中国政府は改革、改革と騒いでいる。最近では「強制労働所の閉鎖」が導入されたはずだが、実際は麻薬常習犯のリハビリセンターとして名称を変えただけのことで、私の知る限り、一人も法輪功修煉者は釈放されていない。死刑制度の改革は誓約され、実際、死刑者の割合は下降の傾向を見せている。二〇〇七年比で三割低い。しかしデービッド・マタス氏の解釈は暗い。

理論的には、人権の視点から、死刑者数の減少は喜ばしきことだ。しかしこの死刑者数の減少が、法輪功修煉者の臓器摘出のための殺害増加につながると考えると、この喜びは消失する。死刑者数の減少にもかかわらず、生体臓器移植は増加している。この増加した移植件数は、死刑囚の推定数とはまったく整合性がない。

現在

厄介な思い違いをしていた。実のところ私の面接調査は、中国の杜撰な出国管理と妥当な数の難民のおかげで成り立っていたところもあったので、臓器狩りの著述は現代のことでなく過去の歴史だと落ち着いていた。しかし、二〇一三年一一月、中国から出てきた女性の法輪功難民の三人に会うことで考えが一変した。

賈亜輝(ジアヤフィ)は遼寧省瀋陽の『遼省晩報(リアオシェン)』でマーケティング部の副主任だった。二〇〇八年四月二五日に三五歳で逮捕され「血液検査や肝臓機能、心臓機能、血圧などの身体検査を受けた」。二〇〇八年六月四日、馬三家労働教養所に送り込まれる。賈によると「二〇〇六年、臓器狩りは一般に知られるところとなったが、それでも、拘束された者はすべて身体検査(臓器の状態を調べるための検査)と血液検査を例外なく受けさせられた」。

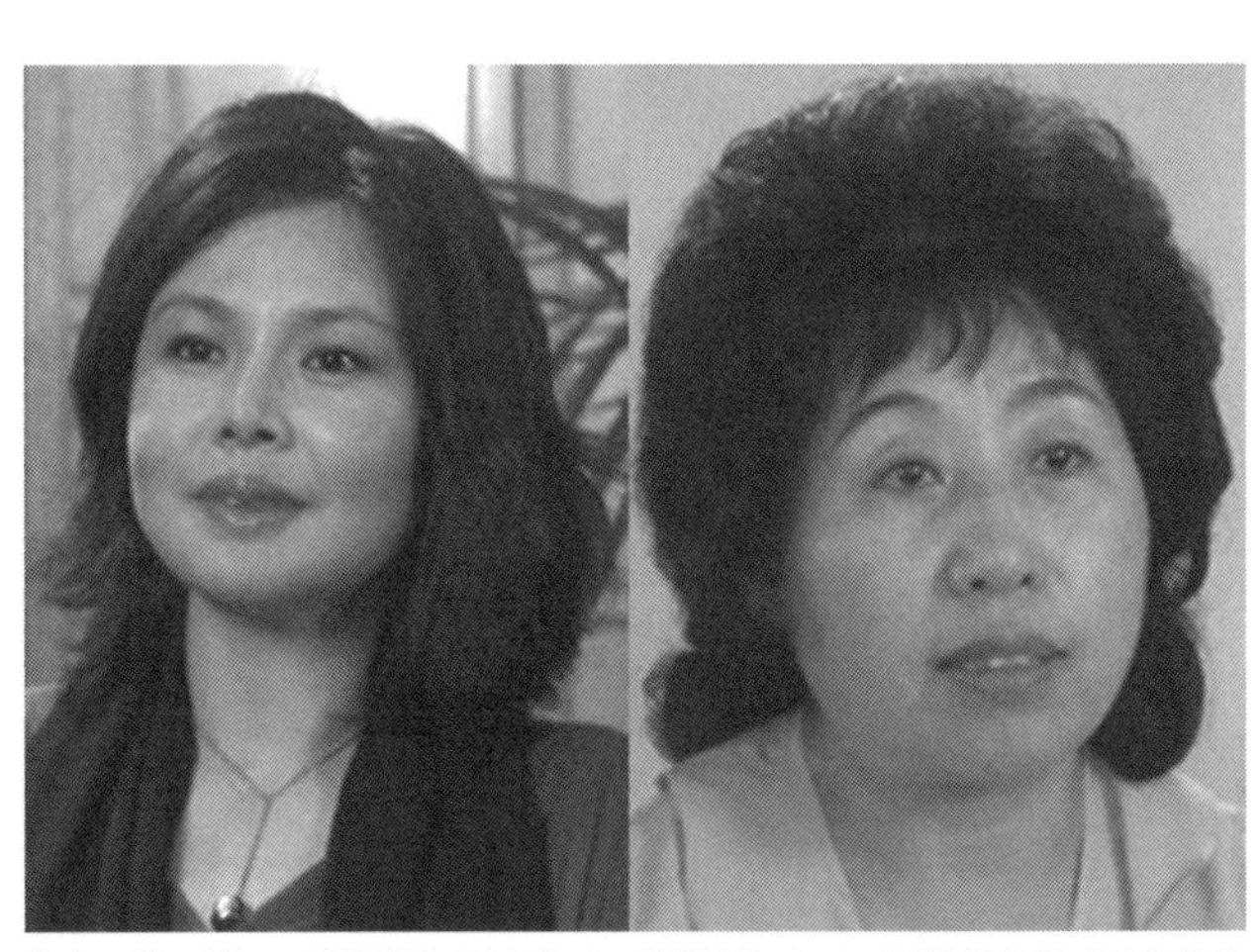

北京五輪の影で。賈亜輝と王春英は、臓器源としての可能性を調べる身体検査を受け、ほかの修煉者が消えていくことを体験した。(提供:Ma Wenjing)

大連の看護師・王春英（ワンチュンイン）は、賈と同様、馬三家労働教養所に監禁された。ある日の午後、「血液検査」のために玄関ホールに設けられた検査室に行くように命じられた。

王は所長に尋ねた。

「なぜ検査が必要なのですか？」

「伝染病の予防だ」

「どの伝染病をチェックしているのですか？」

「おまえの知ったことじゃない」

「私の血液を採る権利はあなたにはありません。法輪功修煉者から採血することは迫害です。法輪功修煉者からの臓器摘出が行われています。なぜ私の血を採るのですか？」

王は脇に立つように命じられる。ほかの者は無理やり採血させられる。多くは扉にしがみつこうとしていたが、最終的には皆、検査室に引きずりこまれ、採血された。

賈は馬三家での出来事をこう語る。「多くの修煉者がいろいろな場所からそこに送り込まれました。この労働教養所で会ったあと、二度と会うことはありませんでした。皆、どこに送られたのか分かりません。どうなったのかも分かりません」

同じ話を繰り返していると感じられるかもしれないが、この同じ話が大切なのだ。この時点で法輪功コミュニティ内での臓器狩りのことは認識されていた。九・一一テロのあと、ユナイテッド航空九三便で何が起こったかを語るのと同様に、賈と王は語る。しかし、テロリストが多大な影響を与えた九・一一とは異なり、彼女たちの国家へのインパクトは低い。北京五輪まで二ヶ月もない時期、中国は世界に国を「開いた」が、法輪功への迫害をやめることはなかった。

同年、三月一四日、チベットのラサで反乱が始まった。直ちに僧侶と活動家が拉致されるようになる。六月までには一〇〇〇人以上のチベット人が行方不明となった。二〇〇九年末までに行方不明者は二倍近くに達した。

二〇〇九年七月、ウルムチの路上で反乱が勃発した。当局は軍団を送り込み、欧米のジャーナリストを追い出し、インターネットを封鎖した。それから六ヶ月間、ほとんどの場合は夜、静かにウイグル人の男性が数百名単位で駆り集められた。売買できる臓器の健康状態を査定するための身体検査を受けたというメッセージが、一人の逮捕されたウイグル人から外部に届いた。本書を記している二〇一四年一

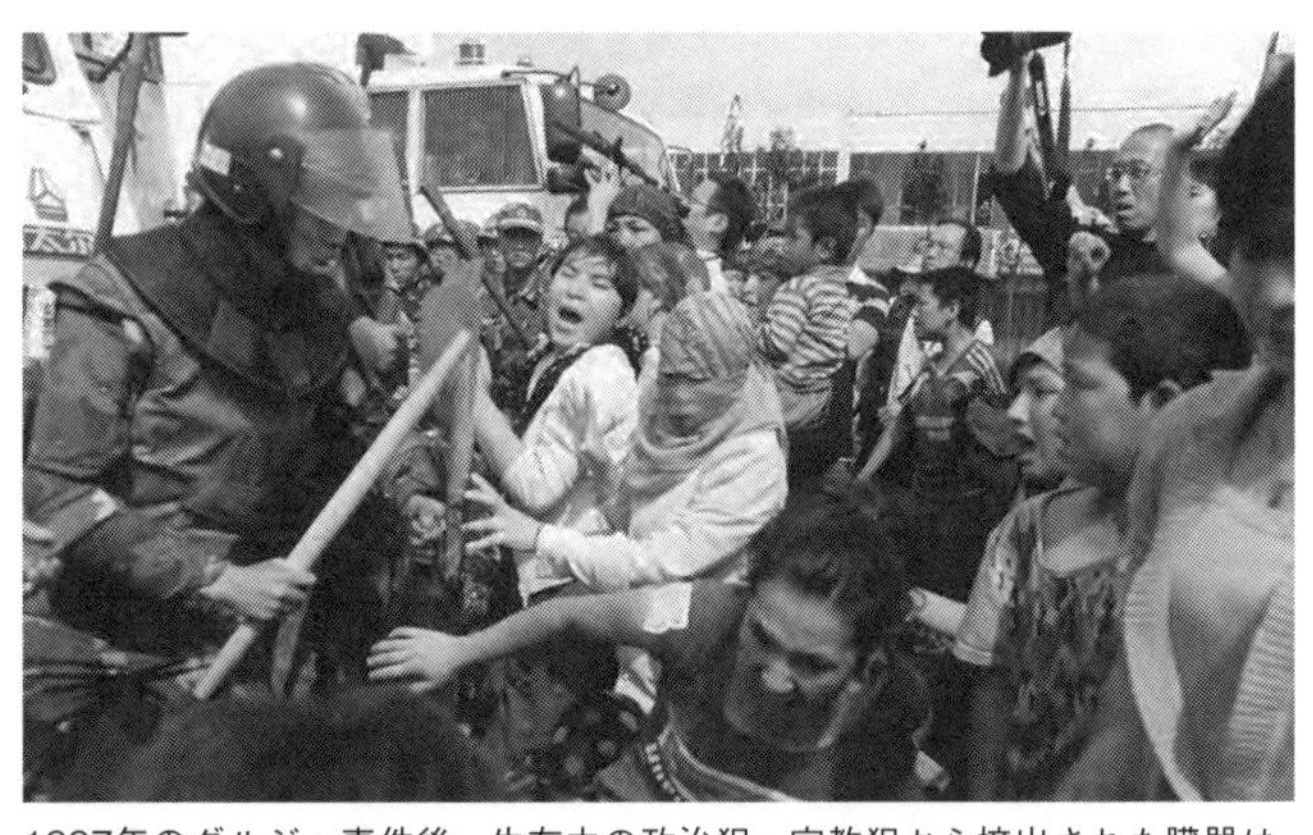

1997年のグルジャ事件後、生存中の政治犯・宗教犯から摘出された臓器は、まず共産党幹部に移植された。歴史は繰り返す。2009年、反政府デモに参加した数百名のウイグル人男性が失踪。写真は、息子や夫を返すよう求めるウイグル女性たちを追い払う中国軍。（撮影：Peter Parks/AFP/Getty Images）

月現在も、拉致によるウイグル人の失踪は続いている。

もう一人の証人の事例を紹介してこの章を終わらせたい。二〇一二年、五五歳の女性、張鳳英は、北京の市場で法輪功のチラシを手渡していたことで逮捕された。「法輪功修煉者」とだけ名乗り、地元の拘束所にしばらく収容された。張は血液検査を受けたが、あまり気に留めなかった。そのすぐあとの二〇一三年一月、北京の天堂河女子労働教養所に強引に連れ込まれた。到着するや否や、腕と耳たぶから採血され、レントゲン、心電図を撮られ、尿検査も受けた。彼女は医者になぜまた採血したのか尋ねた。答えはなかった。二〇一三年五月、九割が法輪功で一割が犯罪者から成る拘束者の一行

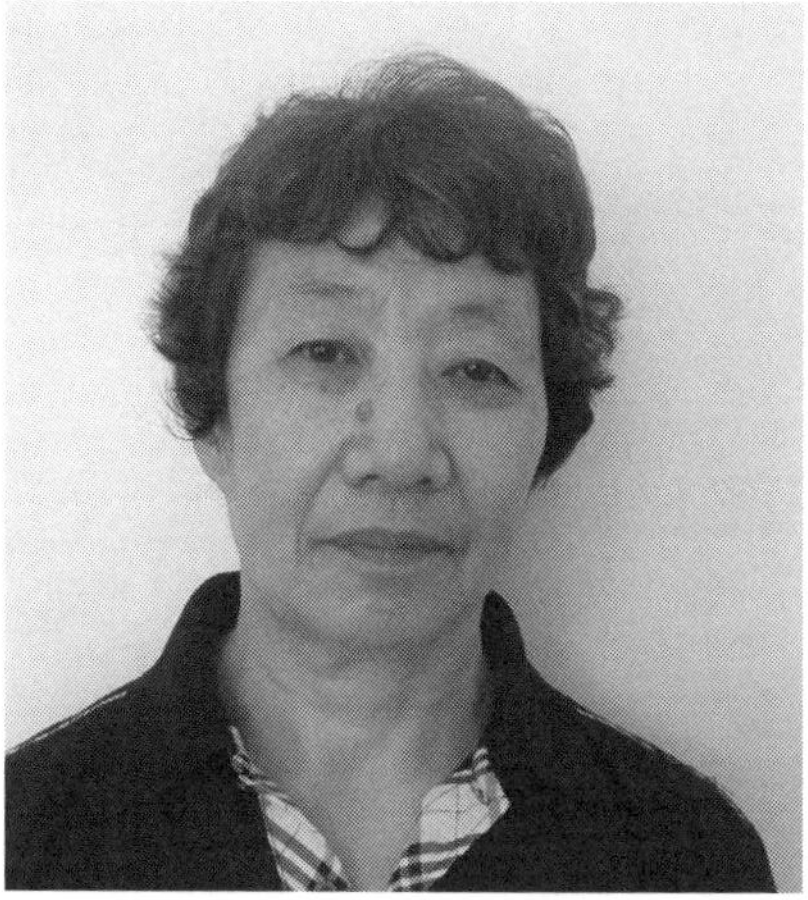

北京の天堂河女子労働教養所で、法輪功の張鳳英は数百名のほかの囚人とともに、市場性のある臓器の機能を査定する身体検査を繰り返し受けた。最近の検査日は2013年5月。釈放寸前だった（提供：張鳳英、張麗莎）

は、大型の医療用ワゴン車まで行進し、売買可能な臓器だけを対象とした通常の検査を再び受けた。「血液検査の目的を知る者はいませんでした」と張は語る。同胞が印刷機器を移動できるよう十分に時間稼ぎはしたと見てとり、張は実名を看守に告げた。五月の身体検査からまもなくして釈放された。その後、失踪者が出たのかは分からない。当日、身体検査を受けた彼女の一行のほかに三つの集団があったことは確かだった。

私の執筆速度は遅い。法輪功修煉者は早く出版するように私を急かせた。中国共産党はまもなく終焉し、私の著書は不要になるという考えもあり、拍車がかからなかった。「中国での生命を救うことができるから」と修煉者は出版を急ぐように頼んできた。それでも、歴史を綴っているのだから、心地のいい椅子に座り、時間をかけて書き上げれば良いという感覚に包まれていたのだが、張鳳英の証言でこの感覚は吹き飛んだ。

中国衛生部の黄潔夫による改革は？　これも吹き飛んだ。

二〇一四年三月初め、「司法機関と地方の保健所は緊密に連携すべきであり、死刑囚に臓器を自主的に提供させ、コンピュータの臓器割り当てシステムに加える」という黄の言葉が『北京晨報』を始めとする中国のウェブ全体で報道された。黄潔夫の同僚である、中国臓器割当共有システム（COTRS）リサーチ・センターの主任・王海波（ワンハイボー）は、その一ヶ月後、ドイツのジャーナリストに対して「受刑者からの臓器摘出を停止する計画はない」と語っている。

杭州決議案（訳注：二〇一三年一一月に黄潔夫が発表。死刑囚の臓器使用を停止する内容）、誓約、記者会見はすべて吹っ飛んだ。囚人が切り刻まれる前に「自主的に臓器を提供する」合意書に署名する制度を整えることだけが、黄潔夫の意図だった。杭州決議案の施行は？　まったくの向かい風を受けた国際移植学会は先手を打って、黄潔夫が発表する二週間前に習近平に対して「全体の雲行きに失望している」旨の公開状を出した。そして、最近、国際移植学会は、二〇一四年の中国国内での国際移植大会に参加しないと発表した。しかし欧米メディアはどうせ報道しないのだから、国際移植学会が躍起になる必要もない。

振り出しの二〇〇六年に戻った。囚人は書類に署名する。「移植ツーリズム」は表面的には禁止された。「無実の受刑者」に対して国際移植学会はこれまで一切触れることはなかった。習近平への公開状にも言及されていなかった。

私の書き進めるペースは相変わらず遅い。そしてウイグル人、チベット人、法輪功修煉者、中国家庭教会からの臓器摘出は続いている……。

第一〇章　博物館での一夜

時が経つにつれ、この「人体」展を取り巻く疑惑が浮上してきた。一〇〇〇体の樹脂化遺体を売却したと推定される隋鴻錦の『人体展』は、中国での長期に亘る臓器収奪の疑惑と重なる。犠牲者はほぼ確実に法輪功修煉者に絞られる。

考察

ウィーン自然史博物館での『人体の不思議展』に足を踏み入れたとき、ある記憶がよみがえった。暗く、陰鬱で、不気味に静かな部屋には、ストーンヘンジを思わせるようなブロックに、様々な発育段階の胎児が展示されていた。この展示の生みの親であるドイツのグンター・フォン・ハーゲンス博士は、これらの小さな身体から液体と脂肪をすべて吸引し「プラスティネーション」と呼ばれる巧妙な技術で軟組織に合成樹脂を注入した。通常、胎児の標本はホルマリン液に浮いていて、赤か黄か半透明だが、これらの胎児は一律に灰色だ。この色から過去の記憶が呼びさまされた。予定日の一ヶ月前に帝王切開で生まれた息子が非現実的に凍結していた姿を。妻の子宮から息子が引っ張り出されたとき、ほんの一瞬だったが肌が灰色に見えた。

生きていようと死んでいようと、罪人であろうと無実の者であろうと、フォン・ハーゲンスの革新的な加工法を用いれば、誰の身体でも「樹脂化」されうる。私は展示を批判的な目で観るためにウィーンに来た。一九九五年に最初に制作されたのちコレクションはかなり拡張された。この最新版の巡回展示に、中国の政治犯・宗教犯の遺体が用いられている可能性があるかを考察しに来たのだ。フォン・ハーゲンスの世界に引きずり込まれる自分がいた。自分の息子と同じ大きさの赤ん坊がどこから入手されたかは知らないが、展示目的はヘルス教育と銘打っている。科学的に正当化されるという囁き（ささや）きも聞こえてくる。「生命の神秘じゃないか。興味を抱くことは素晴らしいね。罪の意識からは解放されるよ。さあ、中に足を踏み入れて」。ＯＫ。私はフォン・ハーゲンスの奇怪な展示に足を踏み入れた。

ブーツとスキーを履いた全裸の男性から始まる。完璧な開脚だ。皮膚は取り除かれ、一本一本の筋肉と腱があらわにされている。まっすぐ前をじっと見つめている。冗談を聞くのを待っているのだろうか？　頭蓋骨から下は半分に切られている。文字通り真っ二つだ。

真面目な展示のあとに、薄ら笑いしたくなる展示が現れる。シマリスがトランプでポーカーをしているわけではなく、様々な状況で剝ぎ取られた肉体が三体、生き生きと目前に現れた。骸骨に近い者もあった。眼球だけが突出している。コミカルと言うべきなのだろう。死をコントロールする制作者の勝ち誇った様子が窺（うかが）える。このポーズを設置しながら笑う姿が想像できる。野蛮でクレージーな研究室の男というレッテルを望むフォン・ハーゲンスの心理状態を垣間見たような気がする。

崇高で背筋が凍りつくような身体の展示室をいくつか回ったあと、フォン・ハーゲンスは芸術家としても認められたいことが伝わって来た。架空の相手とチェスをする遺体（ペシミズムをたたえた孤独な観察者、ベリマンの詩がテーマなのだろう）。死体性愛に対する自己抑制に挑戦するような遺体が現れた。出口のところで、サスペンス映画『コーマ』のように宙吊りにされた二体の遺体が凍結した性交をしている。性器を明確に映せるためポルノ映画の監督が好む「背面騎乗位」の体位だ。私を好色と思われる方は、遺体を宙吊りにして性器を目線に設定するだけでなく、子宮を切り開き膣壁（ちつへき）をあらわにし、ペニス（死後硬直の際にプラスティネーション化されたのだろう）が完全に挿入されている様子を凍結させたフォン・ハーゲンスの好色ぶりを考えて欲しい。

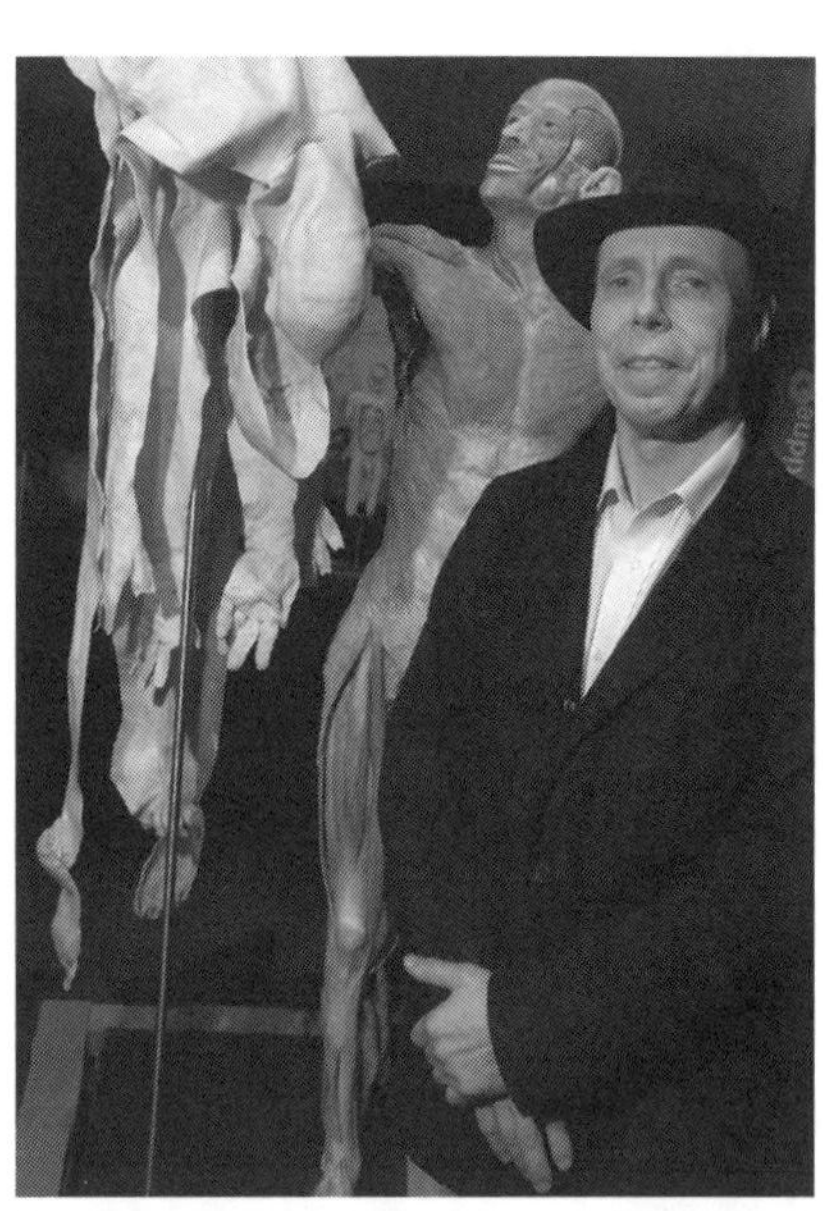

『Body Worlds』展で樹脂化された（自らの皮膚を手にする）死骸の横でポーズするグンター・フォン・ハーゲンス博士。（撮影：John McCoy）

一〇歳の子供もこの展示を見ている。しかし、これは私が取り上げに来た問題ではない。一部の遺体、特に女性の短足が気にかかる。小さめの洗練された頭蓋骨、小柄な骨格、つまり中国人に見える。これは問題である。展示には中国人の遺体はないはずだ。ここで筋書きが深まってくる。世界ではフォン・ハーゲンスの『人体の不思議展』（ボディー　ワールド）と米国のエンターテインメント会社プレミア・エキシビションズ社が運営する『人体展』（ボディーズ　ザ　エキシビション）の二つの展示が競合している。後者は、魔法使いフォン・ハーゲンスの弟子、隋鴻錦（スイホンジン）教授によるものだ。

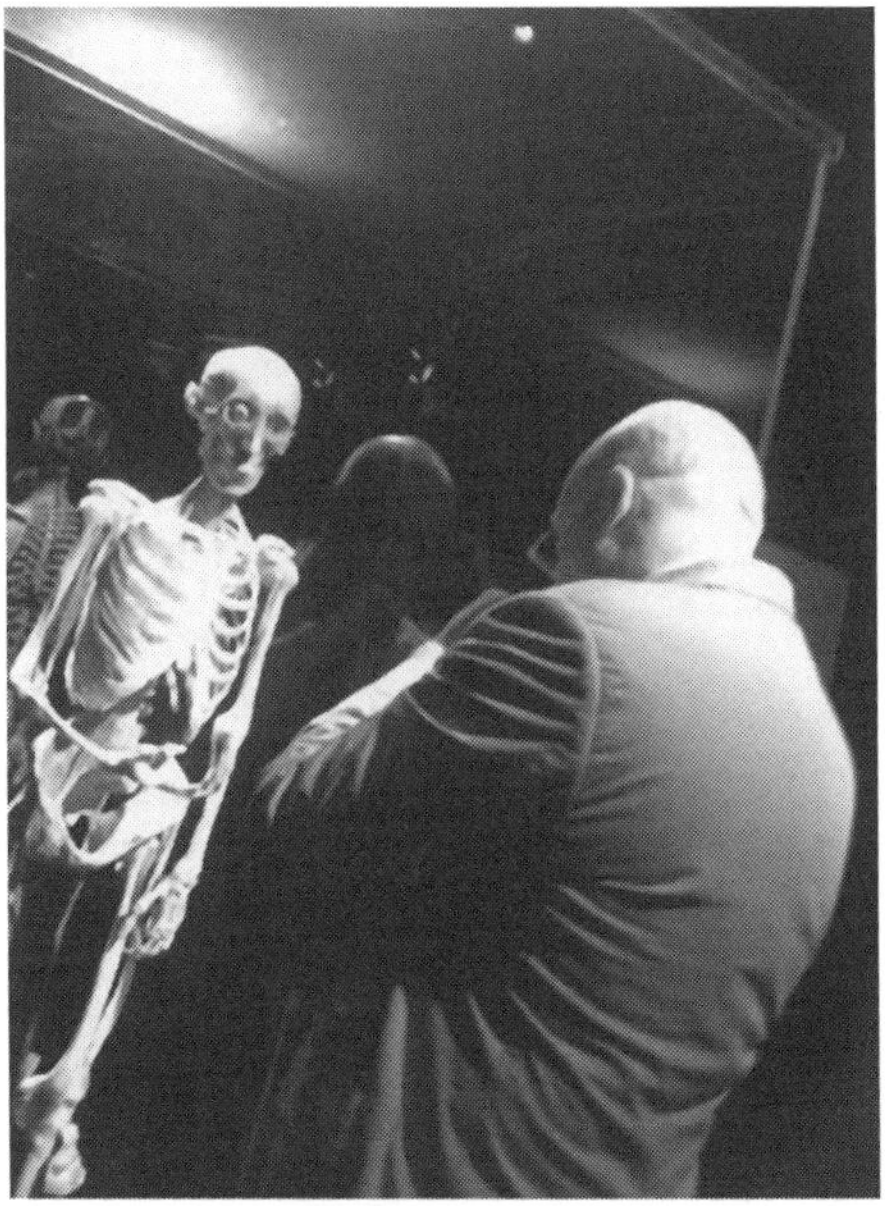

ウィーンの『Körperwelten』展での著者。2013年6月13日。（撮影：Florian Godovits）

二人の制作者

フォン・ハーゲンスと隋の競い合いは、中国で事業をするリスクをほぼ完璧に物語る。それだけで興味深いのだが、ここでは両者の戦略の脆弱さを露呈するに留めよう。手短にまとめると、一九九九年、フォン・ハーゲンスは中国にプラスティネーション工場を設立した（法輪功修煉者が中国の強制労働所に大量に拘留され始めた時期だ）。隋は全工程の管理にあたるために雇われた。二年後、隋は同じ遼寧省大連市でプラスティネーション社を密かに設立した。隋の工場の存在が発覚し、フォン・ハーゲンスは彼を解雇する。その後、隋は『人体展』を世界で開催し始める。二〇〇八年、中国本土で人体の闇市場のディーラーと称する男が、ＡＢＣ放送の『20／20』に出演し、隋の展示標本は処刑された中国の囚人のものだと主張した。その後、この情報提供者はこの主張を公に撤回し、隋の信用を落とそうとするフォン・ハーゲンスに操られたと加えた。しかし、米国の多くの地では、政治的な圧力がかかり、展示の入口には下記の声明文が貼られるようになった。「この展示は、もともと中国の警察局から受け取った中国の市民もしくは住民の遺体を展示するものです。中国の警察局は中国の刑務所から遺体を受け取っていたかもしれません。プレミア・エキシビジョンズ社では、ご覧になっている遺体が中国の刑務所に監禁された人々の身体ではないことを独自に実証することはできかねます」

フォン・ハーゲンス自身はこの実証義務を回避した。一年前に中国の操業所を閉鎖。ＡＢＣ放送の『20／20』で、すべての中国人の標本を焼却し、科学の発展のために合法的に献体された白人のものに置き換えた、と涙ながらに語っている。

むろん、短足の白人もいる。しかし、ウィーンの展示では、短足の遺体の顔の筋肉は一律に剝ぎ取られており、痕跡はなく、熟練した解剖学者でも東洋系の特徴を見極めることができない状態だった。ある一体は、基本的には女性の白骨姿だが、蜘蛛（くも）の巣のような神経系がすべて残されていた。息を呑む光景だ。プラスティネーションの技術者が、遺体の皮膚、筋肉、内臓から一本一本の神経繊維を剝いでいくのにどれだけの時間が費やされたのだろうか。一年？　それとも二年？

さて、フォン・ハーゲンスの視点に立ってみよう。遺体から芸術作品を生み出した。遺体を名づけ、ポーズさせ、溺愛する。首に腕を回すかのような至近距離で一緒に写真を撮る。「学会の馬鹿者には自分の芸術は分かるまい」といった自負心から来るのだろうか。隋という裏切り者のために自らの制作を破壊したのだろうか？　中国で公に蔑まれているグループからの控えめな抗議を、作品消滅の原因と考えることは妥当だろうか？

時が経つにつれ、この「人体」展を取り巻く疑惑が浮上してきた。特に一〇〇〇体の樹脂化遺体を売却したと推定されている隋鴻錦の『人体展』は、中国での長期に亘る臓器収奪の疑惑と重なる。つまり、殺人者、強姦者などの死刑囚を臓器源とする懸念から、無実の受刑者を臓器源とするという懸念への移行だ。ウイグル人やチベット人を視野に入れた臓器収奪への調査とは異なり、遼寧省での迫害の経緯を鑑みると、犠牲者はほぼ確実に法輪功修煉者に絞られる。

フォン・ハーゲンスと隋鴻錦の展示は、人々の楽しみのために法輪功修煉者の遺体をグロテスクに展示したものだと、年老いた法輪功の女性修煉者たちから何年にも亘って言われ続けてきた。私の反応はというと、丁寧にうなずきながら無視してきた。「過激すぎる。都市伝説だ。何でも法輪功を中核に据えすぎる」。さらには、これらの「人体」展は脇道の問題であり、臓器狩り調査には直結しないとも思った。臓器収奪問題のほうが遙かに大きな犯罪ではないか、と。この気持ちは今も同じだ。しかし、ここウィーンで肝臓と腎臓がない樹脂化された遺体に気づいた。目の前に樹脂化された腎臓も展示されているので、腎臓がないからといって移植に使われたという結論は出せない。疑いがかからないようにフォン・ハーゲンスが別人の肝臓や腎臓を挿入することもできたであろう。

ちょっと興味深い考察を試みてみよう。博識あるコレクター、フォン・ハーゲンスは本物であることに緻密にこだわる。別の遺体から肝臓を自分の傑作に挿入することは、一九六〇年代のスポーツカー、アストンマーティンDB5の未使用バージョンにニセ物の排気口を取りつけるような感覚なのだろうか。これらは、臓器狩りのあと、樹脂化され、二つの目的に利用された遺体と考えることは可能だろうか。これらの遺体の腎臓や肝臓は、一〇年前に中国に移植手術に行った年老いたアメリカ人、日本人、ヨーロッパ人の体内で、今でも息づいているのだろうか。

樹脂化された人体から読み取れることは限られている。これらの人体は今のところ、口を閉ざされた証言者だ。高齢の法輪功難民は噂（うわさ）に流されやすい。中国大陸出身の情報提供者が常に真実を語るとは限らない。しかし、プラスティネーションが中国を発端とする経緯を鑑みて、二〇一二年に中国での政権交代前に王立軍（おうりつぐん）が予期せぬ混乱を起こして明るみに出した薄熙来（はくきらい）に関する情報と結びつけると、この謎を説明する糸口がつかめるかもしれない。

ハーゲンス

「プラスティネーションの父」についてもう少し掘り下げてみよう。グンター・フォン・ハーゲンスは、一九四五年に当時の東ドイツで生まれた。共産主義との闘いで青春を過ごし、東欧圏の若者特有のユーモアと臨機応変な態度を持ち合わせていた。中国の権威主義的な制度内で仕事ができる特殊な能力はここから来ているのかもしれない。フォン・ハーゲンス自身、自分を科学者ではなく冒険家と見なしていたとも言えるだろう。サーカスで一〇週間過ごした少年トビー・タイラーのように、フォン・ハーゲンスは自分の人生を「果敢で挑戦的」と言い切っている。一九七四年、大学の医学課程を修了後、ハイデルベルク大学の麻酔科・救急医療科に就職する。しかし「自分の物思いにふける性格は、麻酔医に求められる単調な仕事には向かない」ことに気づく。翌二年間に亘り、同大学の解剖学部に通い、病理学に移行。そこで遺体実験を始める。一九七九年には小さな標本と人体の一部を保存する方法を発明し特許申請する。そして、より大きな規模で実践することを夢見るようになる。

一九八〇年代後半、いや一九九〇年代初頭かもしれない。フォン・ハーゲンスは、隋鴻錦という名の学生と出逢う。彼らが実際に出逢った時期については曖昧で、矛盾することもある。二人とも自分たちの職歴から互いの情報をもみ消そうとしており、両者ともその能力は巧みだ。ここで我々にとって重要な事実は、隋が大連医科大学から客員研究者としてハイデルベルク大学に留学した際に、フォン・ハーゲンスに出逢ったことだ。大連は遼寧省の海岸線にある管理の行き届いた都市である。この医科大学が、プラスティネーション・ビジネス成功の背景を理解する鍵になるかもしれない。

一九九二年から一九九四年の期間、三つの重要なことが起こっている。①フォン・ハーゲンスが身体全体を樹脂化する技法を完成させた。②隋が中国では破格の安さでプラスティネーション用の人体が入手できるとフォン・ハーゲンスを説得した。③隋が仲介者となり、フォン・ハーゲンスは大連を初めて訪問する。

一九九五年までには、フォン・ハーゲンスは、身体全体の最初の標本の小規模な展示を生み出し、それを日本で公開した。このような展示を中国で行えば、中国文化の禁忌に立ち入ることとなり入場料から収益を得る可能性は低かっただろう。日本でも評価はまちまちだった。フォン・ハーゲンスにより樹

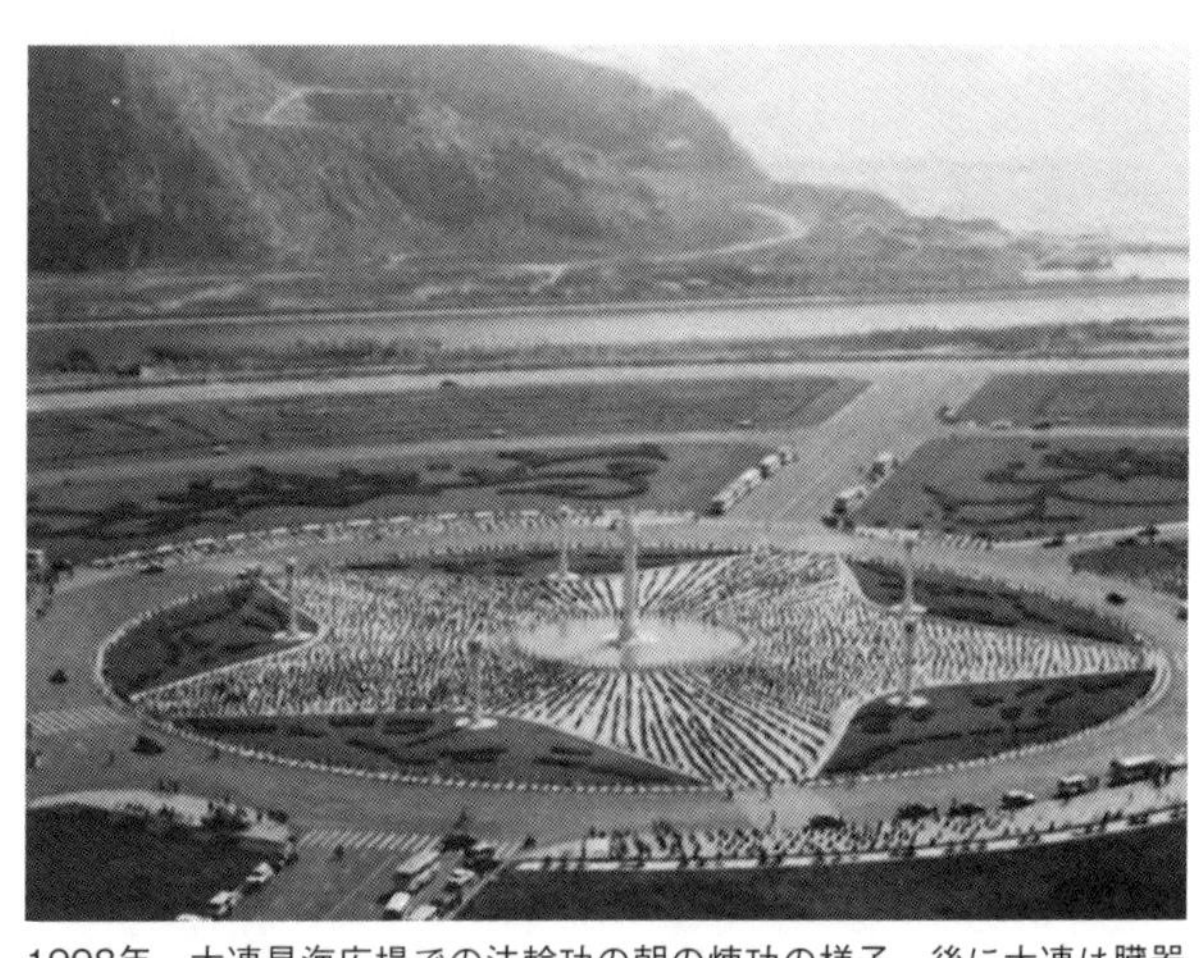

1998年、大連星海広場での法輪功の朝の煉功の様子。後に大連は臓器狩りの主要なセンターとなる。(出典：明慧ネット)

脂化された標本の倫理性は当初から論争を呼んだ。どこでこれらのボディは制作されたのだろうか。彼自身がドイツで献体制度を設け、一九九三年という早期にハイデルベルク大学にプラスティネーション・センターを設置した、と現在フォン・ハーゲンスは主張している。しかし、この献体制度は、遺体の入手先を隠ぺいするためのものであり、ハイデルベルグでの活動は、単に自分の看板を掲げるためだけだったのかもしれない。拠点がドイツだったのなら、なぜドイツ、少なくともヨーロッパで展示しなかったのだろうか。中国から輸送された人体で、大連医科大学で樹脂化されたものならば、最初の展示が地理的に近い日本で行われたことには納得がいく。

この説を裏付ける証拠がある。一九九六年、フォン・ハーゲンスは、大連医科大学の客員教授に指名されており、そこで正式にプラスティネーション・センターが設立されている。フォン・ハーゲンスにとって大連医科大学は、フォン・ハーゲンス・プラスティネーション（大連）社の発足地に過ぎなかった。そして同社から莫大な富を得ることとなる。

一九九九年八月、同社は大連市政庁に公式に登録され、フォン・ハーゲンスからの一五〇〇万ドル（約一六億五〇〇〇万円）の投資を承認した。フォン・ハーゲンスの多大な投資は、大連で急成長する医療産業を助けたと考えられる。一九九九年に国外投資を誘致することは、地元の党の役員にとって大きな手柄であった。実績ある北京、上海、深圳、広州以外の都市への国外投資誘致の成功は二倍の手柄と言えよう。さて、ジョイント・ベンチャーばかりの中国では珍しい一〇〇％外国資本の同社は、どのようにして登記できたのだろうか。政治的に信頼できるとして、フォン・ハーゲンスは隋を総支配人に指名した。フォン・ハーゲンスは、賃金と材料の安さ、死体の供給、規制に拘束されない環境から大連を選んだ。ここの地方政庁のリーダーが北京につながる赤い絨毯を期待していたのかもしれない。一九九九年当時、大連のような場所への国外からの投資は、歓迎されることよりも、赤いカーペットが北京まで伸びており、中央集権が事業を支援するかが重要だった。一九九九年の大連には、北京へと伸びる真紅で柔らかい絨毯を確約できる市長が就任していた。その名は薄熙来。二〇〇一年には遼寧省長となり、最終的には中国首脳の座を狙うところまで進んでいく。

薄熙来の政権への計略は、長期に亘る右腕だった王立軍が二〇一二年二月六日夜に米領事館に亡命未遂したことで打ち砕かれた。最終的に、米領事館は王立軍を中国政権に引き渡す。薄の妻の谷開来はニール・ヘイウッドの殺害で逮捕される。自身も汚職の罪で処罰される。実のところ、王立軍と薄熙来の遼寧省での極秘活動は、当局にとってあまりにも危険だったのだ。

一連の活動は一九九九年に始まる。フォン・ハーゲンスのプラスティネーション（大連）社に関与した薄熙来の動機を描写することはできないが、同社が突然、会社を登記できるようになったことは、同年七月に始まった法輪功弾圧と密接な関連が背後にあることを示唆する。同年八月、フォン・ハーゲンスの会社は大連市政庁から承認される。薄熙来の妻、谷開来と彼女のコンサルタント会社の口利きがあった可能性もある。そして九月、フォン・ハーゲンスは、大連市で行われた「星海友好賞」授賞式で表彰状と勲章を授かる。隋鴻錦によると、この豪奢な授賞式のあと、フォン・ハーゲンスは薄熙来とのコネを自慢するようになったという。

薄熙来、王立軍、グンター・フォン・ハーゲンス、隋鴻錦に関する年表

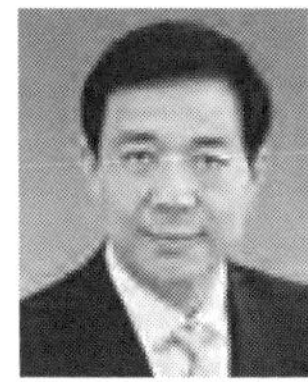

薄熙来

1993～2000年	大連市長
2000～2001年	遼寧省副省長・省長代理
2001～2004年	遼寧省長
2004～2007年	商務部長
2007～2012年	中央政治局委員

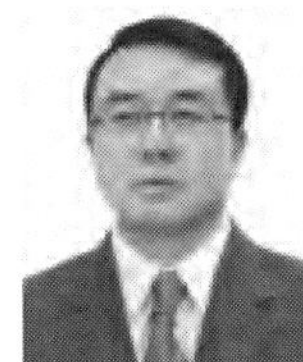

王立軍

1995～2000年	遼寧省鉄嶺市 公安局副局長
2000～2003年	遼寧省鉄嶺市 公安局局長
2003～2008年	党委員会書記・遼寧省錦州市 公安局局長
2004～2008年	錦州市公安局現場心理研究センター所長
2006年	薬殺注射による移植手術法で 光華創新特別貢献賞受賞

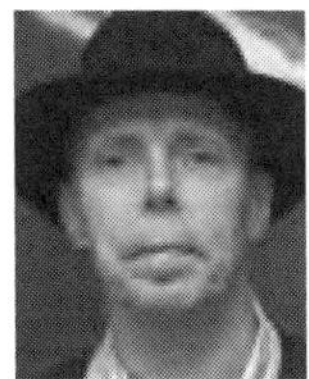

グンター・フォン・ハーゲンス

1993年	大連を訪れる
1996年	大連医科大学の客員教授となる
1999年	大連市政庁、フォン・ハーゲンス・ プラスティネーション(大連)社を承認
1999年	薄熙来から「大連市の名誉市民」の 称号を授かる
2003年	収益の80%が大連工場によるものと断言
2007年	大連の生産施設を閉鎖

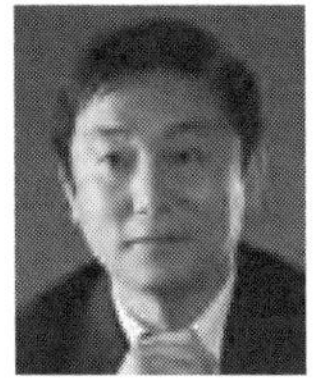

隋鴻錦

1993年	フォン・ハーゲンスの大連訪問を助ける
1999年	フォン・ハーゲンス・プラスティネーション(大連)社 の総支配人として雇用される
2002年	内密に、大連医科大学プラスティネーション社を設立
2004年	フォン・ハーゲンス社での雇用終了後 大連ホッフェンバイオテクニック社を設立
2006年	米国のプレミア・エキシビションズ社と 2500万ドル(約28億円)の契約を結ぶ

グンター・フォン・ハーゲンスの写真は Wikimedia Commons/A7babzorona より。
それ以外は Baike.com より。

しかし、フォン・ハーゲンスは、特に人体不足という問題に直面する。プラスティネーション社の事業基盤は展示だけでなく、樹脂化された人体や人体部位を大学や医療機関に大量に販売することだった。フォン・ハーゲンスも愚痴っていたことだが、中国人は一般に自分の身体を研究のために寄贈することはない。身寄りのないホームレスの遺体を使うこともできただろうが、中国の検屍規制では、このような遺体は家族が確認できるよう三〇日間、死体公示所での保管が義務づけられている。プラスティネーションを可能にするには、ホルマリン注射・シリコン注入の過程を死後二四時間以内、遅くとも四八時間以内には踏んでいる必要がある（たとえ、検屍規制の例外が認められたとしても、ホームレスの遺体は展示に値するような健康体であるとも思えない）。公安部が関わったと仮定して、死刑囚の遺体を利用したという説は理論的に成り立つだろうか？　私がインタビューした医師や警官によると、一九九九年の公安部認定の処刑方法には銃が用いられていた（処刑された家族に弾丸費が請求されていた）。そのような遺体には傷が残る。実際、隋もフォン・ハーゲンスもこのような人体は展示に利用されていないと数年に亘り言及している。二五歳から四〇歳までの成人。殺害されたばかり。外傷なし。これがフォン・ハーゲンスの要請だ。そして安定した供給は必須だ。

供給源

ここから数年に亘り、この要請に適う遺体が大量に供給された。遼寧省は吉林省に近く、吉林省は法輪功の発祥地として特に多くの法輪功修煉者が当初は存在していた。四月二五日以降、吉林省の役人は諜報活動を強化し、省内の法輪功修煉者に関する情報を収集した。遼寧省は後れをとった。一九九九年の秋、大量の法輪功修煉者が労改制度に拘束され、二〇〇一年初頭までには中国全土の四人と拘束者の数は二倍に膨れあがった。この時点で遼寧省は遅れを挽回するかのように、薄熙来と王立軍を昇進させた。二〇〇一年から二〇〇四年にかけての遼寧省長時代、薄熙来は省都の瀋陽市に移ったが、大連での権力基盤は維持していたようだ。遼寧省の監獄と強制労働所の収容人数を増加させるために大量に資本を注ぎ込むことが、最初の取り組みに挙げられた。

瀋陽市の郊外には、悪名高き馬三家の強制労働所がある。薄熙来が権力を握る前は、この労働施設は電気代の支払いもままならなかったという。一九九九年一〇月には、女性の法輪功修煉者のために、第二女子刑務所が開設された。この施設の使用を奨励するため、囚人一人につき一五〇〇ドル（約一七万円）相当が支給されるようになった。この女子監房と関連施設は、最終的に一三〇ヘクタールを超える面積へと拡張した。馬三家の「環境改善経費」として一〇〇万元（約一七〇〇万円）の投資がこれに続く。

二〇〇三年、薄熙来が遼寧省の労改制度を拡張するため、一〇億元（約一七〇億円）の予算を割り当てた。この半分は馬三家に流れたが、監獄建設のためではなかった。

薄熙来のもとで、馬三家は法輪功修煉者の転向で先陣を切っていた。電気棒、睡眠剝奪、プロパガンダによる洗脳、強姦が主な手段だ。若い「名無しの」法輪功修煉者が大量に拘留されることで知られていると、様々な証言者から繰り返し聞かされてきた。一〇億元予算の残り半分は、主に三都市の間で分配された。瀋陽市では、龍山、張士の教養労働所と修煉者が「瀋陽監獄城」と呼ぶ巨大な卵型の拘留施設が建設された。錦州市では錦州監獄が拡張された。大連では南關嶺、瓦房店の監獄と大連労働教養院、姚家看守所の建設に充てられた。

遼寧省で臓器収奪センターの稼働が最初に言及されたのは、二〇〇四年。薄熙来の副官、王立軍が「錦州市公安局現場心理研究センター」を運営していたことと関連づけて欲しい。王は「現場で集中治療による数千件の」臓器移植を監視している。

ほかにも、人民解放軍第二〇五医院のような臓器摘出の疑惑がある施設も錦州には存在する。しかし、どれも、王立軍が経営していた中国最大級の殺害施設には及ばない。この事実の発覚が、二〇一二年冬の中国指導部による奇妙な行動につながった（訳注：第九章「確証」──王立軍亡命未遂後、北京に装甲車が現れ、ネットで「臓器狩り」が検索できるように

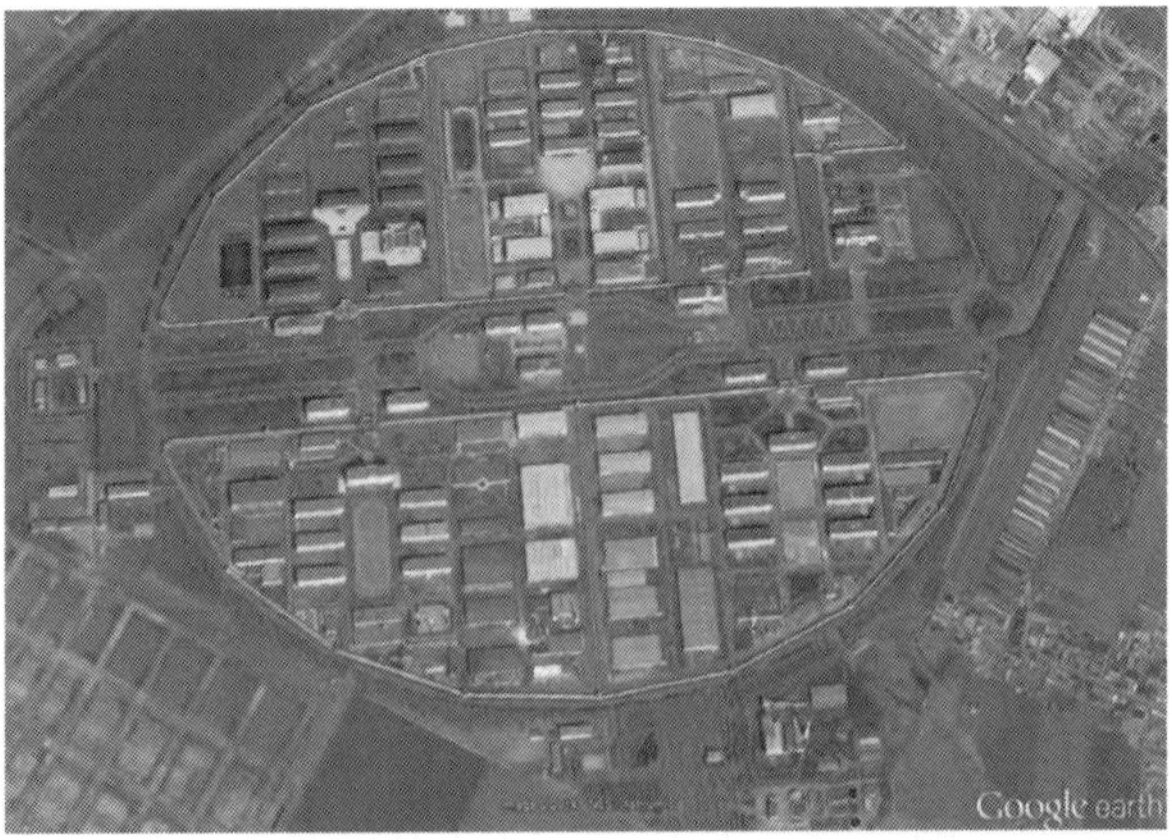

「瀋陽監獄城」。卵型の敷地内に第一監獄、第二監獄、新入所者用の監獄、女子監獄、総合医院がある。（出典：imagery ©2014 CNES/Astrium, Digital Globe; map data ©2014 AutoNavi, Google）

なり、衛生部の黄潔夫（ホアンジエフ）が死刑囚からの臓器摘出を停止する声明を発表）。事実上、臓器狩りは認めたが、罪のない人々が拘束され、臓器狩りの対象になっていることを当局は現在も認めていない。この王立軍の関与は全体像の一部を示すに過ぎない。私がこれまで面接した強制労働所にいたことのある法輪功の難民は、二〇〇一年から二〇〇六年にかけての法輪功を対象とした臓器狩りの震源地として、一律に遼寧省を示唆し、特定の場所として、瀋陽市、大連市、錦州市を挙げた。疑問の余地はない。特に中国全域で法輪功修煉者は「言うことを聞かなければ、東北に送り込むぞ」というような言葉を、二〇〇四年から二〇〇五年にかけて聞かされている。

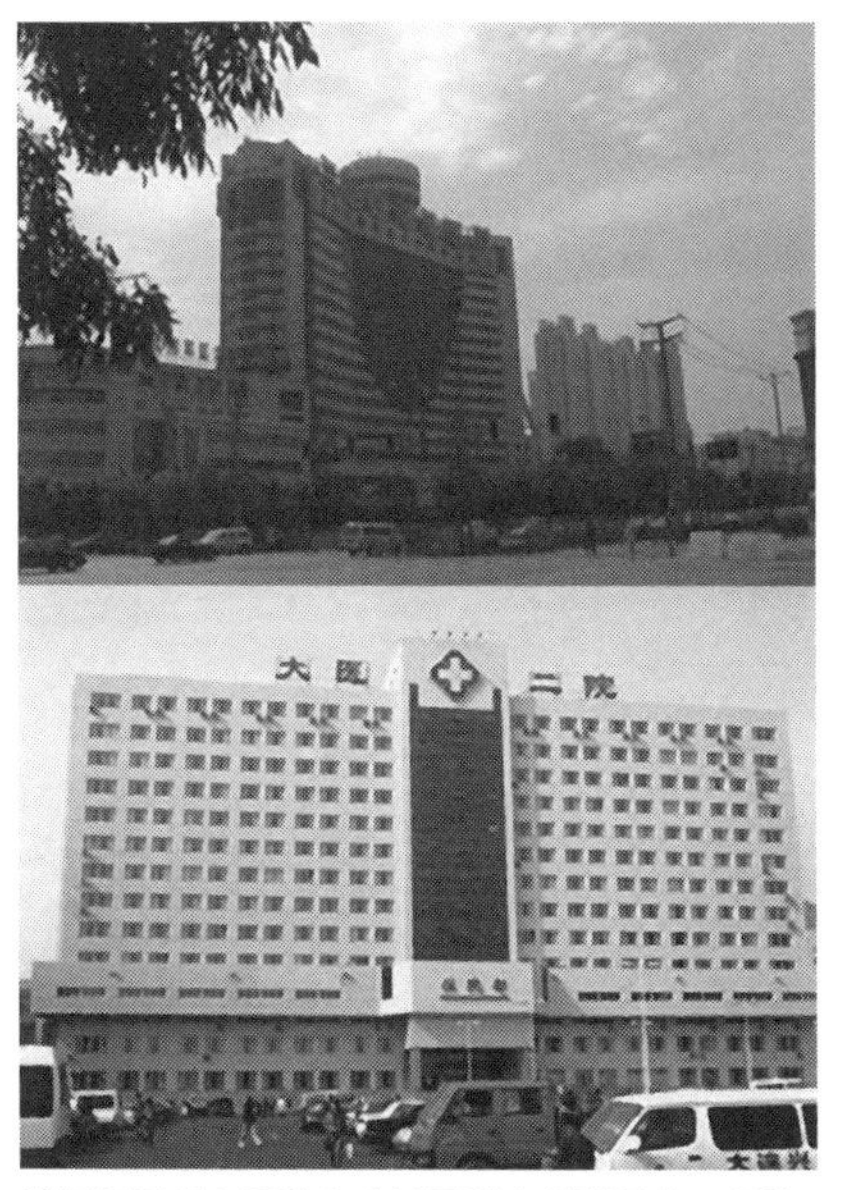

瀋陽軍区総合医院と大連医科大学附属第二医院。
（出典：明慧ネット、Baike.com）

特定の臓器収奪センターの位置を裏付ける最も説得力のある証拠は、二〇〇六年初頭のクリスタルの電話調査から得た情報だ（第八章を参照されたい）。組織結合も含めた臓器収奪が行われていることが実際の証言に基づいて確認された最初の施設は、瀋陽軍区総合医院だった。次に確証された施設は大連医科大学附属第二医院だ。ここでは、肝移植の待ち時間がわずか三日と言われたという証言がある。フォン・ハーゲンスと隋鴻錦が教授の称号を与えられ、プラスティネーションの生産拠点となった場所だ。

瀋陽軍区総合医院と大連医科大学附属第二医院が二〇〇六年に臓器収奪を行っていたこと、王立軍が二〇〇四年に自分の研究センターで行っていたことは把握した。それでは二〇〇一年には行われていたのだろうか。瀋陽市にある蘇家屯、中国医科大学が初期の施設として浮上する。ここで指摘したいのは、遼寧省の法輪功修煉者で、死刑に至るほどの罪を犯したものは一人もいない。自由裁量が適用されている中国の法律に鑑みても、処刑に値する者はいない。二〇〇一年、フォン・ハーゲンスが指揮し、隋が管理する下で、フォン・ハーゲンスの工場は樹脂化された身体を快調に生産していたことが領収書から窺える。一つの標本に対して、何十万ドルも支払っている医療機関もある。

隋は内密に、生産性の高い自分のプラスティネーション工場を設置していた。設立は二〇〇二年と推定するが、年代は定かではない。「大連医科大学プラスティネーション社」という名称だ。プラスティネーションに中国の学術機関を結びつけたのだ。そしてこの機関は臓器収奪の施設でもあった。

遼寧市で臓器収奪とプラスティネーションが価値ある産業となった背景にある要因を五点、指摘したい。

①新鮮な身体：薄熙来の監獄拡張政策（「遼寧省　死のトライアングル」と呼ぶ。三七七ページの図参照）は、法輪功の囚人を磁石のように引き寄せていった。特に転換不可能な「名無し」の囚人だ。馬三家のような先を見越した優れた施設は、この目的に合わせて設計された。収容されているのは多くの場合、記録のない追跡不可能な囚人だ。多くは二五歳から四〇歳の適齢であり、拷問を受けてもその多くに外傷はない。競合性の高い優れた事業の例に漏(も)れず、大連（フォン・ハーゲンスと隋）、錦州（王立軍）、瀋陽（薄熙来）と、地理的に分散されている。ウイグル人、全能神、チベット人も、時折、囚人の移動の際、標的にはされていたが、法輪功が犠牲者の大多数を占めており、悲しいことに若者が餌食にされることがしばしばだった。

②国際的な販売：臓器収奪産業の成長に伴い、遼寧市は国外と内密に医療取引をする文化を築いていった。一方で欧州、日本、北米からの広域な移植ツーリズムを促進し、もう一方では、中国人の身体を輸出製品とする医療分野への国外投資を誘致する制度を設置した。中国のオンライン・ショッピングサイト淘宝(タオバオ)では、この文章を書いている今でも、樹脂化された身体の標本一体が二万一〇〇〇ドル（約二三〇万円）で医療関連の学校に販売中だと報告されている。

③公安局の支援：フォン・ハーゲンスは人体の出所を十分認識していなかったかもしれないが、法輪功調査員が隋鴻錦に電話を入れたところ、人体のほとんどが公安局から直接支給されていることを隋自身が認めている。王立軍は薄熙来の興隆に伴い、錦州公安局長以上の権限を与えられた。遼寧省

公安庁庁長（二〇〇一年）・省委政法委書記（二〇〇二年）の李峰（リフェン）は書類を管理する立場にあったが、薄熙来と同様、慎重さ三分の一、法輪功迫害三分の二の比率で行動し、政界での道を昇る江沢民派だったようだ。法輪功撲滅運動は隆盛にあり、昇進を望むものは迫害にタフに取り組む姿を示す必要があった。迫害報告で遼寧省に勝るところはない。

④相乗効果：王立軍の臓器収奪センターには（富裕な外国人に対する移植手術の組織適合のために）囚人の身体の安定した供給が必要だ。プラスティネーション生産工場も（医療関連学校と野心的なグローバル展示の需要を満たすために）安定した供給が欠かせない。しかし、王立軍がフォン・ハーゲンスや隋と競合して身体を取り合うことはなかっただろう。ウィーンの展示から考察するに、同じ身体を共有した可能性がある。二〇〇一年末からの隋からフォン・ハーゲンスに宛てたメールがドイツの『デア・シュピーゲル』誌に発表された。「今朝、二体のトップクオリティの新鮮な身体が工場に送られてきた。数時間前に肝臓が取り除かれたばかりのものだ」。これら二体が、すでに別の場所で臓器収奪されていたという読み方は妥当だろう。錦州、瀋陽、いやこの時間の短さから大連医科大学附属第二医院で肝臓を摘出され、プラスティネーションのために工場に送られた可能性は高い。身体をフル活用すれば、臓器収奪からもプラスティネーションからも各々約二〇万ドル（約二二〇〇万円）の収益だ。錦州、瀋陽で内臓をえぐり出し、四時間かけて大連に運び込む。遺体が迅速に到着さえすれば、隋は樹脂化できる。

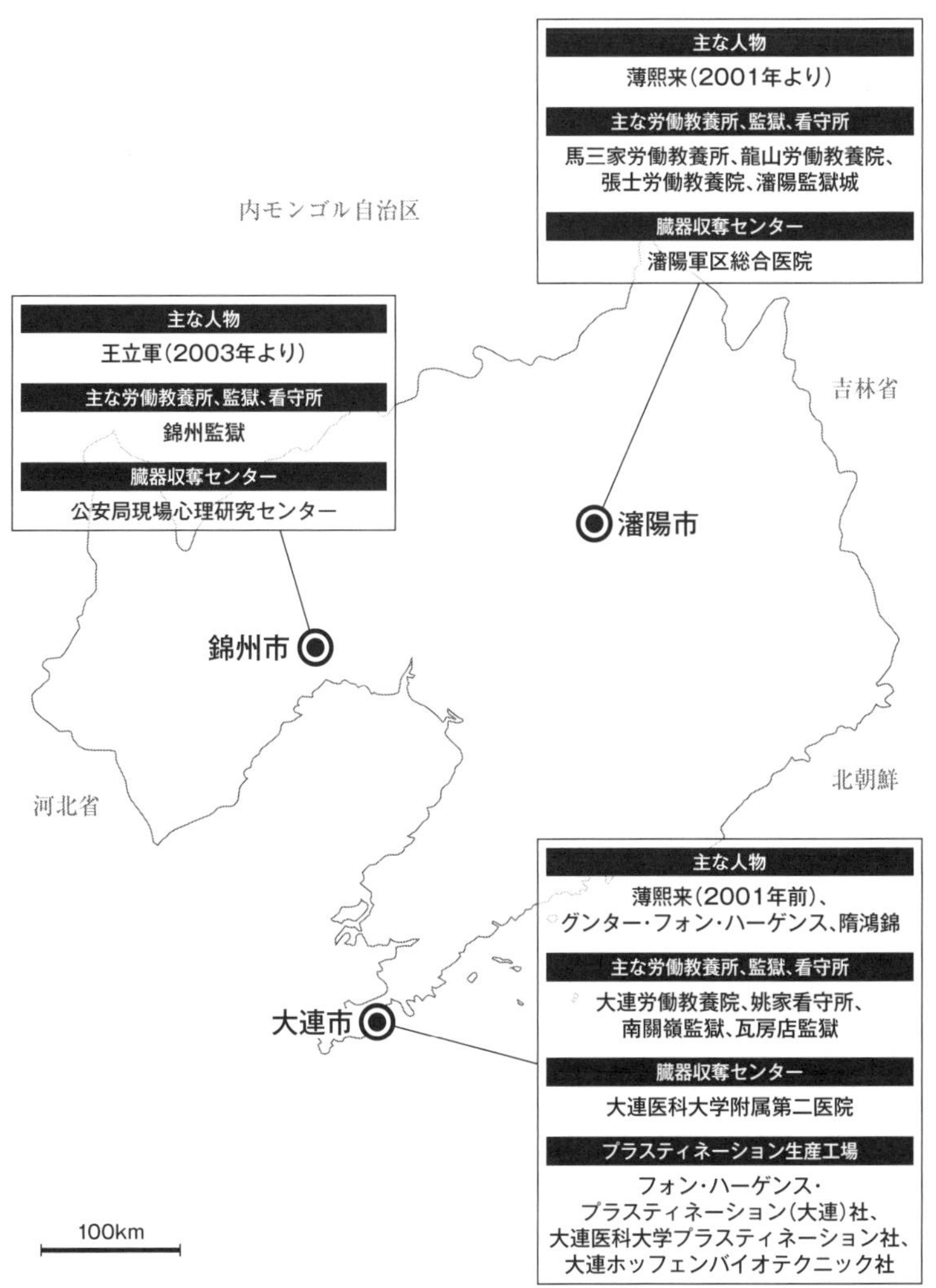
遼寧省での動き　1999年～2006年
遼寧省　死のトライアングル
主な人物
薄熙来（2001年より）
主な労働教養所、監獄、看守所
馬三家労働教養所、龍山労働教養院、
張士労働教養院、瀋陽監獄城
臓器収奪センター
瀋陽軍区総合医院
内モンゴル自治区
主な人物
王立軍（2003年より）
主な労働教養所、監獄、看守所
錦州監獄
臓器収奪センター
公安局現場心理研究センター
吉林省
瀋陽市
錦州市
北朝鮮
河北省
主な人物
薄熙来（2001年前）、
グンター・フォン・ハーゲンス、隋鴻錦
主な労働教養所、監獄、看守所
大連労働教養院、姚家看守所、
南關嶺監獄、瓦房店監獄
大連市
臓器収奪センター
大連医科大学附属第二医院
プラスティネーション生産工場
フォン・ハーゲンス・
プラスティネーション（大連）社、
大連医科大学プラスティネーション社、
大連ホッフェンバイオテクニック社
100km

⑤医療倫理の崩壊：一九九九年七月から二〇〇五年一二月にかけて、遼寧省は法輪功の拷問で中国を率いてきた。拷問死の報告数では遼寧省は全国三位にあたる。無実の受刑者から内密に臓器を収奪することに遼寧省の医療機関が共謀した事実がもたらした影響は数値に表せるものではなく、単に事実登録すべきものでもなく、理性的に説明のつくものでもない。ウィーン、ニューヨーク、ラスベガスと、『人体展』が行くところすべてに腐敗の悪臭が充満する。中国は今後何年にも亘り、この腐敗の分解作用に対処することになるだろう。

隋鴻錦

隋鴻錦には後続の話がある。フォン・ハーゲンスに隋のプラスティネーション工場が発覚したあと、隋は自らの『人体展』を二〇〇四年一月一日、北京の自然史博物館で開催した。六体の展示物を含む『塑化人体標本展』に中国人は最初押し黙り、そして否認のざわめきを示した。国営報道でさえも、中国文化から外れた行為という党の台本にはない不平を明確に表明した。一般に「遺体展」と囁かれたが、効果はなかった。中国衛生部・中国解剖学会・中国科学院の承認を受け、二〇〇四年四月八日、『人体の世界展』（名称まで盗用している）を北京の中国建築文化センター展示館で開催。二〇体を含むこの展示会に、フォン・ハーゲンスは隋がいくつかのポーズを盗作したとクレームをつけている。上海の党派の息がかかっている北京中海尚達広告有限公司も共同スポンサーだった。自分の皮膚を誇らしげに掲げる遺体の展示物の画像を使って、展示会は北京全域に促進された。今回も新聞上で否定のざわめきがあったが、中央宣伝部が抑圧した。中国全域を巡回し、市民は無理に呑み込まされた形で、展示会は成功を収めた。そして二〇〇五年八月八日米国に上陸する。

隋はプラスティネーションの生産を拡張し、自分の師に勝る大規模な展示を構築していった。二〇〇七年、フォン・ハーゲンスは、大連での生産を全面停止する。しかし、新中国の建設への彼の貢献は継続している。展示会の遺体が法輪功のものであるか否かは別として、「生命の神秘」さえ権力に従わなければならないことを、自分の皮膚を誇らしげに掲げる遺体が示してくれた。

さて、用いられた遺体は法輪功修煉者のものだろうか？　無実の受刑者の身体は臓器収奪のために利用され、プラスティネーションには使われなかったのだろうか？　樹脂化された中国人の遺体はすべて焼却したというフォン・ハーゲンスの証言は真実の

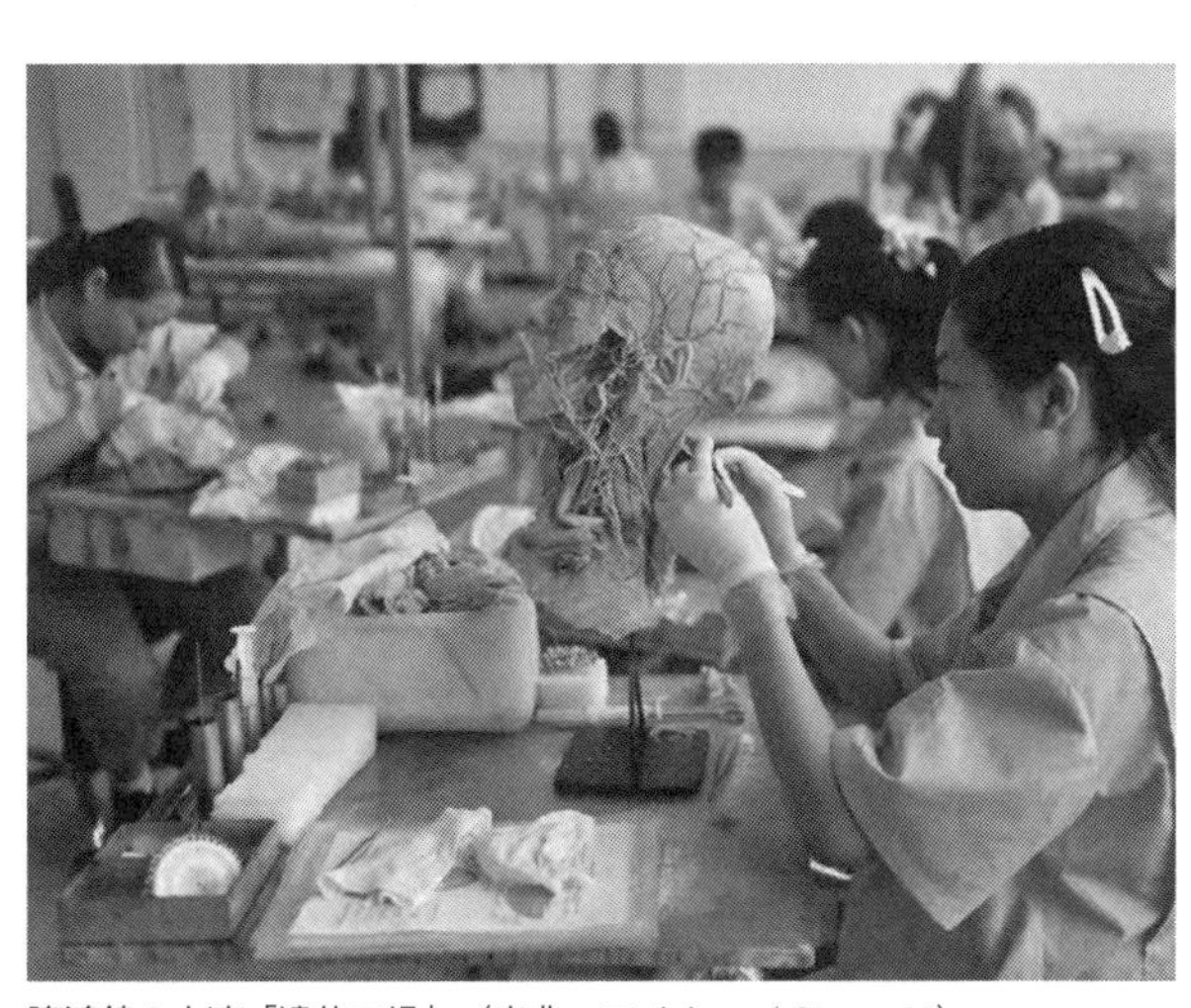

隋鴻錦の大連「遺体工場」。（出典：ロイター／ Sheng Li）

可能性もある。そして、公安局から遺体を受ける隋も、無実の受刑者は含まれていないと確信できる裏付けがあるかもしれない。空想を巡らすのはこのくらいにして、科学的な証明方法を模索しよう。

医療専門家に尋ねたところ、ミトコンドリアDNAは、固定された解剖標本からでも抽出でき、三親等内の親族との血統関係を調べるために用いることが可能ということだ。つまり、両方の展示からDNAサンプルを採り出し、フォン・ハーゲンスの人体がすべて白人のものであるかを、「臓器の強制摘出に反対する医師団」（DAFOH）のような信頼できる機関を通して検査してもらえるはずだ。隋の展示にも同様のDNA検査が適用できるはずだ。プラスティネーション隆盛時に、宗教犯・政治犯として治安局に逮捕され「強制的に行方不明」となった、愛する家族の行方が明確になるかもしれない。

DNA適合は可能だろうか？　藁の山から針を見

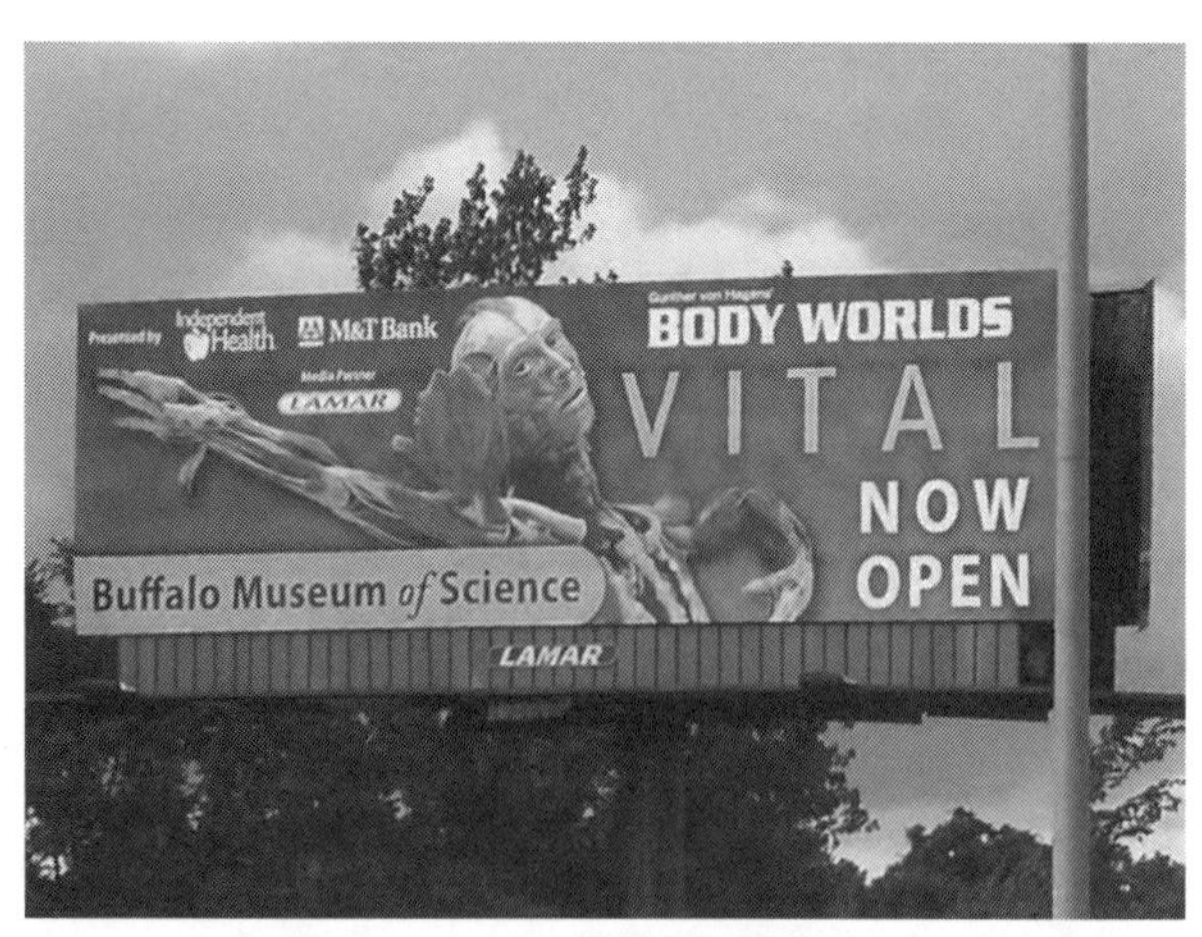

大連での看板広告。ビルボードの遺体は、法輪功の最初の煉功動作の腕を伸ばすポーズをとらされている。（提供：Levi Browde）

つけることより難しいかもしれない。しかし、明慧(ミンフィ)ネット（minghui.org）には、遼寧省だけでも、法輪功をしていたために行方不明になった者の長いリストが収められている。このリストから家族に連絡をとり、十分な数の家族が認識して自分のサンプル（唾液が一番良い）を提供してくれれば、DNA適合の可能性は大いに高まる。

思い出を噛みしめるのは機関や団体ではなく、家族だ。機関が果たせる役割もある。歴史から学び取る必要がある。欧州議会のエドワード・マクミラン＝スコット副議長は、刑事免責指数の設定を提案している。冷戦時代に行われた方法だ。中央管理のデータベースに、誰からひどい扱いを受け、誰が刑期を決め、誰が拷問したかを政治犯や宗教犯が記録していく。改革や革命が起こった際に、このデータを基に公正な裁きを可能とする。

DNA試験には協力が必要だ。長引く汚名を返上するために、フォン・ハーゲンス自身が協力しないだろうか。自分の指を傷つけることなくDNAサンプルを採れることに気づいたら（ゴッホの絵画が本物であることを証明するために、絵画からわずかな一部のサンプルを採ったように）、協力するのではないだろうか。刑事免責のために彼が協力するのなら、この「死を操る医師」が、博物館で私が思いをめぐらせた暗い一夜をからかうとき、私も一緒に苦笑いしようと思う。今のところ、フォン・ハーゲンスの代行者はこのアイデアを拒否しているが、世論の圧力で変わるのではないかと思う。隋の場合はやや異なる。事業に関わる金銭は莫大だ。「どの犯罪者も過ちを一つは犯す」という格言がある。彼の過ちはDNAの採れる犠牲者の遺体を世界中に送り出したことにある。展示物は最終的に

「人道に対する犯罪」への幇助の証拠と見なされることだろう。隋が協力する場合、世界の人々、そして最も重要なことは中国の人々の前で、これまでの罪を懺悔することを意味する。

いや。現実的に事実を捉えよう。中国人はこれまでも多くの苦しみを味わってきた。このおぞましさは永遠には続かない。そして忘れ去られる。中国の二〇一四年当時の最先端研究では、一〇年から一五年以内に肝臓の再生が可能となるという。臓器の調達、臓器の移植、代替臓器の利用、腎臓販売などは、我々の時代が直面する倫理問題ではなくなっていく。フォン・ハーゲンスも死は免れない。問題はここにあるわけではない。大量殺人に陥ることが避けられなかった人間性の堕落が問題なのだ。

あとがき

　第一章で中国のウルムチ公安局に配属されたウイグル人の警官ニジャットの証言を紹介した。私と話した日に思い出してくれた数多くの出来事として、ニジャットはある若い中国人の話もしてくれた。ウルムチの刑務所に拘束されており、極悪犯罪のため処刑を待っていた。「人をこのように判断するのは良くないことですが、男の顔から、こいつは単純な性格の人間だ、と思いました」とニジャットは話し始めた。公安局は私服の役人を牢屋に送り込み、この単純な男が国家に臓器を提供する合意書に署名するように説得した。数日後、この単純な男は鉄格子をバンバン叩いて言った。

「臓器を国家に寄付する用紙に署名したい」

　生きたままで臓器が摘出されることを知っているニジャットは、

「かなり痛いかもしれないよ」と注意深く念を押した。

「僕の母親はとても貧しいんだ。僕の遺体を新疆までとりに来るのは金がかかり過ぎる。僕の借りを国家に返したい」

　ニジャットは用紙を渡した。字の書けない単純な男は「X」と署名した。

　話しながらニジャットは静かに涙を流した。

　その場に居合わせた者の目はすべて涙に濡れていた。この単純な男が臓器を提供するように操られてしまったことに対する涙ではない。これは気の滅入る話なのだ。囚人の臓器を摘出すれば高い報酬が得られる。処刑率をさらに高める現状を示すリアルな話だ。しかし、部屋にいた者が共通して涙した本当の理由は、囚人個人の範疇(はんちゅう)を超えるものだった。無駄になった人生、孤独、悲劇という人類全体に共通する普遍性に根づく悲しみだ。

欧米人は、技術的な解決を求める傾向がある。法的に片づけたがる。同情、あわれみの感情をゼリーを鋳型に流し込むかのように、ごちゃまぜにする。腎臓を一つ売るインド人。中国の牢獄に拘束され、処刑前に臓器提供を強要される殺人者。手術室に引きずり込まれるウイグル人の活動家。これらすべてを搾取・移植濫用という人類の悲劇の一部として片づける。さらに個々の悲劇の境界線を曖昧にしてしまう。「テキサス州と遼寧省は両方とも死刑を実行しているから同様に悪い」と観念を結びつける。さ

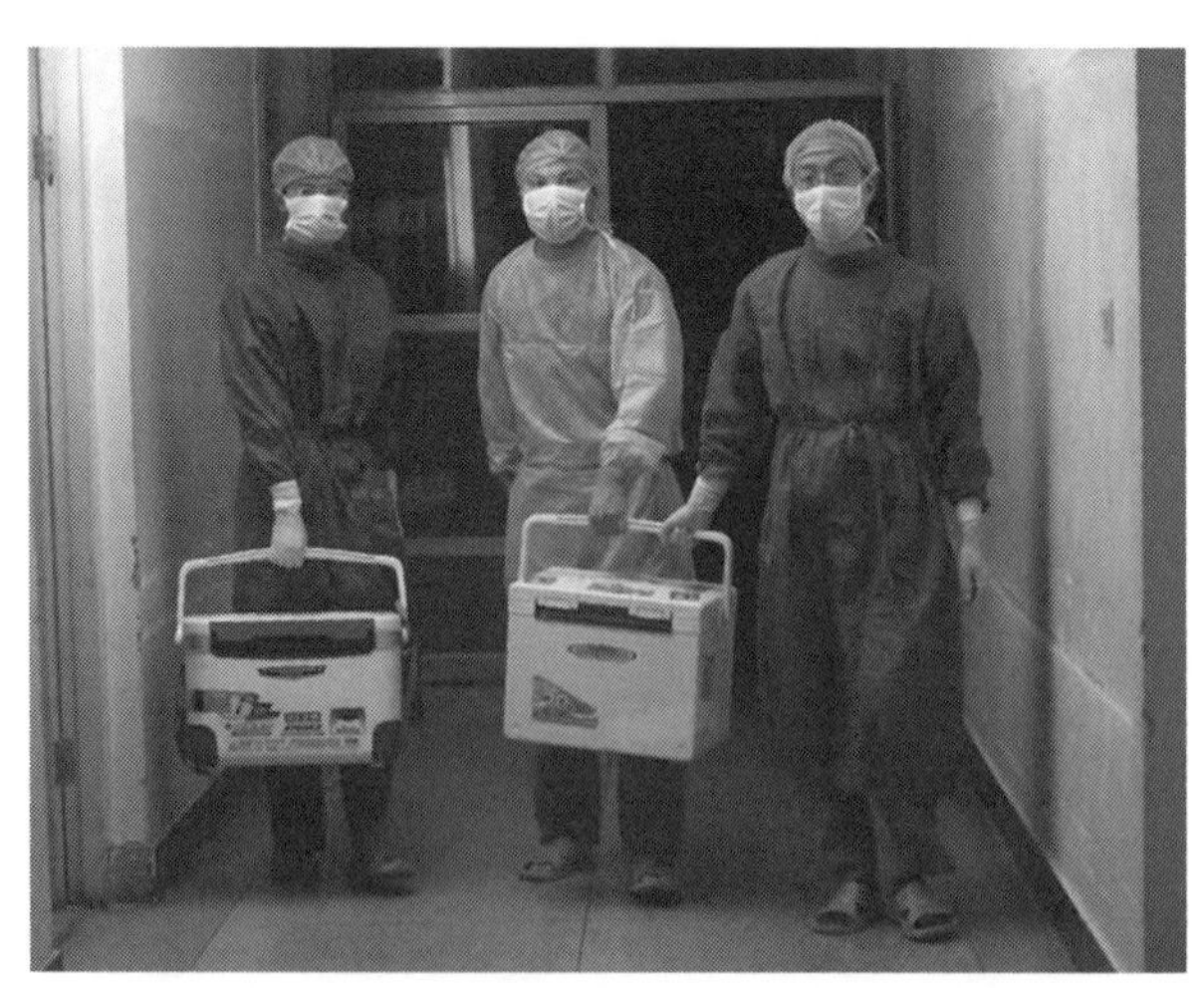

摘出されたばかりの移植用臓器を運ぶ中国人の外科医。(出典：新華社)

らには「殺人・強姦の極悪犯も、信念のために嘘をつくことを拒否する若い母親と同等の権利を持つ」という観念さえ導き出すこともありうる。

一見すると整合性のあるような倫理や、融通の利かない完璧な論理を基盤とすると、長春の電波ジャックに関与した者や、母親の貧困を気遣う単純な性格の男の窮余の決断をも蔑むことになる。黄潔夫（ホアンジエフ）の言にも一理ある。中国の市民が臓器を提供することがある（だから右ページの写真が公表された）。死刑囚が自ら臓器を提供することもある。だからといって、無実の受刑者――法輪功、ウイグルの活動家、チベットの僧侶、中国家庭教会――が「国家に借りを返す」ことがそもそもありえただろうか？

死刑という処罰法に対する個人的な意見はさておいて（たとえ中国が民主化されたとしても死刑は継続されるかもしれない）、無実の受刑者を「囚人の権利」という広域な問題の一部として位置づけてしまうことは、あまりにも「お役所仕事」すぎるのではないだろうか。お役所的な対処のおかげで、無実の受刑者が受けてきたこと、そして今も続いていることは、協定違反ではなく、自由意志が操られたわけでもなく、刑事汚職でもなく、中国の慣習に反するものでもないというわけだ。無実の受刑者が同意したという署名は不要だ。字の書けない者による「X」さえも要らない。動物に対するように臓器が収奪されている。だから本書の原題は『Medical Abuse（医療濫用）』でなく『The Slaughter（屠畜）』なのだ。

証拠を提示するためにこの本は書かれた。政治的・社会的な措置をとるためのプラットホームとして構成されてはいない。人権分野での法規や駆け引きについては、その道の専門家に任せたい。読み手に自分の考えを押しつけることより、ただ証拠を提示することを私は好む。しかし、欧米社会が生み出した一人の人間として、欧米社会のこの問題との関わりについて私が気づいたことをいくつか提起することでこの本を締めくくりたい。中国人、欧米人を問わず、何らかの価値をそこに見出していただけるかもしれない。

中国発の話を追ってきたジャーナリストとして、マスコミ報道への愚痴はこぼさない。中国政権の前線の状況は十分に把握している。法輪功報道について距離を置いて考察することは許される。無関係であることを示しながら、距離を置いていることを表現していれば、許される。イアン・ジョンソン氏のように、第三者による語りを用いることで、この許容領域を少し踏み超えることは可能だ。また、フィリップ・パン氏のように天安門広場の焼身自殺といった当局のプロパガンダに素早く穴をあけることも可能だ。しかし、中国専門のジャーナリストなら誰もが直感的に把握しているこの残虐さを、フルスケールで公に証言したとしたら、ジャーナリズムの前線では間違いなく葬り去られる。大連から華南までの海岸線でことごとく葬られる。評価されることもない。党の役員にインタビューすることもなく、誰のためにも執筆しない。葬られてしまっているのだから。

しかし、中国に駐在する記者がこの問題を深く掘り下げ、現地ならではの熱い情報発信を切に望む。駐在記者は北京に永遠に滞在するわけでもなかろう。素晴らしい功績になるに違いない。

中国国外に関しては、多くのジャーナリストが「無実の受刑者」からの臓器収奪に関心を寄せていると私は感じている。しかし『中国臓器狩り』でおぞましい残虐さが示され、中国政府はこれを否定している」という紋切り型以上のストーリーを編集部に持ち込むだけの確信が持てない。二〇〇六年の段階では、臓器収奪問題は日刊紙の記者が扱える範囲だった。しかし今、執筆するとなると、何日もかけてリサーチし、資料を参照し、完璧ではない翻訳によるレポートや、ほぼ意味不明の会話の録音を丁寧に根気よく聴く必要がある。しかし、この作業は本書の一部を事実確認するだけのものに過ぎない。

事実確認も良いが、実際に一次調査に乗り出してはどうだろうか？

これにはすでに先人がいる。アーン・シュヴァルツ氏は、中国の移植患者を対象に治験を行う欧米の製薬会社への疑惑を、コンピュータを操ることだけで暴露している。ウイグル人とチベット人からの最近の臓器収奪に関しては、ジャヤ・ギブソンも私もほとんど掘り下げていない。臓器収奪への需要を調査してはどうだろうか？　欧米の移植ツーリズムについての情報には、ぽかんと穴があいている。その穴を埋めてはどうだろうか。切実な生身の人間のストーリーは？　新たに臓器収奪を調査するのではなく、拒絶反応抑制剤の使用歴から中国への渡航移植者を特定し、内密にインタビューしてはどうか？　問題意識のある記者に提案したい。この点はワシントン、ブリュッセル、ジュネーヴと場所は違えど、すべての政府による公聴会で質問されてきた重要な問題だ。すでに成されたことに口を挟むだけに留まらず、これを基盤として一歩踏み込んだ調査を構築して欲しい。

ここ二年間（訳注：原書刊行は二〇一四年）、臓器収奪をめぐる証拠に関しては、メディア発表よりも、欧米政府の公聴会のほうからリリースされている。政界の職員に責務があるからだと思う。特に今の時期、発表された資料をきちんと読むことは必須だ。米国務省は王立軍（薄熙来の右腕）の臓器収奪に関する情報をすべて把握していると私は確信する。しかし、米国務省は、アルカイダ、北朝鮮、イランなどへの対策において、中国の協力なしではやっていけない。米政府がこの人道に反する犯罪に対して公に中国を譴責するとしたら、米国務省はどうすべきだろうか？　把握している病院リストを中国大使に突きつけるべきだろうか？

米国は少なくとも「自分の価値観」に従って動いて欲しい。ホロコーストを経て形成されたユダヤ人国家イスラエルは、中国で殺害された宗教犯の臓器が自国民に移植されることに耐えられなかった。だからこそイスラエルの医療保険システムである保健維持機構（HMO）が個人の中国への移植ツアーの費用を支払うことを禁じた。グンター・フォン・ハーゲンスの『人体展』がイスラエルに来たときも展示を禁じた。二〇一四年四月、TPS（イスラエルのニュース通信会社）は、著名なイスラエルのラビ、シュロモ・アヴィナー氏が法輪功の保護を要求したと報じている。「中国人を忘れてはならない。神の姿に創造された人間である」という簡素なメッセージだった。

欧州各国はイスラエルの動きに同調することに神経質になっているかもしれない。しかし米国はその立場にはない。時折、富裕な患者が中国で移植してはいるが、米ドルの中国への影響力は大きい。「何よりもまず害をなすなかれ」。このヒポクラテスの宣誓に従うという医療の原点は、現在の欧米の医療界にはあてはまらなくなってしまったのだろうか。

国際移植学会の元来の意図は良心的だったと思う。中国共産党政権は、人工妊娠中絶・避妊手術の件数削減を更新した。最も尊ばれ敬われている欧米の医学者の一人ひとりの手に、現状の打破はかかっている。命を真に救うことを願う移植外科医の手にすべてはかかっている。

命を救う。中国の現在の情勢では、この思いは蜃気楼のようだ。二〇〇六年三月、『大紀元時報』が蘇家屯での臓器収奪について初めて報道したとき、数千人の法輪功修煉者が五月の〝閉店セール〟のために引き渡されていることには誰も思いを馳せていなかった。五万人に及ぶウイグル人、極悪犯罪者、法輪功修煉者がタリム砂漠に拘束されているという疑惑を私が発表したとき、この記事のおかげで生存した者の感謝の表情が、私が死ぬときに走馬灯のように脳裏に浮かぶのではないかと想像していた。しかし、現実は、図らずも彼らが粛清される手助けをしてしまったようだ。フランシス・デルモニコ氏は国際移植学会の信用を中国の民間病院に託して「死刑囚からの臓器収奪は停止される」と主張したが、中国の軍病院が臓器の不足分を法輪功修煉者から補い続ける事実に対する、一般向けスタンスで終わってしまった。中国政権は「最善の医療」や「倫理の育成」には反応することのないブラック・ボックスだ。

国際的な医療コミュニティ、特に国際移植学会に対して私は質問を敢えてぶつけたい。黄潔夫のような中国の医師とは、何を基盤に手を取り合って結びついているのだろうか。命を救うため？　中国の医療界を救うため？　恥から自分の身を守るため？　これらは同レベルの問題だろうか？「無実の受刑者」について公に言及しないのはなぜだろうか？　無実の受刑者からの臓器収奪の証拠はないと本当に信じ込んでいるのだろうか？　臓器移植のホスト国、中国の気に障らないように慮っているということだろうか？　中国医療界からは協力のお礼として、隠ぺいの象徴であるアダムの「イチジクの葉」を受け取ったのだろうか？　本当に手にしたものはこれだけだろうか？

　ここまで、唇を噛みしめながら読み続けてこられた移植学会の関係者の方に一言申し上げたい。貴殿は、「多くの命を救う」ことが責務ではないのだろう。多くの殺害も否定されてしまっているのだから。貴殿の責務は患者の医療過程を把握し、患者の今の状況について検証することにある。手術に立ち入る前に、この「患者の状況」を「中国」に置き換えて検証していただきたい。患者に害を与えることなく慎重に。

　貴殿は多くの情報を退け、患者よりも医療専門家との対話を望まれるのかもしれない。しかし、医師として、どんなに感情的で、腹立たしく、教養のない患者でも、まだ生存している患者の訴えに注意深く耳を傾ける義務がある。ドナー側の生存者の面接調査を綴ったが、読みづらかっただろうか。私ではなく貴殿自ら面接調査に赴かれるべきなのかもしれない。

　欧米の医療界は中国の医療界に、現状を浄化するため二年の猶予を与えた。しかしこの猶予は、この二年間で中国の軍病院が不足臓器をウイグル人、チベット人、法輪功修煉者を殺処分して補う体制を整える機会を与えることになった。二年の月日が浪費され、別の殺処分の言い訳を聞かされる。中国共産党は臓器収奪を止められない。椅子取りゲーム同様、音楽が止まったとき、座り損ねた一派を対象に過去が掘り下げられ、白日の下に暴かれることだろう。

まだ、音楽は止まらない。中国共産党は歴史を恐れる。国際移植学会が中国共産党と、歴史を葬る一助となる契約を結んだことに対して私は厳しく意見した。結局、契約が破棄されたことを嬉しく思う。どの欧米機関にも、（中国内の臓器移植に関する）医療改革の約束を口実に人道に反する犯罪への調査を妨害する中国共産党を許容する権限は、道徳的に存在しない。人類が生き延びるためには、大量「殺処分」へと陥った人間の堕落に対して、その筋道を把握し査定し、最終的に学び取る必要がある。中国での臓器収奪は、日本の七三一部隊に見られる医療の頽廃（たいはい）、ソ連の収容所列島の系統的な残虐さ、スペインが異教徒の改宗を図るために行った異端尋問の繰り返しだと、歴史学者が最終的に合意することは問題ではない。肝要なのは史実だ。中国共産党の重罪を赦免できるのは、学者でもなく政治家でもない。犠牲者の家族だけなのだから。

付記

二〇〇〇年〜二〇〇八年の法輪功修煉者を対象とした臓器収奪件数の調査に基づく推定値

数年に亘り一〇〇名以上の面接調査を行った。面接調査に数日かかることもあった。私の調査対象のうち五〇人は、強制労働所や刑務所、長期的な拘留施設を体験した法輪功修煉者の難民だった。このうち一六人は不審な身体検査を受けていた。

消費者調査で対象五〇人といえば、統計学的には少なすぎる。しかし、戦時の研究や諜報活動では、これより遥かに少ない対象で調査結果を出さなければならないこともよくある。完璧な抜き取りのサンプルではない。バンコクでは一夜を費やして、尋常ではない医療検査を体験した修煉者を探した。しかし、臓器狩りのターゲットにされた者のインタビューを意図的に増やすことはしなかった。私の関心は広域に亘り、香港、台北、北米、ヨーロッパ、オーストラリアでは意識的に、法輪功の興隆または初期の迫害を直接体験した修煉者を面接したので、臓器狩りを意識した面接への偏重を避けることができた。これらの修煉者は、現在に比べて刑期が短く、臓器収奪が多く行われるようになる前に釈放されている。サンプル数が少ないため、偽りのサンプルとして懐疑主義者が正当化してしまうことのないように、臓器狩りの致死数を確定することは避け、信憑性のある数値の範囲を確立し、その範囲の中間値を「最も妥当な推定値」とする方法を構築した。

調査開始前に、中国での拘束者数の基本的な数値を定めなければならない。唯一の合理的な算出方法は、米ワシントンDCのLaogai Research Foundation（laogai.com 労改研究基金会）が「労働改

推定値の基盤	低推定値	高推定値
労改制度下で拘束されている囚人の合計	300万人	500万人
1999年の法輪功修煉者数	7000万人	7000万人

造制度」と称する監獄、刑務所、労働教養所、拘留所、闇監獄、精神病院というすべてのネットワークを対象とするものだ。労改研究基金会は、一次情報から推定値を実際に算出する、世界で唯一のＮＧＯだ。同基金会は「労改制度で拘束されている囚人の数、施設の数を確実に把握することは不可能だ」とクギを刺してはいるが、拘留所と精神病院を除いても、中国本土全域に一〇〇〇ヶ所以上の拠点地（監獄、刑務所、労教施設）があるとしている。各拠点地の経済生産高を手がかりに調査し、得られた数値をほかの手がかりとすり合わせて収容者数を推定した。ブルッキングズ・インスティテューションで働いていたとき、戦闘単位と武器のライフサイクルを割り出す際に、似たような算出方法を用いた。つまり、この積み木方式は、論理的で説明のつく方法だ。同基金会は二〇一四年現在、「労改制度」のもとで拘束されている囚人の数を三〇〇万〜五〇〇万人と推定している。

一九九九年当時の法輪功修煉者の数の基本推定値の確定は、比較的易しい。「六一〇弁公室」の内部推定で、弾圧前の法輪功修煉者数は七〇〇〇万人だったことを把握しているからだ。

労改制度の下で拘束された法輪功修煉者は何人いたのだろうか。弾圧当初の数年は、一〇〇万人以上が拘束されたと現地の修煉者は推定している。中国の刑罰制度を分析したことのない人々による推定だが、面接調査から得られた手がかりを鑑みて、これらの数字は現実的だ。欧米メディアが懐疑的に見る中で、二〇〇二年、海外で法輪功迫害を追跡するサイトは、拘束されている法輪功修煉者の推定値として、裏付けがある証明可能な数字として、極力抑えた一〇万人を提示した。

国連人権委員会の拷問に関する特別報告者マンフレッド・ノヴァック氏は、二〇〇九年の報告書で、法輪功修煉者は中国の刑務所・労働教養所の監禁者総数の五〇％を占めていると発表した。難民の証言を根拠にしたもので、この声明は、中国の拷問事例の六六％が法輪功修煉者を対象とするという前回の報告書に挿入された内容と一致する。ノヴァック特別報告者の数値は正確だと直感したが、労改制度で監禁されている人数が二〇万人以下でない限り、一〇万人と五〇％の両者が正しいことはありえない。ノヴァック特別報告者が法輪功修煉者の主張をまともに取り上げた勇気は称えるが、ばらばらに監禁された労改制度下の施設の中では、制度全体の信頼できる推定値を出せる修煉者は一人もいない。

労改制度から釈放された難民への面接調査で、私は制度全体について質問することはない。しかし、自分の監房に何人の修煉者がいたかを正確に説明してもらう。五〇人を対象にした面接調査で、自分の置かれた状況を描写してもらった。これを根拠に、中国の労改制度の施設下で監禁された者のうち、女性修煉者三〇％、男性修煉者一〇～一五％という平均値を割り出した。さらに、労改制度下では男性が多い事実も鑑み、監禁されている修煉者は男女合わせて、低く見積もって一五％、高く見積もって二〇％と推定した。高めの数値は二〇〇一年、低めの数値は二〇〇八年に適用すると思われるが、

労改制度下の施設で監禁されていた法輪功修煉者	低推定値	高推定値
労改制度下の施設で監禁されていた法輪功修煉者の割合	15%	20%
労改制度下の施設で監禁されていた法輪功修煉者数(平均)	45万人	100万人

2000～2008年、労改制度下の施設で監禁された法輪功修煉者	低推定値	高推定値
労改制度下の施設で監禁された平均年数	3年	3年
2000～2008年、労改制度下の施設で監禁された法輪功修煉者の総数	120万人	266万6667人

労改制度下で監禁されている法輪功修煉者の数は平均四五万人(三〇〇万人の一五％)から一〇〇万人(五〇〇万人の二〇％)と言うことができる。

高い値と思われるかもしれないが、七〇〇〇万人が修煉していたという最初の推定値を考慮すれば、収監者は法輪功人口の一％にも満たず、高く見積もっても約一・五％に過ぎない。

次のステップは、調査期間中、どれくらいの修煉者が労改制度下の施設に監禁されたかを確定することだ。五〇人の難民面接に基づき、全体的な数値を割り出した。最初の数年間は一～二年の刑期が一般的だったが、二〇〇八年になると五年の刑期が通常になっている。平均の刑期年数を三年とすると、八年間では(八割る三)つまり二・六六回の監禁があったことになる。これを法輪功修煉者の平均数と掛け合わせることで、一二〇万から二六七万人という妥当性のある正確な数字が算出できる。

私が面接調査した五〇人のうち、一六人が身体検査を受けている。面接調査対象の約三〇％だ。この検査は、臓器移植の実行可能性を査定する目的以外には、つじつまが合わず説明不可能なのである。これ

労改制度下の施設で身体検査を受けた法輪功修煉者	低推定値	高推定値
拘束中に身体検査を受けた法輪功修煉者の割合	30%	30%
拘束中に身体検査を受けた法輪功修煉者の総人数	36万人	80万人
カモフラージュを含め、身体検査を受けた法輪功修煉者の割合	50%	50%
臓器収奪候補として身体検査を受けた法輪功修煉者の総人数	18万人	40万人
臓器収奪に選定された法輪功修煉者の割合	5%	30%

ら一六人はさらに二つのグループに分けることができる。

最初のグループは、八人で構成される。面接調査対象の一五%にあたる。彼らはカモフラージュに検査されたようだ。つまり、高齢、病弱、ハンガーストライキによる衰弱のため、臓器移植の対象にはなりえないグループだ。私見だが、当局はこれらの検査がどう見られるかという不安から、すべての修煉者にお役所仕事として同じ検査を受けさせた(当局の不安は、女性の修煉者一人ひとりに武装警備員が付き添ったという極端な行動からも見受けられる)。通常の手続きに見せかけることで、囚人がパニック状態に陥ることを防ぐという意図もあったかもしれない。

二つ目のグループも八人で、面接調査対象の一五%である。彼らは比較的若く、健康で、ハンガーストライキもしていなかった。検査内容は場所によって異なるが、血液検査、尿検査、心電図、腹部レントゲンという中核の検査項目は共通している(二〇〇二年は角膜検査が標準だったが、二〇〇六年までには行われなくなっている)。彼らはこの検査のあとに、通常、組織適合のための一連の医療検査も受けている。このグループが臓器収奪の候補者なのだ。

臓器収奪の対象として検査された修煉者のうち、手術に選定された者

2000〜2008年、臓器収奪された法輪功修煉者推定値	低推定値	高推定値
2000〜2008年、臓器収奪された法輪功修煉者総数	9000人	12万人
最も妥当な推定値	6万5000人	

の割合はどれくらいだろうか。あらゆる検査が行われ、高い利潤があるにもかかわらず、低く見積もった場合は、二〇人に一人（五％）と私は考える。これ以下の数値は信じ難いし、手間をかける理由もなくなる。高く見積もって三〇％という数値を算出した。これは、以下の理解に基づくものだ。法輪功修煉者の大多数は、労改制度下の施設に拘束中、臓器収奪問題に対して漠然とした意識しかない。しかし、彼らは記憶から、身体検査のあと、三〜四人に一人の割合で「移動があった」と証言している。臓器収奪の対象者が選ばれたと断言することは極めて難しい。しかし、このような推定を出せる者は彼らのほかにいない。このため、高推定値として彼らの数字を受け入れることにした。

［臓器収奪候補として身体検査を受けた法輪功修煉者の総人数］に［臓器収奪に選定された法輪功修煉者の割合］を掛けて、上の表に［二〇〇〇〜二〇〇八年、臓器収奪された法輪功修煉者総数］をまとめた。高値と低値の格差は大きい。おそらく当然のことだろう。計算過程の不確実性を考慮して、証拠が正当化されない場合は意識して精確さを避けようとした。ここに挙げた低値と高値は両極端の値であり、私自身信用していない。真実は中間にあるとし、最も妥当な推定値として中位数六万四五〇〇人を算出し、四捨五入して六万五〇〇〇人とした。

こうして現在のところ、おおよそ六万五〇〇〇人ということにした。この数値はデービッド・キルガー氏とデービッド・マタス氏が『中国臓器狩り』で発表した推定値とおおよそ一致している（食い違いのある中国の公式数値に基づいたものだが）。また二〇一二年に発行された『国家による臓器狩り』のデービッド・マタス氏による第六章「数字」で示された臓器を摘出された法輪功修煉者数の推定値ともおおむね一致する（同書は、中国では一般囚人の肝炎感染率が極めて高いなどの幅広い証拠に基づいている）。

ウイグル人、チベット人、中国家庭教会の信者からの同時期の臓器収奪に関しては、現在のところあて推量以上のことはできない（合わせても法輪功の犠牲者のごく一部だろう。五％くらいだろうか。二〇〇〇から四〇〇〇人くらいの幅を考えている）。二〇〇九年から現在に至るまでの無実の受刑者からの臓器収奪の推定値を正当化する証言が累積しているわけでもない。しかし、拘束されている法輪功修煉者の高齢化が進むにつれ、法輪功の犠牲者の割合は減少し、代わりに（暴動後、新たな逮捕者が拘束されたことで、臓器収奪制度に新たな供給をもたらした）チベット人、ウイグル人の割合が上昇するのではないかと推測する。

最後に、柯文哲（かぶんてつ）医師の勇気ある証言が、ほかの医療関係者が証言者として名乗り出るきっかけとなり、中国での臓器収奪の規模とその闇の構造に光をもたらしてくれることを切実に願う。

謝辞

各地での面接調査には費用がかかる。航空券を購入し、通訳者やリサーチ・アシスタントなどの現地での出費を支払う能力がなければ、私の調査はネット上の情報に限られたものとなっていただろう。論説または長めの評論がせいぜいのところだ。しかし、人権問題の調査資金というのは、あれこれ申請してもほとんど出ないのが現状だ。もし資金があっても、活動家に流れる傾向がある。長期に亘るスローモーションのような人道に対する犯罪の調査では、「最初の一ドルを受け取ることが一番大変だ」という格言通りだった。この意味でもミシガン州のイアハート基金に特別の感謝を捧げたい。特にプログラム担当官モンゴメリー・ブラウン氏に厚くお礼申し上げる。私の最初の著書を助成したイアハート基金は、この二冊めの著書に、最高額の助成金を与えてくれた。調査計画はかなりの部分が推測によるもので、同基金にとっても賭けだったに違いない。イアハート基金は私の北米での面接調査費をまかなってくれた。

中国人は環太平洋地域に分散しており、アジアでの調査は財政面が課題であった。スウェーデンのピーダー・ウォーレンバーグ家が、二回の調査を助成し、この課題を解決してくれた。最初の助成金はタイ、香港、台湾、オーストラリアでの面接調査にあてられた。二度目の助成金のほとんどはジャヤ・ギブソンの調査にあてられた（リサーチ・アシスタントのリーシャイが、意欲的な法輪功修煉者ということで中国の「テロのブラックリスト」に載っていたため、香港で足止めを受け、尋問され、最終的に台北に戻されたため、ダラムサラでの調査を断念したからだ）。ジャヤはブルドッグのように噛みついたら離さない調査者だ。ダラムサラを現地調査の拠点として、チベット人を対象とした臓器収奪調査を広域に単独でこなした。ジャヤの独創的な調査を本書に掲載する機会に恵まれたことに感謝する。ジャヤ、リーシャイに代わり、そして私個人から、我々の調査を支援してくれたウォーレンバーグ家の支援に感謝の意を表したい。

助成金で新しいラップトップを購入することはできる。しかし、難民に面接調査して世界を回っても、生計は立てられない。調査資金が底をついたとき、私の生活資金も同様に底をついた。この時期、ちょうどタイミング良く、何も見返りを求めない寄贈者が現れた。匿名を希望されているので、そのご意向を尊重したい。この資金のおかげで、リーシャイと私は、これまで収集した情報を仕分ける作業に踏み出すことができた。寛大な資金提供に感謝したい。

最後に、全米民主主義基金（NED）が、ウイグル人を対象とした臓器収奪の調査のために控えめな交通費を提供してくれた。かなり憶測に頼った調査計画に思われたに違いない。ウイグル人への調査はすでに始めていた。ジャヤ・ギブソンがイタリアでのニジャット・アブドゥレイムのインタビューで重要な役割を果たし、またロンドンでエンヴァー・トフティのインタビューを録音してくれた。しかし、臓器収奪を理解する上で欠かすことのできない未発見の部分は中央ヨーロッパに隠れていた。NEDのルイーザ・コアン・グリーヴ氏をはじめ様々な方々、特にオメル・カナット氏、アリム・セイトフ氏、ドルクン・エイサ氏は、旅費の助成金申請のやっかいな手続きを見守ってくれただけでなく、証言者が匿名で私のインタビューに応じるように説得してくれた。

そのほかにも資金収入の機会に恵まれた。物書きとして最も重要な仕事は『ウィークリー・スタンダード』誌だった。リチャード・スター氏とビル・クリストル氏が、勇敢にも、私が提案した中国に関する長編記事の掲載に踏み切ったのだ。旧知の編集者ピーター・コリア氏の援助で『ワールド・アフェアーズ』誌も、私の記事を数本発表してくれた。『ナショナル・レビュー』誌のリッチ・ローリー氏も同様に発表させてくれた。

本書の一部にはこれらの記事が含まれている。出版業界が経営困難なこの時期、これは妥当な財務戦略だったと言える。さらに、重要な資料を発表せずに眠らせているという罪悪感も少し和らげてくれた（しかし、中国人の命を救うことに一役買っていると思うこと自体、馬鹿げた妄想だったことも本書の「あとがき」で指摘した）。

さらに、二〇〇六年の二ヶ月間ほど、BBCと共同で映画を制作するプロジェクトのため、新唐人（NTD）テレビが私をコンサルタントとして雇ってくれた。このプロジェクトが主流社会の支援を受けることはなかったが、新唐人テレビ、特に周世宇（ジョウシユ）氏とゼノン・ドルニキジ氏が資金をかき集めて、オーストラリアで郝鳳軍（ハオフェンジュン）、陳用林（チェンヨンリン）、ジェニファー・ゼンへの初めてのインタビューを助けてくれた。数年後、カナダの法輪功修煉者が、カナダの議会で発言するための旅費も出してくれた。この機会を利用してウイグル人への面接調査を完了させ、グルジャ事件の正確な描写を可能にした。

すべてを明らかにするため、世界中で、法輪功修煉者やウイグル人の家のソファにしばしば寝泊まりさせてもらったことにも言及したい。出費を抑えるためであったが、急な願いにもかかわらず、もてなしてくれた一人ひとりに感謝したい（特に台北の希望の声ラジオ放送に言及したい）。ここで一言明確にしたい。コンサルタントもソファも私の調査や報告内容にはまったく影響を与えていない。この本を完成させるためには、悪の根源である中国公安部からでも資金は受け取っただろう。

しかし、私に多大な影響を及ぼす人間が一人いる。注意深く耳を傾けなければならない人間だ。だが、私の書く内容に口を出すことはない。ただ書くべきだと命令するだけだ。「謝辞」の最後の段落で著者が自分の妻に感謝するのは慣習のようだ。前の著書でも書き表した。そしてここ一〇年、この気持ちはさらに強くなった。今回は金銭面の支援という意味からも感謝したい。妻が朝早く起きて毎日仕事に行き収入を得ることで、本書の完成が可能になった。彼女の愛情が私への忠誠を示してくれた。本書に価値を置かれる方には、妻の愛情が隠れた原動力だったことを知っていただきたい。

本書の発行にあたり、数名の方にお礼を申し上げたい。一人はセロン・ラインズ氏だ。私の著作権エージェントだったが、二〇一二年一一月にニューヨーク州のメデューサで亡くなった。寛大な心で私の執筆を信頼し、その信頼感は第三者にも伝わる力があった。出版への道のりを最後まで一緒に歩むことができなかったことを遺憾に思う。

セロンの死後、民主主義防衛財団（ＦＤＤ）の創始者、クリフ・メイ氏に、臓器収奪に焦点をあてて再構成するよう説得された。つまり、納屋を撃ちぬいた穴の周辺を描写するようにというわけだ。ＦＤＤで調査担当のバイス・プレジデントが新しい著作権エージェントとなる女性を紹介してくれた。マリヤン・カリンチだ。記録破りのスピードで著名な出版社を容易く見つけてくれた。祈念を叶わせてくれた女性だ。

マリヤンの選択は賢明だった。プロメテウス・ブックスの編集長スティーヴン・L・ミッチェル氏は、本書を特別のプロジェクトとして扱い、一緒に仕事を始めた当日から同じビジョンを分かちあった。昨年の父の死のときのみならず、最後の編集に至るまで、常に私に柔軟な態度で接してくれた。編集部門のメリッサ・ラエ・ショフナー氏は、七〇枚以上の写真を構成するという複雑な仕事に、常に明るく、実務的に、忍耐強く取り組んでくれた。そして最後に、戦場の友であるかのように協働し格闘してくれた編集者のブライアン・マクマホン氏の存在に感謝したい。私が前進するときは静かに私のペースに沿って動き、私が方向を失ったときはそっと囁き、私が本の構成を大きく変えているときは背後を守ってくれた。最後には激しい言い合いになってしまったことをすべてのスタッフの方にお詫びしたい。より優れた著作となったことに心から礼を述べたい。

初期の草稿を批判の目で読んでくれた者がいる。ケイラン・フォード氏、マシュー・ロバートソン氏、リーシャイ・レミッシュ氏だ。彼らのコメント、訂正、深夜に及ぶ電話は極めて有益だった。フィンランドのオリ・トルマ氏は、本書のグラフィックの制作に無料奉仕してくれた。遼寧トライアングルの簡素な地図は彼のひらめきが生み出したものだ。入稿ぎりぎりの要請にも嫌な顔一つせず対応してくれた（また、府右街の図を制作してくれたルバ・ピスチック氏とジャレッド・ペアマン氏にも感謝したい）。最後に、数名に本書を読んでもらい、推薦の言葉をいただいた。ウィルアム・クリストル氏、ジャスパー・ベッカー氏、クリス・スミス米下院議員、陳光誠（チェングアンチェン）氏などだ。一人ひとりの知的で心遣いのある応答に感謝している。

実際の調査が本の勝敗を左右する。ジャヤ・ギブソンの貢献は前述した。また、多くの翻訳者、戴（ダイ）冬雪（ドンシュエ）氏、ターキ・ラダシュ氏に感謝したい。デービッド・キルガー氏とデービッド・マタス氏からは多くを学んだ。私の調査内容を彼らの調査結果に取り入れてくれたことに感謝したい。

調査にあたって貴重となった資料源二つについて、今後の調査者のためにも言及したい。明慧（ミンフイ）ネット（minghui.org）は法輪功修煉者のための精神性に関する情報源であり、純粋な調査機関ではない。しかし、精神性に関する内容があるからといって明慧のアーカイブを避ける調査者は、こだわりが激しすぎる。法輪功の形成を学び、迫害を調査する上で欠かせないサイトである。そして今後もそうあり続けることを期待している。

「法輪功への迫害を追跡調査する国際組織」（ＷＯＩＰＦＧ）のサイト（upholdjustice.org）は記者たちにあまり広く読まれていないが、これは大きな誤りだ。同組織の報告書は、誇大表示がよく見られ、英語も完璧でなく、実に中国的かもしれない。しかし、最先端のリサーチが見られる。

証言者についても触れさせて欲しい。亡命者、証言するために進み出てくれた医療職員、さらに強制労働所から免れた難民について特筆したい。難民の声が世界に広く伝わらないことが耐えられないという気持ちがこの本の完成を可能にしてくれた。面談した人と私の間には暗黙の契約が結ばれ、私は忠実に履行したと思う。しかし、ほとんどの話はこの本にまとめられなかった。書くことが独り歩きし、語りが先行し始めた。法輪功と中国とのグローバルな闘いを捉えた数章を割愛しなければならなくなった。捨てたわけではまったくない。謝辞のリストをこれ以上長くはしない。これらの証言が今後の調査者に有益になると思うからだ。今後、包括的な歴史が綴られる必要がある。その下地の助けになったことを願う。

最後に私のリサーチャーについて言及することでこのセクションを終わりにしたい。

リーシャイ・レミッシュは、これまで一緒に仕事をした人の中で最もプロに徹した人間だ。本書のための最初の面接調査のときだった。安全であるはずのモントリオールの駐車場で、よりによって私の自動車のバックウインドウだけが粉々に打ち破られ、電子備品、薬などの入ったバッグ類が一夜にして盗まれてしまった。ガラスの破片の中にたたずみ、パスポート、ラップトップ、衣類を背負ったまま、悲嘆に暮れてリーシャイに「どうしたらいい?」と尋ねた。彼は沈着に「ウォルマート」と、大型スーパーの名を口にした。

イスラエル人の法輪功修煉者と仕事をする恩恵は図りしれない。今後のリサーチャーに特にお勧めしたい。アポをとり、翻訳をし、リサーチする以上に、この調査の前面で欠かせない役割を果たしてきた。知的なコンパニオン、真の友と表現したい。修煉者であることが問題になったことはなく、逆に資産となった。中国本土に調査が近づくにつれ、大切な資料源を提供してくれた。リーシャイには当初、二年の年月をこの本のために費やしてくれと頼んだが、おそらくその二倍の年月になったと思う。

心より謝意を表したい。

訳者あとがき

著者について

本書の著者、イーサン・ガットマンは一九五八年にシカゴで生まれた。父はデービッド・ガットマン、母はジョアナ・レッドフィールド。両親とも個人に助けの手を差し伸べる心理学者だった。対象者が真実を語り正直であることが基本だ。ガットマンは自分の調査報道にもこの原則を重ねている。

真実を聞き出す上で、父は対象者が自分のほうに来るまで待ったが、母は違った。ガットマンは対象者への「深い慈悲心」を母の目に見出し、愛情、理解、熱のこもった同情を模倣するようになる。面接調査で母の方法を用いるとき、真実を聞き出す意図が消え、一瞬「愛情」がほとばしることがあるとガットマンはテレビ局のインタビューで語っている。

幼い頃から父に連れられ、米国ナバホのインディアン保護地区（四歳）、ガテマラとメキシコの国境線（六歳）、イスラエルのゴラン高原にあるアラブ人の村々（一三歳）などでフィールド・リサーチの方法を覚えた。この直接的な体験が「第三世界」としての中国への関心につながっていった。闇の世界、新聞の見出しや現実世界の背後に潜んでいるものに惹かれ、ケネディ殺害の陰謀説を読み漁り、実際にダラスに検証しに行った。そして、オズワルドの単独犯行であると結論を出したという。心を閉ざすことなくあらゆる可能性を考慮すること、考えられないことを考えることをモットーとする。

戦後まもなく、米国の商船で仕事をしていた父が、ユダヤ人の子供や家族を船で助けるユダヤ人イニシアティブに参加。この体験を聞いて育ったガットマンは、関連文書を数多く読みホロコーストへの認識を深めていく。人類とは凶暴であり、国家とは警告もなく子供に噛みつく狂犬のようであり、法も文明も幻像に過ぎない。その中で、生存者は自分の体験を残さずにこの世を去るべきではないと確信する。

本書について

生存者の証言を記録し、世に伝える義務が、本書の基盤である。中国から脱出した被害者や加害者、計一〇〇名以上と、世界四大陸において面接し、証言を合わせて全体像を浮かび上がらせている。人間性を問う「読みもの」であり、この点でほかの調査報告書とは一線を画している。

出発点は、中国国家と法輪功の葛藤だった。中国問題の理解には法輪功問題の理解は欠かせないというスタンスだ。このテーマは、彼の調査ジャーナリストとしての基盤（社会的に虐げられた人々、隠された真実、ホロコーストが語る人間の残虐さの追及）にあてはまる。法輪功難民と面接しながら、摘出可能な人体部位のみに的を絞った不可思議な身体検査をされたという証言を幾度も耳にした。調査の途中、ガットマンは本書のテーマを大きく方向転換し、中国での臓器収奪の全体像を語るために、調査対象をウイグル、チベットへと拡張する。

本書出版後の英語圏での動き

二〇一四年に本書が発表された当時は、中国での臓器移植濫用に関する一般の関心やメディア報道は限られていた。しかし、二年後の二〇一六年六月に米国下院議会が決議案三四三号を満場一致で可決。国家の認める「系統的な臓器収奪が、合意のない良心の囚人を対象に中華人民共和国で行われているという、継続的に出される信頼性のある報告書に対して懸念を示す」というものだ。

同月の二〇一六年六月二二日、ガットマンは、『Bloody Harvest/The Slaughter：An Update』（『中国臓器狩り』『臓器収奪―消える人々』〈更新版〉）を発表。臓器収奪の最初の報告書を二〇〇六年に出したキルガーとマタスとの共著である。移植認定病院の施設状況に他の情報を照合し、中国発表の年間移植件数をはるかに上回る数値を算出。捕えられた無実の人々の臓器なしでは成立しない、と中国の移植産業ブームに警鐘を鳴らした。この〈更新版〉発表のために、三人を共同創設者として、「中国での臓器移植濫用停止ＥＴＡＣ国際ネットワーク」（International Coalition to End Transplant Abuse in China）の前身ＥＯＰ（International Coalition to End Organ Pillaging）が設立された。

二〇一八〜一九年にかけて、英国ロンドンを拠点に「中国（臓器狩り）民衆法廷」（中国での良心の囚人からの臓器収奪を調査する民衆法廷　chinatribunal.com）が行われた。民衆法廷とは一般に、国際機関が何らかの理由で取り上げない人権問題を扱う。法的拘束力はないが、影響力は大きい。旧ユーゴスラビア国際犯罪法廷で元セルビア大統領スロボダン・ミロシェヴィッチの訴追を率いたジェフリー・ナイス卿を議長とし、合計七名の判事団が、数千ページに及ぶ文書、ドキュメンタリーを精査。合計五日に及ぶ公聴会にはガットマンを含む五〇名以上の事実証言者、調査者・専門家が出廷した。そして、二〇一九年六月一七日、「臓器収奪は、中国全域で、何年にもわたり、かなりの規模で行われてきており、法輪功学習者がおそらく主な臓器源である」「ウイグルに関しては、本法廷は大規模な医療検査の証拠を得た。ウイグル人が『臓器提供バンク』となりうる検査である」と裁定が下された。

二〇二一年六月には、国連の人権特別報告者九名が、中華人民共和国政府に対して「法輪功学習者、ウイグル人、チベット人、イスラム教徒、キリスト教徒が中国で臓器のために殺害されてきたという一貫した信頼性のある報告を深く懸念する」という共同書簡を送った。臓器狩り疑惑に速やかに対応し、国際的な人権擁護のメカニズムを用いて独立した監視を認めるように要求している。

二〇二〇年九月にはジェフリー・ナイス卿を議長とする「ウイグル法廷」(uyghurtribunal.com)が発足した。合計九日に及ぶ公聴会を経て、二〇二一年一二月九日、「中華人民共和国が新疆自治区のかなりのウイグル人を破壊する意図で、出産防止(避妊・不妊)措置を講じることにより、ジェノサイドを行っている」と認定した。本書第一章の「看護師」のセクションに、このジェノサイド罪の裏付けとなるような証言がある。一九九七年のグルジャ事件のあと、「ウイグル人夫婦の二人目の赤ん坊に対しては、中国人の産婦人科医が(抗生物質と称して)注射を打った。……注射の三日後、赤ん坊はグロテスクに青くなり、まもなく死亡するというパターンが繰り返された」。
二四年前の出来事が、ようやく今、国際社会で認められようとしている。

邦訳にあたって

中国の名称の漢字表記は、本書の中国語版『屠殺』（蝴蝶蘭文創）を参考にした。文中の敬称は一切省略させていただいた。

日本人に貫く善悪の価値観なしでは邦訳出版はありえなかった。翻訳に着手した六年前から、ご支援いただいた方々の顔が一人ひとり思い浮かぶ。特に、明治大学の水谷尚子氏のご協力、最終的にワニ・プラス社につなげてくださった齋藤茂氏にお礼を申し上げたい。

一人でも多くの日本人が、真実を認識してくれることを心から願う。

ETAC国際ネットワーク日本担当
鶴田（ウェレル）ゆかり
(jp.endtransplantabuse.org)

脚注について

本書ではページ数の都合上、脚注は割愛した。情報の出典、著者のさらなるコメントに関しては原著最後のNotesを参照されたい。ここでは読者の参考になる脚注と英語リンクを抜粋した。

第一章　新疆での試み　処刑場（原著 脚注４）

中国での1970年代の臓器収奪に関して。

・Emily Lenning, "Execution for Body Parts: A Case of State Crime" Contemporary Justice Review: Issues in Criminal, Social and Restorative Justice 10, no.2 (2007):173-91, published online June 18, 2007 1-:2, DOI:10.1080/10282580701372053.

中国での1980年代半ばの死刑囚からの小規模な臓器摘出に関して。

・Human Rights Watch, "China Organ Procurement and Judicial Execution in China" vol.6, no.9 (August 1994), hrw.org/reports/1994/china1/china_948.htm (2013年9月23日閲覧)

第二章　平穏な王国　スーパーハイウェイ（原著 脚注２）

この章は著者の面談と下記の書籍に拠る。

・David A. Palmer, Qigong Fever: Body, Science, and Utopia in China (London: Hurst and Company, 2007)
・David Ownby, Falun Gong and the Future of China (New York: Oxford University Press, 2008)
・Benjamin Penny, The Religion of Falun Gong (Chicago: University of Chicago Press, 2012)
・James W. Tong, Revenge of the Forbidden City: The Suppression of Falun Gong in China, 1999-2005 (New York: Oxford University Press, 2009)
・Danny Schechter, Falun Gong's Challenge to China: Spiritual Practice or Evil Cult? (New York: Akashic Book, 2000).

本書で言及された機関のURL（アルファベット順）

・chinatribunal.com（中国・民衆法廷）
・dafoh.org（臓器の強制摘出に反対する医師団）
・falundafa.org（法輪大法 公式サイト）日本語サイト：ja.falundafa.org
・laogai.com（労改研究基金会）
・minghui.org（明慧ネット）日本語サイト：jp.minghui.org
・upholdjustice.org（WOIPFG）
・uyghurtribunal.com（ウイグル民衆法廷）

著者プロフィール

イーサン・ガットマン

中国専門のアナリスト。人権問題の調査者。共産主義犠牲者記念財団（VOC）中国研究の上席研究員。中国での臓器移植濫用停止ETAC国際ネットワーク共同創設者。The Wall Street Journal Asia、The Weekly Standard、National Review、Investor's Business Dailyなどに寄稿。米国議会、CIA、欧州議会、国連で報告。ロンドン、オタワ、キャンベラ、ダブリン、エジンバラ、プラハ、エルサレムで証言。ブルッキングズ・インスティテューションの元国外政策研究アナリスト。PBS、CNN、BBC、CNBCに出演。2017年のノーベル平和賞候補者。

2004年のLosing the New China（新中国の喪失）刊行後、中国のインターネット監視システム、労働改造制度、欧米のビジネスと中国の安全保障上の目的との接点に関するガットマンの研究が、持続的に注目されるようになる。第二作にあたる本書、『臓器収奪—消える人々』を2014年に刊行。2016年には、調査報告書『中国臓器狩り／消える人々〈更新版〉』を共著。中国国内の数百件の臓器移植プログラム、メディア報道、公的なプロパガンダ、医療雑誌、病院のウェブサイト、アーカイブされた大量のウェブサイトの丹念な詳査を基礎とする影響力のある報告書となった。現在は、中央アジアのウイグル人、カザフ人の難民に対しての個人的なインタビューに基づいた本を執筆中。

翻訳者プロフィール

鶴田（ウェレル）ゆかり

1960年東京生まれ。学習院大学英米文学科卒業後、渡英。英国公開大学で環境学学士取得。1986年より英和翻訳業（1998~2008年英国翻訳通訳協会〈ITI〉正会員）。2015年秋より中国での臓器移植濫用の問題に絞った英和翻訳（ドキュメンタリー字幕、ウェブサイト、書籍翻訳）に従事。2016年秋より中国での臓器移植濫用停止ETAC国際ネットワーク（International Coalition to End Transplant Abuse in China）の日本担当。2016年10月から2019年12月までの期間、欧米の調査者・証言者の滞日中のアテンド、通訳、配布資料準備に携わる。英国在住。

臓器収奪——消える人々

中国の生体臓器ビジネスと大量殺人、その漆黒の闇

2022年2月10日　初版発行

著　者　イーサン・ガットマン
訳　者　鶴田ゆかり

発行者　佐藤俊彦
発行所　株式会社ワニ・プラス
〒150-8482
東京都渋谷区恵比寿4-4-9　えびす大黒ビル7F
電話　03-5449-2171(編集)
発売元　株式会社ワニブックス
〒150-8482
東京都渋谷区恵比寿4-4-9　えびす大黒ビル
電話　03-5449-2711(代表)

ブックデザイン　柏原宗積
DTP　小田光美(オフィスメイプル)
編集協力　鍵山 稔(INDIE BOOKS)

印刷・製本所　中央精版印刷株式会社

ISBN 978-4-8470-7100-3
ワニブックスHP　https://www.wani.co.jp